"十四五"国家重点出版物出版规划项目·重大出版工程

中国学科及前沿领域2035发展战略丛书

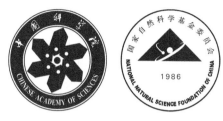

学术引领系列

国家科学思想库

中国精准医学
2035发展战略

"中国学科及前沿领域发展战略研究（2021—2035）"项目组

科 学 出 版 社

北 京

内 容 简 介

　　精准医学是科学研究的前沿,体现了医学科学发展趋势,代表了临床实践发展方向。精准医学理念和研究范式已在医学研究和临床中应用和实践。《中国精准医学2035发展战略》系统阐述了精准医学的科学意义与战略价值,分析了精准医学的发展规律与研究特点,对精准医学的发展现状与发展态势进行了研判,并在此基础上,围绕人民健康、经济和社会发展的重大需求,提出了面向2035年我国精准医学的发展战略,并提出了有针对性的资助机制与政策建议。

　　本书适合高层次的战略和管理专家,相关领域的高等院校师生、研究机构的研究人员阅读,是科技工作者把握前沿领域和重点方向的重要指南,也是科技管理部门重要的决策参考,同时也是社会公众了解精准医学发展现状及趋势的权威读本。

图书在版编目(CIP)数据

中国精准医学2035发展战略/“中国学科及前沿领域发展战略研究(2021—2035)”项目组编. —北京:科学出版社,2023.8
(中国学科及前沿领域2035发展战略丛书)
ISBN 978-7-03-076106-4

　　Ⅰ.①中…　Ⅱ.①中…　Ⅲ.①医学-发展战略-研究-中国
Ⅳ.①R2-12

中国国家版本馆CIP数据核字(2023)第146762号

丛书策划:侯俊琳　朱萍萍
责任编辑:李　迪　牛　玲　马程迪/责任校对:王萌萌
责任印制:赵　博/封面设计:有道文化

科 学 出 版 社 出版
北京东黄城根北街16号
邮政编码:100717
http://www.sciencep.com

北京中科印刷有限公司印刷
科学出版社发行　各地新华书店经销
*

2023年8月第　一　版　开本:720×1000　1/16
2025年3月第三次印刷　印张:22 1/4
字数:350 000

定价:158.00元
(如有印装质量问题,我社负责调换)

"中国学科及前沿领域发展战略研究（2021—2035）"

联合领导小组

组　长　常　进　李静海

副组长　包信和　韩　宇

成　员　高鸿钧　张　涛　裴　钢　朱日祥　郭　雷

　　　　杨　卫　王笃金　杨永峰　王　岩　姚玉鹏

　　　　董国轩　杨俊林　徐岩英　于　晟　王岐东

　　　　刘　克　刘作仪　孙瑞娟　陈拥军

联合工作组

组　长　杨永峰　姚玉鹏

成　员　范英杰　孙　粒　刘益宏　王佳佳　马　强

　　　　马新勇　王　勇　缪　航　彭晴晴

《中国精准医学2035发展战略》

战略研究组

组　长　金　力　贺　林　陈国强

成　员（以姓氏拼音为序）

卞修武	曹雪涛	陈润生	陈兴栋	陈义汉	代　涛
丁　蕾	丁健青	董尔丹	樊　嘉	范先群	高　福
顾　宁	顾东风	韩启德	黄荷凤	惠汝太	季加孚
贾伟平	雷　鸣	李　斌	李　林	李　蓬	李兰娟
李亦学	卢大儒	骆清铭	宁　光	乔　杰	秦胜营
沈洪兵	宋尔卫	孙学会	唐惠儒	滕皋军	田　梅
仝小林	汪道文	王　辰	王　艺	王福生	王国豫
王红阳	王松灵	王小宁	王拥军	翁建平	邬堂春
肖　月	徐　萍	徐　涛	许　丽	杨　忠	杨胜利
杨运桂	应晓华	虞先濬	元英进	袁慧军	曾益新
詹启敏	张学敏	张志愿	赵国屏	周宏灏	朱焕章

工　作　组

组　长　杨　忠　徐　萍

成　员（以姓氏拼音为序）

　　　　丁　蕾　丁健青　刘　晗　秦胜营　孙学会　许　丽

编　写　组

成　员（以姓氏拼音为序）

陈兴栋	慈维敏	丁　蕾	丁健青	杜政霖	韩大力
姜　勇	雷　鸣	李　斌	李　伟	李茹姣	李亦学
梁卉彤	林沁汝	刘　晗	卢大儒	罗莉玮	秦胜营
宋述慧	孙学会	唐惠儒	田　梅	汪　亮	汪道文
王　辰	王　艺	王国豫	王前飞	王拥军	翁建平
吴司南	肖　月	肖景发	徐　萍	徐华祥	许　丽
荀静娜	杨　忠	杨若南	杨运桂	应晓华	虞先濬
袁慧军	张哲文	朱焕章			

总　序

　　党的二十大胜利召开，吹响了以中国式现代化全面推进中华民族伟大复兴的前进号角。习近平总书记强调"教育、科技、人才是全面建设社会主义现代化国家的基础性、战略性支撑"[①]，明确要求到 2035 年要建成教育强国、科技强国、人才强国。新时代新征程对科技界提出了更高的要求。当前，世界科学技术发展日新月异，不断开辟新的认知疆域，并成为带动经济社会发展的核心变量，新一轮科技革命和产业变革正处于蓄势跃迁、快速迭代的关键阶段。开展面向 2035 年的中国学科及前沿领域发展战略研究，紧扣国家战略需求，研判科技发展大势，擘画战略、锚定方向，找准学科发展路径与方向，找准科技创新的主攻方向和突破口，对于实现全面建成社会主义现代化"两步走"战略目标具有重要意义。

　　当前，应对全球性重大挑战和转变科学研究范式是当代科学的时代特征之一。为此，各国政府不断调整和完善科技创新战略与政策，强化战略科技力量部署，支持科技前沿态势研判，加强重点领域研发投入，并积极培育战略新兴产业，从而保证国际竞争实力。

　　擘画战略、锚定方向是抢抓科技革命先机的必然之策。当前，新一轮科技革命蓬勃兴起，科学发展呈现相互渗透和重新会聚的趋

———————————
① 习近平. 高举中国特色社会主义伟大旗帜 为全面建设社会主义现代化国家而团结奋斗——在中国共产党第二十次全国代表大会上的报告. 北京：人民出版社，2022：33.

势，在科学逐渐分化与系统持续整合的反复过程中，新的学科增长点不断产生，并且衍生出一系列新兴交叉学科和前沿领域。随着知识生产的不断积累和新兴交叉学科的相继涌现，学科体系和布局也在动态调整，构建符合知识体系逻辑结构并促进知识与应用融通的协调可持续发展的学科体系尤为重要。

擘画战略、锚定方向是我国科技事业不断取得历史性成就的成功经验。科技创新一直是党和国家治国理政的核心内容。特别是党的十八大以来，以习近平同志为核心的党中央明确了我国建成世界科技强国的"三步走"路线图，实施了《国家创新驱动发展战略纲要》，持续加强原始创新，并将着力点放在解决关键核心技术背后的科学问题上。习近平总书记深刻指出："基础研究是整个科学体系的源头。要瞄准世界科技前沿，抓住大趋势，下好'先手棋'，打好基础、储备长远，甘于坐冷板凳，勇于做栽树人、挖井人，实现前瞻性基础研究、引领性原创成果重大突破，夯实世界科技强国建设的根基。"[①]

作为国家在科学技术方面最高咨询机构的中国科学院和国家支持基础研究主渠道的国家自然科学基金委员会（简称自然科学基金委），在夯实学科基础、加强学科建设、引领科学研究发展方面担负着重要的责任。早在新中国成立初期，中国科学院学部即组织全国有关专家研究编制了《1956—1967 年科学技术发展远景规划》。该规划的实施，实现了"两弹一星"研制等一系列重大突破，为新中国逐步形成科学技术研究体系奠定了基础。自然科学基金委自成立以来，通过学科发展战略研究，服务于科学基金的资助与管理，不断夯实国家知识基础，增进基础研究面向国家需求的能力。2009 年，自然科学基金委和中国科学院联合启动了"2011—2020 年中国学科

---

① 习近平. 努力成为世界主要科学中心和创新高地 [EB/OL]. (2021-03-15). http://www.qstheory.cn/dukan/qs/2021-03/15/c_1127209130.htm[2022-03-22].

发展战略研究"。2012 年，双方形成联合开展学科发展战略研究的常态化机制，持续研判科技发展态势，为我国科技创新领域的方向选择提供科学思想、路径选择和跨越的蓝图。

联合开展"中国学科及前沿领域发展战略研究（2021—2035）"，是中国科学院和自然科学基金委落实新时代"两步走"战略的具体实践。我们面向 2035 年国家发展目标，结合科技发展新特征，进行了系统设计，从三个方面组织研究工作：一是总论研究，对面向 2035 年的中国学科及前沿领域发展进行了概括和论述，内容包括学科的历史演进及其发展的驱动力、前沿领域的发展特征及其与社会的关联、学科与前沿领域的区别和联系、世界科学发展的整体态势，并汇总了各个学科及前沿领域的发展趋势、关键科学问题和重点方向；二是自然科学基础学科研究，主要针对科学基金资助体系中的重点学科开展战略研究，内容包括学科的科学意义与战略价值、发展规律与研究特点、发展现状与发展态势、发展思路与发展方向、资助机制与政策建议等；三是前沿领域研究，针对尚未形成学科规模、不具备明确学科属性的前沿交叉、新兴和关键核心技术领域开展战略研究，内容包括相关领域的战略价值、关键科学问题与核心技术问题、我国在相关领域的研究基础与条件、我国在相关领域的发展思路与政策建议等。

三年多来，400 多位院士、3000 多位专家，围绕总论、数学等18 个学科和量子物质与应用等 19 个前沿领域问题，坚持突出前瞻布局、补齐发展短板、坚定创新自信、统筹分工协作的原则，开展了深入全面的战略研究工作，取得了一批重要成果，也形成了共识性结论。一是国家战略需求和技术要素成为当前学科及前沿领域发展的主要驱动力之一。有组织的科学研究及源于技术的广泛带动效应，实质化地推动了学科前沿的演进，夯实了科技发展的基础，促进了人才的培养，并衍生出更多新的学科生长点。二是学科及前沿领域的发展促进深层次交叉融通。学科及前沿领域的发展越来越呈现出多学科相互渗透的发展态势。某一类学科领域采用的研究策略和技术体系所产生的基础理论与方法论成果,可以作为共同的知识基础适用于不同学科领域的多个研究方向。三是科研范式正在经历深刻变革。解决系统性复杂问题成为当前科学发展的主要目标,导致相应的研究内容、方法和范畴等的改变,形成科学研究的多层次、多尺度、动态化的基本特征。数据驱动的科研模式有力地推动了新时代科研范式的变革。四是科学与社会的互动更加密切。发展学科及前沿领域愈加重要,与此同时,"互联网+"正在改变科学交流生态,并且重塑了科学的边界,开放获取、开放科学、公众科学等都使得越来越多的非专业人士有机会参与到科学活动中来。

"中国学科及前沿领域发展战略研究(2021—2035)"系列成果以"中国学科及前沿领域2035发展战略丛书"的形式出版,纳入"国家科学思想库-学术引领系列"陆续出版。希望本丛书的出版,能够为科技界、产业界的专家学者和技术人员提供研究指引,为科研管理部门提供决策参考,为科学基金深化改革、"十四五"发展规划实施、国家科学政策制定提供有力支撑。

在本丛书即将付梓之际,我们衷心感谢为学科及前沿领域发展战略研究付出心血的院士专家,感谢在咨询、审读和管理支撑服务方面付出辛劳的同志,感谢参与项目组织和管理工作的中国科学院学部的丁仲礼、秦大河、王恩哥、朱道本、陈宜瑜、傅伯杰、李树深、李婷、苏荣辉、石兵、李鹏飞、钱莹洁、薛淮、冯霞,自然科学基金委的王长锐、韩智勇、邹立尧、冯雪莲、黎明、张兆田、杨列勋、高阵雨。学科及前沿领域发展战略研究是一项长期、系统的工作,对学科及前沿领域发展趋势的研判,对关键科学问题的凝练,对发展思路及方向的把握,对战略布局的谋划等,都需要一个不断深化、积累、完善的过程。我们由衷地希望更多院士专家参与到未来的学科及前沿领域发展战略研究中来，汇聚专家智慧，不断提升凝练科学问题的能力，为推动科研范式变革，促进基础研究高质量发展，把科技的命脉牢牢掌握在自己手中，服务支撑我国高水平科技自立自强和建设世界科技强国夯实根基做出更大贡献。

"中国学科及前沿领域发展战略研究（2021—2035）"

联合领导小组

2023 年 3 月

前　言

　　精准医学是指针对疾病病因的复杂性，综合考虑个体生物特征、环境、生活方式存在的个体差异，制订有效健康干预和治疗策略的一种医疗模式。精准医学集合了诸多技术体系，是生物技术、信息技术、医学研究的交汇、融合与应用。精准医学既是科学研究的前沿，也体现了医学科学发展趋势，代表了临床实践发展方向。精准医学的发展将带动相关学科和技术加速发展，推动相关产业发展，孕育巨大市场空间。随着精准医学体系逐步成熟，发展路径全面推广，其科学与战略价值进一步凸显。

　　2019 年，国家自然科学基金委员会与中国科学院联合部署"中国学科及前沿领域发展战略研究（20121—2035）"项目，"中国精准医学研究布局与关键技术发展战略研究（2021—2035）"项目入选其中。项目由复旦大学、上海交通大学、中国科学院上海营养与健康研究所/上海生命科学信息中心协同推进，于 2020 年初启动。项目组汇聚了国内外精准医学领域的一批优秀科学家，包括研究人员、临床医生、科技管理人员，以及情报研究人员。项目进行了从技术与平台，到临床应用与推广，以及政策法规保障体系的多维度、全链条的研究设计，以制定满足我国需求的发展战略，提出我国发展精准医学的资助机制与政策建议。

　　项目组通过资料调研、文献计量、实地调研、问卷调查、专家咨询相结合的方式完成了领域发展现状和趋势研判，以及我国现状分析与问题识别，为发展战略和政策建议奠定基础。项目组召开了10余次系列专题研讨会，参与研讨的专家500余位，研讨会围绕精准医学未来技术、精准医学产业化挑战与对策、精准医学临床应用与推广、中国精准医学发展战略与政策等中心议题进行了深入讨论。项目组还组织了"中国精准医学发展战略"香山科学会议和"中国精准医学发展战略高峰论坛"两次高层次的中国精准医学发展战略研讨会。通过反复的研讨，项目汇聚专家智慧、凝聚专家共识，制定了面向2035年我国精准医学的发展战略，并提出政策建议。

本书首先明确了精准医学和个体化医疗的概念、科技内涵，分析了其科学意义、战略价值、发展规律与研究特点，以及二者之间的联系；研判了领域整体发展现状，预测未来发展趋势；通过对研究基础、现有设施、应用现状等进行实地调研和摸底，识别研究过程和临床实践中存在的问题，对组织模式、实施策略中的问题进行了分析；通过专家研讨，凝练了精准医学发展的核心技术与前沿方向，提出了发展战略与思路；最终为我国精准医学的发展提出了政策建议。

在明确精准医学科技体系基础上，项目邀请来自不同领域的科学家对精准医学的关键技术和重点领域进行了思考和讨论，并进行专题撰写，形成了22个细分专题内容，主要包括基因组学、表观基因组学、蛋白质组学、代谢组学、队列研究、生物大数据、基因检测技术、分子影像、免疫疗法、个体化用药等关键技术和领域，精准医学在肿瘤、代谢性疾病、呼吸系统疾病、免疫性疾病、心血管疾病、脑血管疾病、儿童神经系统疾病、精神疾病、罕见病等不同疾病中的临床应用，以及精准医学发展涉及的卫生技术评估、公共卫生管理、伦理监管问题。每个专题基本按照领域发展状况、我国发展现状与趋势、我国发展战略与重点方向，以及资助机制与政策建议四部分进行分述。

当前，我国正向第二个百年奋斗目标迈进，科技自立自强、"四个面向"是科技发展的指导方针。面向人民生命健康，发展精准医学是实现预防为主的健康策略的重要路径。我国前期布局也已夯实了精准医学研究的整体框架，初步形成了竞争优势，应紧抓发展机遇期、持续布局，保持与国际发展同步，甚至实现赶超发展。因此，建议我国持续加大研究投入、改革组织管理体制机制、建设研究平台和人才队伍、组建协同创新网络等，为构筑我国精准健康体系提供基础性支撑。项目组在研究期间，多次为科学技术部等相关管理部门提供一线数据，为政策制定提供支撑。希望本书能够为我国未来发展战略制定和实施提供"第一线"依据，为我国精准医学的前沿布局和战略规划提供决策参考。

本书初稿于 2021 年 7 月完成，2021 年 9 月 23 日在重庆召开的专家咨询会议上进行了认真的讨论，并根据专家意见进一步修改，形成了第二稿。2022 年 1 月，书稿经中国科学院和国家自然科学基金委员会通讯评审通过，进入正式出版流程。由于认识局限，书中难免存在缺陷和不足，敬请读者批评指正。

金　力　贺　林　陈国强
《中国精准医学 2035 发展战略》战略研究组组长
2023 年 3 月

摘　　要

一、精准医学的科学意义与战略价值

　　精准医学是指针对疾病病因的复杂性，综合考虑个体生物特征、环境、生活方式存在的个体差异，制订有效健康干预和治疗策略的一种医疗模式。精准医学集合了诸多现代医学科技发展的知识与技术体系，是生物技术、信息技术、医学研究的交汇、融合与应用。精准医学既是科学研究的前沿，也体现了医学科学发展趋势，代表了临床实践发展方向。

　　人民健康是最重要的社会民生问题，关乎国家经济发展和社会进步。随着工业化、城镇化、人口老龄化进程加快，以及个体生活方式的改变，我国卫生领域面临着多重疾病威胁并存、多种健康影响因素交织的复杂局面。当前全球医学研究目标已经从治疗为主转向预防为主。精准医学通过大型队列研究，长期持续监测群体中的个体健康状况、生活习惯等，从而发现疾病发生的风险因素，进而制订公共卫生干预措施，提高疾病预防和诊断水平，实现早发现、早预防。因此，精准医学是实现预防为主的健康策略的重要路径。精准医学充分考虑个体差异，形成个体化治疗方案，可以从根本上精准地优化诊疗效果，提高国民健康水平，避免医疗资源浪费，优化医疗资源配置。同时，发展精准医学可提升国家生物医药领域的创新能力，并带动相关产业的快速突破，推动经济发展。因此，随着精准医学体系逐步成熟，发展路径全面推广，其科学与战略价值进一步凸显，已成为科技竞争的焦点之一。

二、精准医学的研究特点、发展规律

精准医学是人类在医学发展至不同时期从不同角度对现代医学的探索和思考，是学科融合和技术交汇的产物。医学技术和生物技术的快速发展，尤其是生命组学和生物大数据技术的快速发展，催生并推动了精准医学的发展。

1. 精准医学的内涵不断发展和明确

精准医学理念最早由美国哈佛大学商业战略专家 Clayton Christensen 提出，用以表述通过分子检测等方法直接获得明确的诊断结果，使医生不再依赖直觉和经验进行诊治，但当时该表述并未引起关注。直到 2011 年，美国国家研究理事会（National Research Council，NRC）发布报告《迈向精准医学：构建生物医学研究知识网络和新的疾病分类体系》（Toward Precision Medicine: Building a Knowledge Network for Biomedical Research and a New Taxonomy of Disease），正式提出精准医学并对其主要任务进行了描述：为每一个体建立一个整合各种相关信息的疾病知识网络。此后，精准医学的理念受到重视，相关技术不断发展成熟，精准医学体系逐渐形成。2013 年，我国贺林院士作为共同主席主持自然遗传学大会——从全基因组关联分析到精准医学（Nature Genetics Conference—From GWAS to Precision Medicine）；同年作为东亚人类遗传学联盟主席，出席了以"精准医学"为主题的第十三届东亚人类遗传学联盟学术年会。

2015 年初，美国国情咨文提出"精准医学计划"（Precision

Medicine Initiative，PMI），核心目标是要实现"在合适的时间，给合适的患者，以合适的疗法"，并在重点布局的"百万自然人群队列"项目的规划"精准医学计划队列项目——为21世纪医学研究奠定基础"（The Precision Medicine Initiative Cohort Program — Building a Research Foundation for 21st Century Medicine）中，将精准医学的内涵阐述为：根据人群基因特征、社会环境以及生活方式的个体差异，寻求疾病治疗和预防效果最大化的新手段。

我国国家重点研发计划"精准医学研究"重点专项在2015年初开始设计实施方案，2016年初正式启动。该专项中对精准医学实施路径的描述更加丰富和完善，即在大样本研究获得疾病发病的分子机制的知识体系基础上，以生命组学数据为依据，根据患者个体在基因型、表型、环境和生活方式等各方面的特异性，应用现代遗传学、分子影像学、生物信息学和临床医学等方法与手段，发现相关变异与疾病发生发展的关系，进而对疾病进行精准分型、制订精准防诊治方案，最终实现个体化治疗。个体化医疗是临床实践的最终目标，精准医学为个体化医疗提供具体实施路径。

2. 精准医学理念体现了系统生物学的思想

系统生物学是研究生物系统中所有组成成分的构成，以及在特定条件下这些组分间的相互关系的学科。系统生物学是以整体性研究为特征的一种大科学，其基础是信息，核心是整合。精准医学恰是系统生物学思想的集中体现。2011年，美国国家研究理事会发布报告《迈向精准医学：构建生物医学研究知识网络和新的疾病分类体系》，将精准医学描述为整合个体的基因组、蛋白质组和代谢组等分子数据与临床信息、社会行为和环境等不同层级、不同维度的数据，构建人类疾病知识数据库，进而支持精准诊断和个体化治疗的一种医学模式，其主要任务是为个体建立一个整合各种相关信息的疾病知识网络。我国"精准医学研究"重点专项的实施路径和美国"精准医学计划"的"百万自然人群队列"建设项目，都体现了精准医学的系统思想。

3. 精准医学研究体现了数据密集型科研范式，是大科学、大数据、大平台、大发现的典型代表

精准医学的形成与发展得益于大数据技术的发展：通过大规模人群队列研究，并结合生命组学技术获取健康和疾病人群的海量数据，利用大数据技术进行分析，并进一步应用现代遗传学、分子影像学、生物信息学和临床医学等方法与手段，发现相关变异与疾病发生发展的关系，进而对疾病进行精准分型、制订精准防诊治方案，最终实现个体化治疗。因此，精准医学整合分析大规模人群的个体信息的研究范式是典型的数据密集型科研范式，也是典型的大科学组织范式。

4. 精准医学研究体系覆盖了从基础研究到临床应用的全创新链条

要实现精准医学的总体目标，需要进行多层次信息数据基础、前沿技术支持和临床转化应用方案的全面研究。第一，精准医学研究的开展要通过大规模人群队列和特定疾病专病队列研究获取健康和疾病过程信息，开展疾病患病风险因素等分析，形成人群健康与疾病状态的数据；第二，需要通过生命组学研究，对疾病进行精准分型，获得多层次、组合生物标志物及生物标志物谱，以奠定对疾病进行精准防诊治的知识基础和数据基础。第三，需要搭建生物大数据平台，研发大数据分析和人工智能技术，对海量数据进行标准规范的收集、存储、质控、整合、挖掘和分析，从而获取更多的知识发现，为精准预防、精准诊断和精准治疗提供数据和新知识。最后，在应用方面需要与临床研究、检测与诊断技术研发、个体化治疗技术开发等结合，且需要对个体化治疗方案进行临床应用和示范推广，并要考虑卫生经济学、普惠性质和效益优化，实现精准医学研究成果的最终应用。由此可见，精准医学覆盖了从基础研究的知识发现到临床应用的诊疗方案的创新全链条，其实施需要多类型创新主体的协同，需要"举国体制"式的管理模式。

三、全球精准医学发展趋势

1. 精准医学体系逐渐成熟走向应用，其理念和研究范式已在医学研究和临床中应用和实践

精准医学理念和研究范式已在癌症、糖尿病、罕见病等疾病的基础研究和临床诊治中逐步得到应用和实践。2018 年，美国糖尿病协会和欧洲糖尿病研究协会启动"糖尿病精准医学计划"（Precision Medicine in Diabetes Initiative，PMDI），并于 2020 年发布了第一阶段共识报告，分析了糖尿病精准医学发展现状与面临的挑战，提出了实现路径和关键领域，绘制了发展路线图。精准医学的核心领域大型队列和数据平台持续建设，基于组学特征谱的疾病精准分型研究不断突破，为药物研发提供新机制、新靶点。乳腺癌、卵巢癌、肺癌、胃癌、胰腺癌和结直肠癌等癌症的分子分型已用于指导临床治疗；多项基因检测、液体活检、分子影像等技术与产品获批进入临床应用，提高了疾病精准诊断和早诊早筛水平；靶向治疗、免疫治疗、基因治疗、RNA 疗法等精准治疗药物和方法陆续进入临床应用，大幅度提高了疾病治疗水平。2018 年 11 月，靶向基因突变特征而非肿瘤组织类型的"广谱"抗癌药拉罗替尼（Vitrakvi）获美国食品与药品监督管理局（FDA）批准上市，标志着药物开发思路与审批依据向精准医学模式的转变。

2. 精准医学的科学和社会价值日益凸显，各国加大布局，提供持续稳定的资金保障

美国自 2015 年提出"精准医学计划"后，通过多个资助渠道为

其提供发展资金，并通过《21 世纪治愈法案》，确保对其进行持续 10 年的稳定支持。美国国立卫生研究院（NIH）在新一轮发展战略（2021～2025 财年）中，仍然将精准医学作为重点领域进行布局。美国"精准医学计划"布局的重点是国家"百万自然人群队列"项目，在队列建设中保障人群多样性和广覆盖，采集资源类型全面、丰富、精细，注重数据的关联性，保持长期随访，以夯实精准医学研究的基础平台建设。截至 2021 年，美国政府已经向"百万自然人群队列"项目投入 22 亿美元。未来，美国"精准医学计划"将持续建设百万自然人群队列，并重点发展表型组学研究、常规化临床用基因组技术等。

英国持续加码布局精准医学的重点领域、夯实精准医学研究基础。英国持续扩大基因组测序规模，继"十万人基因组计划"完成后，在 2018 年又通过《产业战略：生命科学行业协约》提出了 100 万人全基因组测序计划、500 万人规模的大型队列计划，并已于 2021 年启动。英国还支持 50 万人规模的国家级队列英国生物样本库（UK Biobank）的迭代升级，扩大队列规模，丰富队列数据类型，引入多组学研究等新技术，不断提高人群队列数据质量和精细度。在大数据平台方面，英国已经通过英国健康数据研究所（HDR UK）对医疗健康大数据进行一体化管理与应用。这些举措为英国精准医学发展搭建了完善的发展平台。事实上，英国已经将英国生物样本库、"十万人基因组计划"和"500 万人基因组计划"（又名 Our Future Health）视为英国对疾病预防和早期诊断开展的大规模基础设施建设的三个关键。

此外，欧洲主要国家与日本、韩国等国家，以及一些发展中国家也已持续推出相关发展计划，作为精准医学发展关键的国家级大型队列建设也已在全球铺开。

四、我国精准医学发展现状

我国前瞻部署了"精准医学研究"重点专项，为我国精准医学的超越发展奠定了基础，初步搭建了精准医学体系框架，精准医学的理念与路径在临床实践中快速推广。

"十三五"时期，科学技术部抢抓精准医学起步的时间窗口，系统设计、前瞻布局了国家重点研发计划"精准医学研究"重点专项。该专项于2015年编制实施方案，2016年初正式启动，与美国"精准医学计划"同步规划，为赶超发展提供了政策与经费支持。该专项设计了生命组学技术、大规模人群队列、大数据平台、疾病精准防诊治方案、临床应用示范推广体系五大任务，设计系统、前瞻、完整，覆盖从基础研究到临床应用的完整链条，充分考虑了国情，既设计了旨在解决仪器与技术短板问题的研究，也设计了临床示范，以保障精准医学研究成果尽快落地，实现惠民目标。经过5年多的实施，专项成效显著，部分成果达到国际领先水平，建设了126万人的自然人群队列和125万人的专病队列，以及4万人的罕见病队列，搭建了精准医学研究的国家级队列框架；建成了精准医学大数据平台，推进了数据的标准规范管理和共享应用，开发了精准医学知识库，降低了对国外精准医学知识库的依赖度；建立了精准医疗示范网络，部分自主研发的精准医学防诊治方案开始应用，普惠人民群众。该专项集聚全国9000余名骨干科研人员参与，承担单位覆盖了27个省（自治区、直辖市）的500余家科研机构，将零散的研究体系初步集成为国家精准医学研究网络，体现了举国体制的优势。

虽然在"精准医学研究"重点专项的支持下，我国已初步搭建精准医学框架体系，为超越发展奠定了基础，但是我国在精准医学体系建设和发展的支持机制中还存在不足，超越发展面临巨大挑战。

1. 我国精准医学体系建设中存在的问题

我国精准医学体系建设中存在的问题主要有以下六个方面。

（1）队列建设质量与利用效能不足。我国大规模队列建设刚刚起步，缺乏国家级队列，现有队列的标准化、规范化和系统化水平亟待提高，各队列的有效规模、科学管理、质量控制和利用率亟待加强，队列之间的联合运行和共享机制亟待完善，大型队列的随访、可持续发展等问题亟待解决。

（2）精准医学大数据平台持续建设能力不足，数据质量和标准化、规范化不足，共享机制不完善，"数据孤岛"问题尚未有效解决，数据使用效能严重被制约。

（3）临床研究开展的数量和质量不足，尤其是前瞻性、多中心规范的临床研究能力不足；临床上使用的疾病诊断标准、临床治疗指南缺乏，95%以上是参考国外；合作机制尚未畅通，基础研究和临床研究之间仍存在鸿沟。

（4）生命组学核心技术、设备和配套试剂的原研能力弱，严重依赖进口，仅有少数机构在开展相关的研发工作，其产品的性能远未达到国际上主流产品的水平，国产设备使用的产业生态也仍未建立。

（5）精准医学临床诊疗技术与原创药物开发不足。国内高精尖诊断用试剂、高端药物依赖进口，国内市场仍被跨国企业占据，也间接导致了"吃进口药、看病贵"的问题。

（6）精准医学防诊治方案的临床推广体系建设不足。

2. 管理机制与精准医学创新特点的协同性不足

管理机制与精准医学创新特点的协同性不足体现在以下四个方面。

（1）精准医学是"大科学、大数据、大平台、大发现"的典型代表，需要整体设计、统筹部署、举国体制和长期稳定持续支持。

"十三五"时期,我国对"精准医学研究"重点专项给予了五年期的支持;"十四五"阶段,精准医学的部分内容被纳入"生物与信息技术融合"(BT&IT 融合)、"前沿生物技术"、"常见多发病防治"等"十四五"国家重点研发计划重点专项中,没有对精准医学持续给予整体资助。这与精准医学的创新特点不匹配,将使我国"十三五"超前布局支持取得赶超发展的优势丧失;"十三五"时期建设的人群队列、数据平台得不到持续支持,有可能导致我国失去精准医学领域系统前瞻布局形成领先局面的"先手棋",更有可能导致我国在医疗技术、诊断产品、原创药物等方面出现新的"卡脖子"问题。

（2）投入经费严重不足,尤其是数据、队列等基础支撑平台建设投入不足。

（3）资助和管理制度与全链条设计的协同性不够。数据、平台、队列的国家统一建设尚未实现。数据、平台、队列衔接不够,无法真正建立完整的精准医学体系。

（4）精准医学的数据共享政策、监管与审批制度、伦理监管与规范等配套政策与法规尚不健全。基因检测等技术仍无明确的监管法规和定价机制,导致无法合理使用,乱象丛生。

五、我国精准医学发展战略（2021～2035 年）

1. 精准医学关键科学问题

高质量大型队列、大数据、疾病精准防诊治方案研发是未来精准医学实施的关键。精准医学的实施需要大型队列结合生命组学,对健康状态和疾病的发生发展开展系统研究,形成精准防诊治方案。因此,高质量大型队列是未来精准医学实施的关键,其建设需要满足人群的多样性和覆盖度、参与者完整健康数据的收集,以及整合多组学、环境、表型信息进行归因分析,并确保参与者能够长期随访。在队列研究中，标准统一、互联互通、开放共享、数据的关联整合研究是关键。精准防诊治方案的研发是精准医学临床应用的关键，阐释疾病的发生发展机制，对疾病进行精准分型，并发现生物标志物，进行防诊治方案研发，从而实现个体化治疗。

2. 我国精准医学的总体目标

精准医学既是科学技术的前沿，也体现了医学科学发展趋势，代表了临床实践发展方向。随着研究的深入，精准医学的科学价值和社会价值日益凸显，美国、英国等国家将精准医学作为重要领域进行长期布局，科技竞争进一步加剧。我国在"十三五"时期，已经抢抓精准医学刚刚起步的时间窗口，布局了"精准医学研究"重点专项，这为赶超发展创造了良好机遇，奠定了发展基础，并已初步形成竞争优势。

当前，我国正向第二个百年奋斗目标迈进，更需要持续和深化精准医学研究，充分利用我国人群疾病资源丰富和举国体制的优势，以建设国家级队列和精准医学大数据平台为抓手，解决"原创弱、研发散、推广难"的瓶颈问题，开展基于国家级队列、符合我国人群特征的疾病精准防诊治方案的研发与推广，系统解决医疗技术、诊断产品、原创药物等方面存在的"卡脖子"问题，最终构筑我国精准健康体系，满足人民生命健康需求，实现科技自立自强，整量级提升我国生命健康基础研究水平、医药健康产业的创新策源能力，助力我国经济高质量发展。

3. 我国精准医学至 2035 年的发展思路和战略

面向精准医学发展前沿，立足我国人民健康需求，在已经搭建的精准医学体系框架基础上，实施三步走战略：第一步，夯实基础，建成国家级队列和精准医学数据平台，进一步推广精准防诊治方案（2021～2025 年）；第二步，深化发展，实现关键技术与产品自主可控，全面推广精准防诊治方案（2026～2030年）；第三步，全面建成精准健康体系，实现国际引领，产业具有国际竞争力（2031～2035年）。

4. 我国精准医学重点任务和研究方向

1) 重点任务

以"建平台、促研究、惠民生、兴产业"作为指导方针，明确我国精准医学发展的三大重点任务：一是建设国家级队列和精准医学大数据平台。建成全球领先的高质量、高精度、多维度国家级队列和标准化、可共享、可持续的精准医学大数据平台，全面加强高精度表型测量、多维纵向大数据融合等核心共性技术研发，支撑我国医学研究范式转变，为原创超越和引领发展奠定基础。二是基于国家级队列，系统研发疾病精准防诊治方案。建立符合中国人群遗传背景与疾病特征的精准预防、精准诊断和精准治疗方案，持续产出重大疾病和罕见病精准防诊治的"中国标准"、"中国指南"和"中国方案"。三是提升基层专科能力，全面建设疾病临床精准防诊治方案的应用示范推广体系。采取边建设、边研究、边应用、边推广的模式，加快精准医学研究成果在全国的应用推广。结合智慧医疗和远程医疗体系，将疾病精准防诊治方案和规范快速推广到基层，提升基层专科能力，惠及民众。

2) 优先发展领域

（1）开发具有自主知识产权的生命组学技术。紧抓第三代基因测序技术初步发展的窗口期，大力发展具自主知识产权的基因测序技术。研发先进的定性、定量蛋白质组学技术，突破技术瓶颈；发展超灵敏、高覆盖代谢组定量分析技术，推动其进入医疗健康领域。紧抓影像数据集成优势，发展高通量影像组技术，实现技术引领。

（2）建设标准化、规范化、系统化的高精度国家级大型队列。成立国家人群队列管理和资助中心，赋予该中心布局、管理、定向和持续资助队列的体制机制。进一步建设标准化、规范化、系统化的国家级大型人群队列，提升国家级队列资源的维度、精细化程度和支撑能力，加强队列的科学管理、质量控制，完善队列间的联合运行和共享机制，为精准医学的研究和临床应用奠定基础。

（3）搭建标准化、共享的国家精准医学大数据中心。发挥举国体制优势，建立国家精准医学大数据中心。明确建立健康医疗数据管理机制，促进数据采集和管理的标准化、结构化、规范化，保障数据质量和数据安全；促进数据开放共享，推动健康医疗大数据资源的高效整合利用，为精准医学发展奠定基础。

（4）开发用于医疗领域的先进人工智能技术与辅助诊疗系统。紧抓全球科技和产业变革的大趋势，基于我国人工智能技术研发与医疗应用的基础，集成大数据分析技术与人工智能技术，开发多种辅助诊疗系统，大幅提高核心技术原创能力，实现疾病预警、治疗、评估、康复等各环节的个体化精准服务。聚焦数字医学影像设备和先进影像辅助决策系统研发，形成以重点企业为龙头、关键技术与试剂配套的高端医疗创新链和产业链，为早期诊断、精准诊断和精准治疗提供支撑。

（5）聚焦先进靶向药物、免疫疗法、基因疗法的快速产业化。加大研发投入，支持原创性、具自主知识产权的靶向药物、免疫疗法、基因疗法等先进疗法的开发。搭建功能性平台，解决关键技术问题，打破技术壁垒，完善精准医学产业链，推动精准医学领域的最新科研成果与企业的对接转化，形成一批中国制造、国民用得起的精准医学先进药物与疗法。鼓励企业开展精准医学相关产品的国际认证，推动精准治疗产品进入国际主流市场，提高我国在医药健康领域的国际竞争力，抢占精准医学先进领域的制高点。

（6）针对可精准治疗的疾病开展应用示范与推广。以边研究、边应用、边推广为指导原则，依托已建立的国家临床医学研究中心协同创新网络，聚焦已初步实现精准化防治的肺癌和乳腺癌先期开展临床应用示范，形成一批中国制定、国际认可的疾病预防和临床诊疗指南，并针对恶性肿瘤、心脑血管疾病、代谢性疾病、罕见病等疾病进行全创新链布局，整合多个创新主体，集成攻关，提高疾病的精准防诊治水平，不断扩大"临床可精准化的疾病"范畴。同时，通过临床示范基地和精准医学体系建设、大数据平台和智慧医疗、远程医疗设施建设，完善精准医学服务体系及相关保险制度，实现已精准化防治方案在全国的全面推广。

5. 我国精准医学发展的资助机制及政策建议

当前，生命科学已进入大科学、大数据、大平台、大发现的阶段，处在这一发展趋势下，科学研究的组织更需要"举国体制"。精准医学是这一趋势的典型代表，为推动我国精准医学发展，建议我国建立长期持续资助机制、建设研究平台和人才队伍、组建协同创新网络，为构筑我国精准健康体系提供制度举措保障。

具体建议包括：①制定长期发展战略，在"十三五"期间已取得成效的基础上，在"十四五"阶段甚至更长时间内对精准医学进行持续稳定支持；②充分发挥举国体制，在已经初步建设精准医学队列和大数据平台的基础上，系统设计和一体化建设国家级队列与数据平台；③以专病为抓手，研讨专病的精准预防、诊断及治疗策略和路径，加速专病精准医学防诊治研究和临床应用；④完善政策法规与伦理体系，保障精准医学全面有序发展；⑤建立政产学研经协同网络，构建新型可持续组织模式，统筹各类市场主体协同推进；⑥支持产业基地和集群建设，推动精准医学产业快速发展；⑦健全多层次人才培养体系，加大复合型人才培养和引进力度。

Abstract

I. Scientific significance and strategic value of precision medicine

Precision medicine is an approach that takes full consideration of individual differences in the biological traits, environment, and lifestyle exposure to tailor effective health interventions and treatment strategies due to the complexity of etiologies. Precision medicine integrates various knowledge and technological systems of sciences and technological development in modern medicine, is the confluence, fusion and application of biotechnology, information technology, and medical research. Precision medicine represents the frontier of scientific research, reflects the development trend of medical sciences, and heralds the direction of development of clinical practice.

People's health is the most important issue of the well-being of the society and people, and critical to the economic development and social progress of the nation. With the acceleration of industrialization, urbanization and aging and changes in individual lifestyle, the health field of China is facing a complicated situation with the simultaneous presence of multiple diseases and multiple interwoven factors impacting on health. Currently, the goal of global medical research has moved towards being prevention-oriented from being treatment-oriented. Meanwhile, precision medicine may achieve early discovery and prevention by continuously monitoring the long-term status of individual health and life habits to identify the risk of disease occurrence through large cohort studies and implement public health intervention measures to enhance the levels of disease prevention and diagnosis. Therefore, precision medicine offers an important pathway to prevention-oriented health strategies. Precision medicine takes into full account of individual differences and formulates personalized treatment plans and may precisely and fundamentally optimize the results of diagnosis and treatment, raise the health levels of citizens, avoid waste of healthcare resources, and optimize the allocation of healthcare resources. Meanwhile, development of precision medicine could elevate the nation's innovativeness in the biomedical field, drive the rapid breakthrough of related-industries, and promote economic development. Therefore, with the gradual maturation of the precision medicine system and comprehensive promotion of development pathways, its scientific and strategic values become even more prominent and have become one of the focuses of scientific and technological competition.

II. Characteristics and rules of development of precision medicine research

Development of precision medicine is the exploration and contemplation of modern medicine from a different perspective at a different stage of the development of medical sciences, and the product of disciplinary fusion and technical interchange. Rapid development of medical technology and biotechnology, especially rapid development of life omics and biological big data technology has ushered in and promoted the development of precision medicine.

The connotation of precision medicine keeps developing and being defined. The concept of precision medicine, first proposed by Harvard

University business strategist Clayton Christensen, was used to describe the explicit diagnostic results of molecular detection and other methods, allowing physicians to make a diagnosis and carry out treatment by no longer relying on intuition and experience. However, it did not attract any attention then. Until 2011, the USA National Research Council (NRC) published a report Toward Precision Medicine: Building a Knowledge Network for Biomedical Research and a New Taxonomy of Disease and offered a formal description of "precision medicine", with its main task being building a knowledge network integrating various related information about an individual. Thereafter, the concept gained momentum, and related technologies kept developing and becoming mature, and a precision medicine system gradually emerged. In 2013, academician Lin He co-chaired Nature Genetics Conference— From GWAS to Precision Medicine, and in the same year, as the chairman of the East Asian Union of Human Genetics , he hosted the 13th academic forum with the theme of precision medicine.

At the beginning of 2015, US State of the Union address put forward the Precision Medicine Initiative (PMI), with the key goal of providing appropriate treatment at the appropriate time for the appropriate patient, with a key layout on the Million Person Precision Medicine Initiative Cohort Program "The Precision Medicine Initiative Cohort Program — Building a Research Foundation for 21st Century Medicine", which defines precision medicine as a new approach to maximize the effects of treatment and prevention of diseases based on individual differences in population gene traits, social environment, and lifestyle.

The implantation plan of special key "precision medicine study" programs in China was designed at the beginning of 2015 and initiated at the beginning of 2016. In the special key programs, the implementation pathways of precision medicine are elucidated in greater details and more refined, that is, on the basis of the network of knowledge of molecular mechanisms of pathogenesis acquired from studies using large samples, with evidence based on data from life omics, based on the specificities of genotype, phenotype, environment and lifestyle of individual patients, the relationship between the related variations and the onset and development of diseases is identified using modern genetics, molecular imaging, bioinformatics and clinical medicine and other methods and approaches so that diseases can be precisely categorized and precise prevention, diagnosis and treatment plans can be made, eventually achieving personalized treatment. Personalized healthcare is the ultimate goal of clinical practice and precision medicine offers specific implementation pathways for personalized healthcare.

The concept of precision medicine reflects the thinking of systemic biology. Systemic biology is a science that investigates each component of a biological system (genes, mRNA, and proteins, etc.) and the relationship among the components under specific conditions. Systemic biology is a mega-science that is characterized by integrative research; its basis is information, and its core is integration. Precision medicine happens to be the epitomization of systemic biology thinking. In 2011, a report "Toward Precision Medicine: Building a Knowledge Network for Biomedical Research and a New Taxonomy of Disease" was published and described "precision medicine" as a medical model that integrates the molecular data of genomics, proteomics and metabolomics and clinical information, social behaviors and environment of individuals at different levels and different dimensions to build a knowledge bank of human diseases, thereby providing support for precise diagnosis and personalized treatment. Its main task is to establish a knowledge network that integrates all relevant information of individuals. The implementation pathways of the special key programs of precision medicine in China and the USA precision medicine million-person cohort initiative both reflect the systemic thinking of precision medicine.

Precision medicine research reflects the data intensive scientific research paradigm, and is representative of mega-science, big data, big platform, and big discovery. The formation and development of precision medicine benefit from the development of big data, acquire massive data of healthy subjects and patients through large cohort studies and by combining life omics technology, analyze the data using big data technology, and further utilize modern genetics, molecular imaging, bioinformatics and clinical medicine and other methods and approaches to discover the relationship between the related variation and the onset and development so that diseases can be precisely categorized and precise prevention and treatment plans can be made, eventually achieving personalized treatment. Therefore, the research paradigm of personalized medicine in integrating and analyzing the data of a massive number of individuals is a typical data intensive scientific research paradigm and is also a typical mega-science paradigm.

The scientific research system of precision medicine covers the entire innovation chain from basic research to clinical applications. Achieving the overall goal of precision medicine requires a basis of information at multiple levels, support with frontier technology and thorough investigation of application protocols for clinical translation. First, to conduct research in precision medicine, large cohort studies are needed to acquire data on health and disease process, and analyze the risk of disease development to generate data on the health and disease status of populations in China. Meanwhile, precise classification of diseases is being undertaken through research on life omics to acquire combinatorial biomarkers and spectrum of biomarkers at multiple levels to lay the foundation of data and knowledge for precise prevention, diagnosis, and treatment of diseases. Second, it is necessary to build big data platforms, conduct big data analysis, and develop artificial intelligence technology for the standardized collection, storage, quality control, integration, mining, and analysis of massive data to discover more knowledge, so as to provide data and new knowledge for precise prevention, diagnosis and treatment. Third, in the area of application, there is a need for clinical study, the development of detection and diagnostic technology, and personalized treatment technology; in addition, personalized treatment plans should have clinical applications and be promoted, taking into consideration of health economics, inclusiveness and benefit optimization to achieve the ultimate application of the research results of precision medicine. Therefore, precision medicine covers the entire innovation chain from knowledge discovery through basic research to diagnosis and treatment plans for clinical applications and requires the coordination of numerous types of innovating entities and a "whole country" management approach.

III. Global trend of precision medicine development

The system of precision medicine gradually matures towards being applied, and the concept and research paradigm of precision medicine have been applied in medical research and clinical practice. The concept and research paradigm of precision medicine have been gradually applied in medical research and clinical practice in cancer, diabetes, and rare diseases. The diabetes associations of the USA and Europe put forward the precision medicine diabetes initiative (PMDI) and published a consensus report on the first phase of the initiative in 2020. The report analyzed the current state and challenge of diabetes precision medicine, formulated the implementation pathways and key areas, and delineated the roadmap of development. Large cohort studies in the key areas of precision medicine and continuous building of data platforms, research breakthroughs in disease precise classification based on the spectrum of omics traits could provide novel mechanisms and new targets for drug development and have been used to guide clinical treatment of breast cancer, ovarian cancer, lung cancer, gastric cancer, pancreatic cancer and colorectal cancer. Numerous technologies and products of gene detection, liquid biopsy, molecular imaging and others have been approved and entered into clinical applications, enhanced the levels of precise and early diagnosis and early screening of disease. Precise treatment drugs for targeted therapy, immune therapy, gene therapy and RNA therapy, etc. have gradually entered into clinical applications, greatly raising the levels of treatment of diseases. Meanwhile, drugs targeting the mutational characteristics of target genes rather than "broad- spectrum anticancer drugs" were approved by FDA, marking the thinking of drug development and a shift to the precision medicine model in drug approval.

The scientific and social value of precision medicine has become increasingly prominent. Each country has increased efforts to lay out plans and provide stable funding for precision medicine. Since the USA Precision Medicine Initiative was put forward in 2015, funding for development has been provided through multiple channels and stable long-term funding over ten years is secured through *the 21st Century Cures Act*. In the new round of USA NIH development strategy (2021-2025), precision medicine remains the key area for layout. The key project of the USA Precision Medicine Initiative is the Million-Person Precision Medicine Initiative Cohort Program, assuring the diversity and wide coverage of population in building the cohort. Data resources are comprehensive, abundant, and refined. Attention should be paid to the correlation among the data. Long-term follow-up should be undertaken in order to lay a solid foundation for building the platform for precision medicine research. By 2021, the USA government has provided 2.2 billion dollars for the "Million-Person Precision Medicine Initiative Cohort Program". In the future, USA precision medicine will continue to build the Million-Person Precision Medicine Initiative Cohort Program, with a focus on phenotypic omics studies and regular clinical use of genomic technology. The UK has been continuously increasing layout in the key areas of precision medicine to build a solid foundation for precision medicine research. First, to continue the expansion of the scale of genomic sequencing following the completion of the "Million-Person Precision Medicine Initiative Cohort Program" (2012-2018), the UK passed the Industrial Strategy: Life Sciences Sector Deal in 2018, put forward the Million-Person Whole Genome Sequencing Initiative and started the initiative in 2021. Second, the UK also supported the upgrade of the National 500,000-Person Cohort UK Biobank and expanded the scale of the cohort and enriched the data types of the cohort by introducing multi-omics studies and other new technologies to improve the data quality and precision of the cohort. With regards to big data platform, the UK has passed HDR UK for integrated management and application of big health data. These measures built a perfect development platform for UK precision medicine development. In fact, the UK has regarded the UK Biobank, Million-Person Precision Medicine Initiative Cohort Program and Five Million-Person Genomics Initiative (also known as Our Future Health) as the three pillars for large scale construction of infrastructure for disease prevention and early diagnosis. In addition, major European countries, Japan, Republic of Korea, and other countries and some developing countries have put forward relevant development plans one after another. National large-scale cohorts key to precision medicine development have been built around the globe.

IV. The current state of precision medicine development in China

China has prospectively laid out key precision medicine projects and laid a foundation for transcending and development. It has preliminarily set up a framework for precision medicine system, and the concept of precision medicine and pathways have rapidly promoted the clinical practice.

In the "13th five-year plan" period, the Ministry of Science and Technology seized the time window of the beginning stage of precision medicine, systemically designed and prospectively laid out key "precision medicine research" projects. The project formulated implementation plans in 2015 and was launched in March 2016, and was planned step in step with the USA, providing policy and funding support for transcending and development. The specific key projects have five important tasks including life omics technology, large cohort studies, big data platform, protocols for precise disease prevention, diagnosis and treatment, and promotion of clinical application paradigms. The plan is systemic, forward-looking, comprehensive, covering the entire innovation chain from basic research to clinical applications by taking into full consideration of the specific conditions of China. It has not only addressed the issue of instrument and technological deficiencies, but has also designed clinical paradigms, aiming at the implementation of results of precision medicine and achieving the goal of benefiting the entire population. The specific key projects have achieved remarkable outcomes five years after implementation. Some results are at the internationally advanced level. A 1,260,000-person natural person cohort and a 40,000-person rare disease cohort have been built and a national cohort framework of precision medicine has been established, and a big data platform of precision medicine has been constructed, promoting standardized data management and shared applications. A precision medicine knowledge bank has also been built to reduce dependency on precision medicine knowledge banks of other countries. Precision medicine treatment demonstration networks have been set up and protocols of precision medicine prevention, diagnosis and treatment that have been established by partially independent research and development, for the benefit of the entire population. The specific projects have attracted nearly 9000 researchers, the participating institutions approach more than 500 scientific research institutions in 27 provinces, autonomous regions, municipalities directly under the Central Government, preliminarily forming a national precision medicine research network, showing the advantage of a national system.

Nevertheless, supported by the specific projects, China has preliminarily built a framework of precision medicine system, laying the foundation for development. However, there are still inadequacies in the construction of the precision medicine system and development support mechanism in China, and there are daunting challenges in development.

In the construction of the precision medicine system, 1) the quality of cohort construction and the efficiency of cohort utilization are inadequate. The building of large cohorts is just beginning in China and national cohorts are lacking. The level of standardization and systemization need to be increased and the effective scale, scientific management, quality control and utilization of each cohort should be strengthened. The combined operation and sharing mechanisms of cohorts should be improved. The follow up of large cohorts and sustainable development and other issues need to be solved urgently. 2) The ability for sustained construction of big data platform of precision medicine, data quality and data standardization are still inadequate and sharing mechanisms are still not perfect. The issue of "data island" is yet to be solved, and the efficiency of data utilization is severely constrained. 3) The quantity and quality of clinical studies are inadequate. The quantity and quality of studies, especially prospective, multicenter clinical studies, are inadequate, and there is a lack of diagnosis standards and treatment guidelines for diseases, with over 95% of them referring to those in other countries. The cooperation mechanisms are still not smooth, and there is a huge gap between basic and clinical studies. 4) The original research ability for core technology, instrument and reagents in life omics is weak and depends heavily on imports and only a few institutions are engaging in related research and development, and their performance is far from the mainstream products. The industry ecology of domestic equipment has not been established. 5) Precision medicine-based clinical diagnosis and treatment technology and new drug development are still inadequate. Sophisticated diagnostic reagents and high-end drugs depend on imports in China and the domestic market is dominated by multinational corporations, indirectly leading to the issue of "taking imported drugs and expensive to see a doctor". 6) The construction of the clinical promotion system for precision medicine prevention, diagnosis and treatment protocols is inadequate.

Insufficient synergy of the management mechanism and the innovative traits of precision medicine. 1) Precision medicine is a typical representation of "mega-science, big data, big platform, and big discovery", requiring overall design, overall planning, a national system and long-term stable and continuous support. During "the 13th Five-Year Plan" period, the specific key projects are provided support for 5 years, and during "the 14th Five-Year Plan" period, part of the contents were listed in BT&IT, frontier biotechnology, prevention and treatment of common diseases and other specific key projects in "the 14th Five-Year Plan". No continuous, comprehensive financial support was provided, which does not match the traits of precision medicine, which will cost the advantage of advanced layout for development in "the 13th Five-Year Plan" period. The cohorts and data platform built during "the 13th Five Year plan" period do not receive continuous support, losing the first player advantage from forward-looking, systemic layout in the field of precision medicine, and likely becoming a bottleneck issue in the areas of new medical technology, new diagnostic products, and new drug development. 2) Funding is severely inadequate, especially funding for building data platform and cohorts. 3) The coordination among funding, management system and design of the entire chain is poor. Unified national construction of data, platform, and cohorts has not been achieved. The cohesion among data, platform, and cohort is inadequate, and an integral precision medicine system cannot be truly established. 4) Supporting policy and statutes are incomplete for precision medicine data sharing policy, regulatory and approval systems, ethics regulation and standardization. There are no explicit regulations and pricing mechanism for gene detection and other technologies, making it impossible for their rational use and chaotic.

V. The precision medicine development strategy in China (2021-2035)

1. The key scientific question in precision medicine

The research and development of high-quality big cohort, big data, and precise prevention, diagnosis and treatment protocols are key to future implementation of precision medicine. The implementation of precision medicine pathways requires big cohort in combination with life omics, systemic investigation of health and the onset and development of disease, formulating protocols for precise prevention, diagnosis and treatment. Therefore, high-quality, big cohorts are key to future implementation of precision medicine, and their construction needs to satisfy the requirement for the diversity and coverage of populations, collection of complete health data of the participants, and integrating multi-omics, environment, and regression analysis of phenotypic information, and insure the long-term follow-up. In cohort studies, standardization, connection and openness, open and sharing, and data coupling and integration are key to research. The research and development of precise prevention, diagnosis and treatment protocols are key to clinical applications of precision medicine, elucidation of the mechanisms of disease occurrence and development, precise disease classification, discovery of biomarkers, research and development of prevention, diagnosis and treatment protocols, thereby achieving personalized treatment.

2. Ideas and overall goals of precision medicine development in China

Precision medicine is the frontier of science and technology, reflects the development trend of medical sciences, and represents the direction of clinical practice development. With the deepening of research, the scientific and social value of precision medicine has become increasingly prominent. The USA, the UK and other countries have made long term layout in the key areas of precision medicine, and scientific and technological competition becomes further intensified. During the "13th five-year plan" period, China seized the time window of the beginning stage of precision medicine, systemically designed and prospectively laid out key "precision medicine research" projects, which provided a good opportunity for transcending other countries and development and had laid a foundation for development, gaining an competitive edge.

Currently, China is moving towards the second centenary goal, requiring continuous and more in-depth precision medicine research by fully utilizing the abundant resources of disease in the population and the advantage of a national system on the basis of building a national cohort and a big data platform of precision medicine. We should solve the issues of "weakness in original research, lack of concerted efforts in research and development, and difficulty in promotion", and undertake research and development of disease precise prevention, diagnosis and treatment protocols that suit the population characteristics of the population based on the national cohort, and systemically solve the bottleneck in new medical technology, new diagnostic products, and new drugs, ultimately building China's precision health system, fulfilling the health needs of the people, realizing scientific and technological independence and self-reliance, and enhance the levels of basic research on health in China, the epicenter of novelty in medical, pharmaceutical and health industry, thereby facilitating high-quality economic development in China.

Development ideas:

The development idea and strategy of precision medicine in China from now to 2035: Facing the frontier of precision medicine development and considering the health needs of our people and based on the framework of the precision medicine system, a three-step strategy in China is implemented. The first step is laying a solid foundation, building a national cohort and precision medicine data platform, and further promoting precision prevention, diagnosis and treatment protocols (2021-2025). The second step is furthering development, achieving self-reliance of key technology and products, and comprehensively promoting precision prevention, diagnosis and treatment protocols (2026-2030). The third step is completion of the precision health system in an all-round way, achieving international leadership and industry competitiveness (2021-2035).

3. The key tasks and research direction of precision medicine in China

The guiding principle of "building the platform, promoting research, benefiting the livelihood, and invigorating the industry" is used to define the three big research tasks of precision medicine development in our country. The first is building the national cohort and the big data platform of precision medicine. The tasks include building an internationally advanced high-quality, high-precision, and multidimensional national cohort and a standardized, sharable, and sustainable precision medicine big data platform, strengthening high-precision phenotypic determination, research and development of multidimensional longitudinal fusion of big data and other core common technologies, providing support for paradigm change in medical research in China, and laying a foundation for transcending other countries in originality and leading development. The second is systemic research and development of precision prevention, diagnosis and treatment protocols based on the national cohorts. Building precision prevention, precision diagnosis and precision treatment protocols compatible with the genetic background and disease traits of Chinese population, continuously providing "China standards" "China guidelines" and "China protocols" for precision prevention, diagnosis and treatment of significant diseases and rare diseases. The third is directing at the grass-roots level and improving specialist capabilities by comprehensive promotion of application paradigms of precision prevention, diagnosis, and treatment protocols. The model of simultaneous construction, research, application, and promotion is used to accelerate the promotion of the application of the research results of precision medicine. In combination with intelligent healthcare and telemedicine systems, disease precision prevention, diagnosis and treatment protocols and regulations are rapidly promoted to the grass roots level, improve specialist capabilities, and bring benefits to the entire population.

Priority areas:

(1) Development of life omics technology with independent knowledge property rights.

By seizing the time window of early development of the third generation gene sequencing technology, we should focus on developing knowledge gene sequencing technology with independent knowledge property rights. We should develop qualitative and quantitative proteomics technology, break the bottleneck of technology, develop ultrasensitive and high coverage metabomics quantitative analysis technology, and promote entry into the healthcare field. We should realize technological leadership by taking full advantage of our strength in image data integration, high-throughput imageomics technology development.

(2) Building standardized, conventionalized and systemic high precision national big cohort.

A national cohort management and funding center should be built; the center should be endowed with a system of laying out, manamging, directing and continous funding of the cohort. Furthermore, a standardized, conventionalized, and systemic national big cohort should be constructed to increase the dimension, degree of refineness and support capacity of national cohort resources. Scientific management, quality control, joint operation and sharing mechanism of cohorts should be strengthened in order to lay the foundation for precision medicine research and clinical applications.

(3) Building a standardized and shared national precision medicine big data center.

Taking the full advantage of a national system, we should build a national precision medicine big data center. A definite healthcare data management mechanism should be established to promote the standardization, structuring and conventionalization of data collection and management to assure data quality and data safety. Data openness and sharing should be encouraged, and highly efficient and integral utilization of healthcare big data resources should be promoted in order to lay a foundation for precision medicine development.

(4) Developing an advanced artificial intelligence technology and assisted diagnosis and treatment system in the medical field.

We should closely follow the big trend of change in global scientific and technological development and industry, and on the basis of research and devleopment and medical application of artificial intelligence technology, we can integrate big data analysis technology and artificial intelligence technology and develop multiple assisted diagnosis and treatment systems, remarkably increase the originality of core technology, realize personalized precision service at each link including early disease warning, treatment, evaluation, and rehabilitation. We should focus on the development of digital medical imaging equipment and advanced imaging assisted decision making systems, develop a high-end medical innovation chain and industry chain with key technology and matching reagents with key enterprises as the leader, to proivde support for early diagnosis, precision diagnosis and precision treatment. We should also focus on rapid industrialization of targeted drugs, immune therapy, and gene therapy.

(5) Focusing on rapid industrialization of targeted medicine immunotherapy and gene therapy.

We should increase investment in research and devleopment, support originality and develop targeted drugs with independent knowledge property, immune therapy, gene therapy and other advanced therapies. We also need to build functional platforms, solve key technological issues, break down technological barriers, improve the precision medicine industry chain, and promote the translation of the most recent research results into precision medicine by the industry, creating a batch of China-made affordable advanced precision medicine drugs and therapy therapy. Enterprises should be encouraged to obtain international certification of precision medicine-related products to promote the introduction of precision treatment products into international mainstream markets, and to enhance the country's international competitiveness in the health care field by seizing the high ground in the advanced areas of precision medicine.

(6) Demonstration and promotion of application of precision treatment of disease.

Under the guiding principle of simultaneous research, application, and promotion, and relying on the coordination of innovation network of the established national clinical medical research center, we can focus on achieving preliminary precision prevention and treatment of lung cancer and breast cancer, and carry out early demonstration of clinical applications, thus creating a group of China-made and internationally recognized guidelines for disease prevention and clinical diagnosis and treatment. Meanwhile, we can lay out the entire innovation chain in malignancies, cardiocerebrovascular diseases, metabolic diseases, rare diseases, and multiple innovation entities can be integrated to focus on overcoming the main obstacle and increase the level of precision prevention, diagnosis and treatment of disease, and expanding the category of diseases that fall within precision medicine. Meanwhile, through the construction of clinical demonstration bases and precision medicine systems, big data platform and intelligent healthcare, and construction of telemedicine facilities, we can improve the precision medicine service system, and the related insurance regulation, and achieve the nationwide promotion of precision medicine-based prevention and treatment protocols.

4. Funding mechanisms of precision medicine development in China and policy considerations

Currently, life sciences have entered the development period of mega-science, big data, big platform, and big discovery. Under this development trend, scientific and technological organizations more particularly need a "national system". Precision medicine is a typical representative of this trend. To promote precision medicine development in China, we recommend that a long-term continuous funding mechanism be established, and a research platform and a team of talented professionals be set up, and a coordinating innovation network be constructed, so that system support can be provided for a national precision health system. The specific recommendations are as follows: 1) Develop a long-term development strategy in China, and on the basis of achievements during the "13th five-year plan" period, provide a longer term and stable support in the "14th five -year plan" period. 2) Establish a systemically designed and unified national cohort and data platform by taking full advantage of the national system and on the basis of the preliminary precision medicine cohort and big data platform. 3) Study and discuss precision prevention, diagnosis, treatment strategies and pathways for specialized diseases using specialized diseases as a basis, and accelerate research and clinical applications of precision medicine prevention, diagnosis and treatment of specialized diseases. 4) Improve the policy, regulation and ethical system to ensure the comprehensive and orderly development of precision medicine. 5) Establish a collaborative network of government, industry, academia, research and economics, build a new sustainable organizational model, and coordinate the coordinated promotion of various market players. 6) Support industry base and cluster construction, and promote the rapid development of precision medicine industry. 7) Improve the multi-level talent training system, and increase the efforts of composite talent training and recruitment efforts.

目　　录

第一章

精准医学总论

第一节　精准医学的科学意义与战略价值

精准医学集合了现代医学、生命科学等诸多学科的知识与技术体系，体现了医学学科的发展趋势，也代表了临床实践发展的方向。精准医学的发展将带动相关学科和技术加速发展，并推动相关产业发展，孕育巨大市场空间。

一、精准医学带动多学科的汇聚融合发展

精准医学是在大样本研究获得疾病分子机制的知识体系基础上，以生物医学特别是组学数据为依据，根据患者个体在基因型、表型、环境和生活方式等各方面的特异性，应用现代遗传学、分子影像学、生物信息学和临床医学等方法与手段，制订个体化精准预防、精准诊断和精准治疗方案。

精准医学研究的开展需要以大规模人群和特定疾病队列研究作为基础，

利用各类组学技术、生物大数据分析及整合技术、分子影像等相关技术，通过临床研究、检测与诊断技术研发、个体化治疗技术开发等实现个体化治疗。在精准医学的概念提出之前，这些技术呈现"碎片化"发展，精准医学研究的实施无疑将高效整合这些技术，并促进其快速发展，形成整体性解决方案，最终提高疾病的预防和诊治效率。由此可见，精准医学研究是尖端生物技术和信息技术在医学临床实践中的交汇、融合与应用，既是科学研究的前沿，又是对现代医疗的颠覆创新，更是未来生物医学产业升级的战略制高点，其进步将带动多学科的汇聚融合发展。

二、精准医学是实现"健康中国"的重要路径

"健康中国"是我国重要的发展战略，"面向人民生命健康"是我国"十四五"科技创新的战略导向，发展精准医学将提升国家在生物医药领域的创新策源能力，助力"健康中国"目标的实现。人民健康是最重要的社会民生问题，关乎国家经济发展和社会进步，是各国政府都密切关注的重大问题。尽管人类医学水平在不断进步，以预防为主的医学模式已经有了多年实践，但恶性肿瘤、精神和神经系统疾病、心脑血管疾病、呼吸系统疾病、代谢性疾病及免疫性疾病等重大疾病仍严重威胁着人类健康。这些疾病的病因复杂，其发生、发展是外界环境、个体生活习惯和个体基因遗传等多因素相互影响的结果。多年临床研究表明，患者个体间对同一治疗药物的反应存在着显著差异，而现有的诊断欠精准，缺乏个体化诊断和治疗方法，针对患者群体的常规治疗手段难以显著提高药物治疗的有效率。

随着生活方式的改变和人口老龄化的加剧，我国的疾病谱发生了较大变化。恶性肿瘤、代谢性疾病、神经系统疾病、心脑血管疾病等重大疾病成为危害我国人民健康的主要威胁，并呈现出发病率高、治愈率低、年轻化等特点，给社会发展造成了沉重的经济负担。一方面，由于现有的诊断欠精准，很多药物的有效率低（如恶性肿瘤的药物治疗整体有效率只有23%），常规的治疗手段难以显著提高药物治疗的有效率；另一方面，我国一些重大疾病治疗药物的严重不良反应发生率显著高于西方人群，不仅严重威胁患者健康，而且由于医治严重不良反应伴生的医疗花费大幅增加，进一步加剧了医疗资

源的供需矛盾。精准医学研究可以识别对药物无效或者有害的人群，为疾病的预防、诊断和治疗提供新策略和新方法。

当前全球医学的发展目标已经从治疗为主转向预防为主。精准医学通过大型队列研究，长期持续监测群体中的个体健康状况、生活习惯等，从而发现疾病发生的风险因素，进而制订公共卫生干预措施，提高疾病预防和诊断水平，实现早发现、早预防。因此，精准医学是实现预防为主的健康策略的重要路径。精准医学充分考虑个体差异，形成个体化治疗方案，可以从根本上精准优化诊疗效果，提高国民健康水平，避免医疗资源浪费，优化医疗资源配置。同时，发展精准医学可提升国家生物医药领域的创新能力，并带动相关产业的快速突破，推动经济发展。因此，随着精准医学体系逐步成熟，发展路径全面推广，其科学与战略价值进一步凸显，成为世界各国科技竞争的焦点之一。

三、精准医学是经济高质发展的重要助力

精准医学的发展将带动相关产业的快速突破，推动国民经济发展。《中华人民共和国国民经济和社会发展第十四个五年规划和 2035 年远景目标纲要》提出，未来 5 年的经济社会发展主要目标中包括："经济发展取得新成效。发展是解决我国一切问题的基础和关键，发展必须坚持新发展理念，在质量效益明显提升的基础上实现经济持续健康发展，增长潜力充分发挥，国内生产总值年均增长保持在合理区间、各年度视情提出，全员劳动生产率增长高于国内生产总值增长，国内市场更加强大，经济结构更加优化，创新能力显著提升，全社会研发经费投入年均增长 7% 以上、力争投入强度高于'十三五'时期实际，产业基础高级化、产业链现代化水平明显提高，农业基础更加稳固，城乡区域发展协调性明显增强，常住人口城镇化率提高到 65%，现代化经济体系建设取得重大进展。"

精准医学已经成为新一轮国家科技竞争力和引领国际发展潮流的战略制高点。面对激烈的国际竞争，我国需在基因组测序技术、定向蛋白质组学技术、超灵敏高覆盖代谢组原位分析技术等新一代生命组学技术进入大规模应用的窗口期，发挥我国临床资源优势，快速布局精准医学研究领域；在已有

深厚工作积累的基础上，通过完善的顶层设计以及跨部门、跨学科协同创新，实现医疗资源的全面升级和优化配置，缓解医患矛盾，力争在新一轮以实现精准医学为目标的国际竞争中占领战略制高点；同时，以精准医学研究原始创新成果引领我国健康产业的变革和超越发展，整量级、整体性提升生命科学、生物医药、健康医疗等大健康产业的全产业链创新能力，驱动我国社会经济发展的转型升级。

第二节 精准医学的发展现状及其形成

一、精准医学的发展演变与研究特点

分子生物学及信息科学的进步，尤其是生命组学和生物大数据技术的快速发展，推动精准医学的出现和发展，精准医学体系应运而生。精准医学理念的出现是人类在医学发展至一定时期从不同角度对现代医学进行探索和思考的成果。经过几年的快速发展，精准医学体系逐渐成熟，其理念和研究范式已在医学研究和临床中应用和实践，形成了更多的精准防诊治方案，相关医药产品研发也进入高速发展阶段，并逐步进入临床应用与推广阶段。

（一）精准医学的发展与研究特点

1. 精准医学的实现过程体现了系统生物学的思想与路径

系统生物学是研究生物系统中所有组成成分的构成，以及在特定条件下这些组分间的相互关系的学科。系统生物学是以整体性研究为特征的一种大科学，其基础是信息，核心是整合。精准医学恰是系统生物学思想的集中体现。精准医学通过整合分析从分子到细胞、组织、器官、个体的多个维度与多个层次的生命组学的动态变化，获得疾病发生的分子机制的知识网络，从而整体、系统、精确地认识疾病，最终指导形成个体化的精准方案。2011 年，美国国家研究理事会发布的报告《迈向精准医学：构建生物医学研究知识网络和新的疾病分类体系》中，即将精准医学描述为整合个体的基因组、蛋白质组和代谢组等分子数据与临床信息、社会行为和环境等不同层级、不同维度的数据，构建人类疾病知识数据库，进而支持精准诊断和个体化治疗的一种医学模式，其主要任务是为个体建立一个整合各种相关信息的疾病知识网络。

2. 精准医学是数据密集型科研范式的典型代表

精准医学是多学科、多种技术的集成与融合，是大科学、大数据、大平台、大发现的典型代表。精准医学的形成与发展得益于大数据技术的发展，通过大规模人群队列研究，利用前沿生命组学技术获取健康人群和疾病人群的海量数据的基础上，进一步应用现代遗传学、分子影像学、生物信息学和临床医学的方法与手段，发现并分析相关变化与疾病发生、发展的关系，进而对疾病进行精准分型、制订精准防诊治方案，最终实现个体化治疗。因此，精准医学整合分析大规模人群个体信息的研究范式是典型的数据密集型科研范式，也是典型的大科学组织范式。

3. 精准医学研究体系覆盖了从基础研究到临床应用的全创新链条

要实现精准医学的总体目标，首先要通过大规模人群队列和特定疾病专病队列研究获取健康和疾病过程信息，开展疾病患病风险因素等分析，形成人群健康与疾病状态的参比数据；其次，需要通过生命组学研究，对疾病进行精准分型，获得多层次、组合生物标志物及生物标志物谱，以奠定对疾病进行精确诊治的知识基础和数据基础；再次，需要搭建大数据平台，研发大数据分析和人工智能技术，对海量数据进行标准规范的收集、存储、质控、整合、挖掘和分析，从而获取更多的知识发现，为精准预防、精准诊断和精准治疗提供数据和新知识；最后，在应用方面需要与临床医学研究、检测与诊断技术研发、个体化治疗技术开发等相结合，且需要对个体化治疗方案进行临床应用和示范推广，并要考虑卫生经济学、普惠性质和效益优化，实现精准医学研究成果的最终应用。由此可见，精准医学覆盖了从基础研究的知识发现到临床应用的诊疗方案的创新全链条，其实施需要多类型创新主体的协同，需要"举国体制"式的管理模式。

（二）精准医学的内涵与技术体系

1. 精准医学的内涵不断发展和明确

精准医学的发展具有科学必然性，是在生命组学、大数据技术、精准防诊治技术等发展的推动下，科学研究思想交汇融合而形成。随着医学技术和生物技术的快速发展，尤其是基因组测序技术的进步，精准医学这一新的医学模式逐渐形成。其内涵也随科技进步不断演变，国内外对精准医学的认识也逐渐趋同（图 1-1）。

精准医学的内涵从狭义的以基因组信息为核心，逐渐演变为基于全面的健康数据进行更为全面的分析，以获取个体化的诊疗与健康管理方案。精准医学的概念最早是由美国哈佛大学商业战略专家 Clayton Christensen 提出，是指通过分子检测等方法直接获得明确的诊断结果，医生不再依赖直觉和经验进行诊治。但在当时该表述并未引起关注。直到 2011 年，美国国家研究理事会发布报告《迈向精准医学：构建生物医学研究知识网络和新的疾病分类体系》，正式提出并描述了"精准医学"的内涵，即面对生命复杂性的巨大挑战，整合个体的基因组、蛋白质组和代谢组等分子数据与临床信息、社会行为和环境等不同层级、不同维度的数据，构建人类疾病知识数据库，进而支持精准诊断和个体化治疗的一种医学模式；其主要任务是为每一个体建立一个整合各种相关信息的疾病知识网络。此后，精准医学这一理念越来越受到重视，相关技术不断发展成熟，精准医学体系逐渐形成。2013 年，我国贺林院士作为共同主席主持自然遗传学大会——从全基因组关联分析到精准医学（Nature Genetics Conference—From GWAS to Precision Medicine），其主题内容即包含了精准医学；同年，贺林院士作为东亚人类遗传学联盟主席出席了第十三届东亚人类遗传学联盟学术年会，该会议的主题也包含了精准医学。

2015 年初，美国国情咨文正式提出"精准医学计划"（Precision Medicine Initiative，PMI），核心目标是要实现"在合适的时间，给合适的患者，以合适的疗法"，其内涵的科普描述为结合个体信息开展疾病治疗。随后，美国国立卫生研究院（NIH）和美国国立癌症研究所（NCI）进一步解释了针对癌症

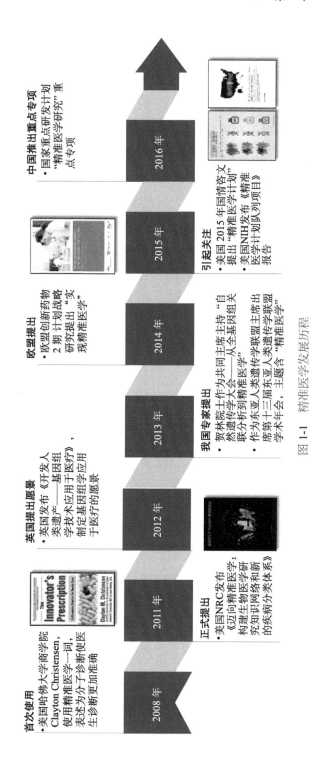

图 1-1　精准医学发展历程

的精准医学概念和计划内容，指出精准医学是基于个体差异指导疾病的预防和诊疗方案。"精准医学计划"重点布局的"百万自然人群队列"项目的规划报告《精准医学计划队列项目——为 21 世纪医学研究奠定基础》，将精准医学阐述为：根据人群基因特征、社会环境以及生活方式的个体差异，寻求疾病治疗和预防效果最大化的新手段。

我国的国家重点研发计划"精准医学研究"重点专项实施方案在 2015 年底推出，设计之初即强调大样本、大数据的收集。方案指出精准医学是在相关领域基础研究与关键技术发展（尤其是基因组技术的飞速发展）和应用的基础上应运而生的，是指在大样本研究获得疾病发病的分子机制的知识体系基础上，以生物医学特别是组学数据为依据，根据"患者个体"在基因型、表型、环境和生活方式等各方面的特异性，应用现代遗传学、分子影像学、生物信息学和临床医学等方法与手段，制订个体化精准预防、精准诊断和精准治疗方案。此外，方案对精准医学的实施路径也进行了进一步的丰富和完善，即通过新一代临床用生命组学技术，采集个体生物特征及疾病多组学数据等，在形成疾病的知识网络的基础上，通过对疾病进行精准分型等，实施精准干预，最终实现疾病防治效果的最大化。

由此可见，国内外对精准医学的内涵达成共识——精准医学是指针对疾病病因的复杂性，综合考虑个体生物特征、环境、生活方式存在的差异，制订有效的健康干预和治疗策略的医学模式，其发展体现了医学科学的发展趋势，也代表了临床实践的发展方向。

2. 精准医学的技术体系随技术进步持续丰富

生命科学与现代医学知识和技术的快速发展催生了精准医学体系的形成，且随人工智能、分子影像等新技术的出现，精准医学技术体系不断丰富与完善。根据当前的发展水平，其技术体系包括队列研究、生命组学技术、生物大数据技术、人工智能技术、个体化诊疗手段等（图 1-2）。精准医学研究高效整合这些技术，促进其快速发展，形成整体解决方案，最终将大幅度提高疾病的预防和诊治效率。

1）生命组学技术是精准医学研究和应用的关键技术

测序技术的进步和生命组学研究的进展为精准医学提供了关键技术和科

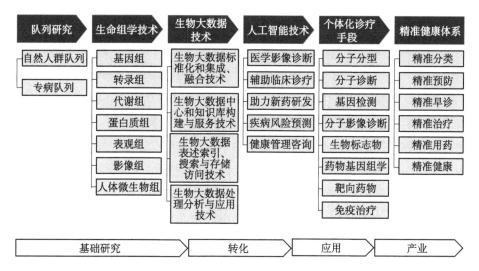

图 1-2　精准医学技术体系图

学基础。DNA 测序技术正在向高效率、低成本、高通量和高精确度的方向发展，第三代基于纳米孔的单分子实时 DNA 测序已经进入应用阶段。单细胞技术的发展实现了在单个细胞层面进行生命组学精确测量和高通量分析，推动人类对生命本质和核心过程特征的深刻理解。目前，已经可以针对单细胞开展基因组、转录组等的测序分析。宏基因组技术的发展推动了疾病与人体微生物组的关联研究，为疾病防治提供了新的视角和策略。目前，肠道、皮肤、口腔菌群等的宏基因组测序分析已经开展。定向蛋白质组学技术以其高灵敏度、重复性好、定量准确及可操作性高的特点，将蛋白质组学研究的思维方式从发现式带入了定向式，大大提高了蛋白质分析的精确性。超灵敏高覆盖代谢组原位测量分析技术体系为突破临床小分子代谢物快速精准检测的瓶颈提供了可能，有望实现系统分析代谢物组成及其网络调节变化规律。生命组学的快速发展加速了人类对生命过程和疾病发生机制的认识。继"人类基因组计划"完成后，国际上先后开展了从基因组、转录组、蛋白质组至表观基因组等一系列组学计划。这些计划收获了大量成果，包括完成了单个细胞的基因组测序，绘制了人类蛋白质组草图，构建了高质量、近乎完整的人类肠道微生物基因集数据库，对多类型、多样本癌症基因组图谱进行了大规模分析，扩增了癌症相关基因目录。

2）大规模人群队列研究是精准医学研究体系的基石

大型队列是一种系统的病因学研究方法，在数十年内、持续对数十万乃至数百万人的健康状况和疾病特征进行追踪、随访调查和相关研究，以了解人群健康状况和疾病发生情况随社会经济发展而发生的变化和相关影响因素。大规模人群队列研究为精准医学体系的建立奠定了坚实基础，已经成为重要的开放性科研基础设施和卫生决策支撑平台，其意义不断凸显。近30年来，由于生命组学技术、转化医学、流行病学、影像技术、信息技术的快速发展，人们对健康与环境、经济、社会、文化的复杂关系的认识日益深刻，综合性、前瞻性的大型健康队列研究的重大意义进一步凸显，队列研究的观测维度和研究深度大大增加。从研究布局来看，为了实现精准医疗，美国"精准医学计划"的首个任务就是开展"百万自然人群队列"研究。世界各国也普遍认识到，人群特殊性不可复制，环境特殊性不可替代，大型、超大型队列研究关乎本国/本地区的国民健康战略、生物资源战略和国家安全战略。因此，各国政府纷纷主导建设了国家级队列，使之成为重要的开放性科研基础设施、多学科交叉研究基地和卫生决策支撑平台。

3）生物大数据技术为精准医学提供强大支撑

生命组学研究产生的海量数据引领生物医学研究进入大数据时代。现代生物医学的发展模式已经转向以数据为驱动的数据密集型科学发现模式。对于精准医学研究和应用链条来说，研究的前端是生命组学产生的大量数据以及大规模人群队列研究产生的信息，需要规范标准的大数据收集技术、存储技术；研究的后端需要对大量的数据、临床医疗记录进行分析，形成可供医生使用的临床决策支持系统，以及发现新的药物靶标和生物标志物，这需要高水平的大数据挖掘、分析方法。由此可见，精准医学的研究依赖于生物大数据技术的发展，在软硬件平台方面，需要利用云计算等计算体系实现快速、有效的数据分析；在大数据存储方面，需要利用智能化存储系统存储和索引海量数据；在大数据分析挖掘方面，需要发展新的高效算法和分析工具，建立整合型、用户友好的分析平台，获得更多的新知识和新信息。

4）人工智能技术的引入推动了精准医学的实现

基于当前医学对疾病研究所产生的海量数据，人工智能技术的引入进一步推动了精准医学的实现。随着云计算、大数据、机器学习、物联网等技术的发展，人工智能技术成功应用于医疗健康领域，机器学习和神经网络在分析医疗健康大数据，进而实现个体化的诊疗、健康管理中具有巨大潜力。目前，人工智能已成功应用于新药研发、辅助疾病诊断、健康管理、医学影像、临床决策支持、医院管理、便携设备、康复医疗和生物医学研究等医疗健康领域，尤其是在辅助医学影像诊断、肿瘤辅助诊疗领域，已接近或已应用于临床推广，加速精准医学的实现。

5）个体化预防、诊断与治疗是精准医学的最终目标

精准医学的最终目标是临床应用，形成可用于预防、诊断和治疗的个体化诊疗技术和方案，实现个体化精准预防、精准诊断和精准治疗。基因组学和基因组测序技术的发展推动了个体化治疗的发展，药物基因组学、蛋白质组学、代谢组学、生物信息学、生物芯片技术、纳米生物技术等组成了个体化治疗研究的基础；分子水平生物标志物使疾病分类从宏观形态学转向分子特征为基础的分类体系，为疾病的分子分型和预后发展提供了重要的参考；分子诊断是继影像学诊断、生化指标后的新一波诊断"浪潮"。依据疾病特有的分子标记（如基因突变、DNA甲基化和基因的差异性表达等），分子诊断具有了更高的灵敏性和特异性。分子诊断技术现已大范围应用到肿瘤个体化治疗、昂贵药物治疗监测、药物代谢基因组学等领域，其在即时检验（point-of-care testing，POCT）、法医学检验、人群健康筛查与体检、重大疾病预警与诊断、公众分子基因档案建立等方面的应用将成为未来的发展趋势。分子影像是运用生物医学影像学技术，通过分子探针标记，再利用精密成像技术检测并进行图像后处理，显示机体组织、器官、细胞和分子水平上的病理变化，达到早期诊断、定性诊断、精准诊断的目标。分子影像技术与经典的医学影像技术相比，具有"看得更早、看得更精"的特点，分子影像技术不仅可用于疾病早期诊断和精准诊断，还可基于分子探针的特异性和定位性，为外科手术提供分子影像手术导航。

（三）精准医学与个体化医疗的关系

个体化医疗是综合考虑个人的基因、环境暴露及生活方式等因素的新兴医疗手段，是国际前沿的临床治疗方法。精准医学结合基础研究和临床实践，指导个体患者的诊疗方案，是医学科学研究发展的趋势。个体化医疗是

现代医学发展的目标，精准医学则是个体化医疗的具体实施途径。因此，精准医学是集合了现代医疗的方法和技术体系，个体化医疗是临床实践的最终目标。个体化医疗与精准医学的进步将促进新兴医疗技术发展，推动健康与医疗产业的改革、突破与升级，并引发生物医学领域新一轮的国际竞争（图 1-3）。

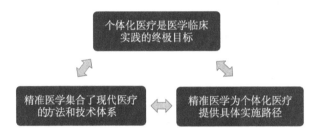

图 1-3　精准医学与个体化医疗的关系

二、精准医学的发展规划与国家布局

精准医学是多学科、多领域和多技术集成的知识与技术体系，代表了医学研究的新范式，正在成为国际竞争制高点和经济新增长点。当前，精准医学发展快速，相关技术不断成熟，精准医学体系逐渐形成，精准医学理念和研究范式不断深化，已开始在医学研究和临床应用中实践和推广。随着精准医学相关成果不断涌现，其健康维护与创新策源作用日益凸显，美英等国已制定长期规划，以大型队列和大数据平台为抓手，系统、长期、持续加码支持精准医学发展，欧盟主要国家及日本、韩国等国均提出相关发展计划，全球竞争空前激烈。

（一）美国"精准医学计划"全面推进实施

时任美国总统奥巴马在 2015 年国情咨文中率先提出"精准医学计划"，其短期目标是癌症的研究与应用，长期目标是将精准医学推广到更多疾病类型，引领医疗研究新模式。目前，美国"精准医学计划"已全面实施，重点布局了覆盖全美的"百万自然人群队列"项目，并积极推动医疗健康数据共享，围绕其安全共享与利用问题推出系列举措与保障措施。2021 年，美国 NIH 推出新一轮战略规划《NIH 2021—2025 财年战略计划》（NIH-Wide Strategic Plan for Fiscal Years 2021-2025），特别强调了关注全美公民健康的"百万自然人群队列"项目，且"大胆预测"（bold predictions）5 年内将实现 100 万名参与者的招募及多样化数据的采集。

　　美国"精准医学计划"布局的重点是国家"百万自然人群队列"项目，在队列建设中保障人群多样性和广覆盖，采集资源类型全面、丰富、精细，注重数据的关联性，保持长期随访，以夯实精准医学研究的基础平台建设。在具体实施上，美国 NIH 在项目提出之初，即组建了"精准医学计划"院长咨询专家委员会工作组，对项目进行充分论证，并制订详细实施方案。工作组先后组织了 4 次研讨会、2 次公众意见征集以及多次现场会议和电话会议，与领域专家、政府机构及商业组织进行磋商，广泛征集利益相关者的意见，最终于 2015 年 9 月发布题为《精准医学队列项目——为 21 世纪医学研究奠定基础》的报告，对"百万自然人群队列"项目的实施进行了顶层设计，阐释了招募 100 万人群队列目标设定的科学依据，提出了队列建设的管理机制、组织模式、招募路径、政策体系，生物样本和数据资源的采集、存储与管理方式等，确立了项目实施的路线图。"百万自然人群队列"项目在完成初期筹备后，于 2016 年 8 月开始招募 5000 名参与者启动先导试验，开展基础设施建设，进行工作流程设计；2017 年 5 月，项目又进一步扩大规模，招募 2.7 万余名核心参与者开展了为期 1 年的试点项目，测试和改进工作流程；2018 年 5 月，项目开始正式面向全美居民招募参与者，进入全面建设阶段。截至 2021 年 3 月，该项目已招募约 27.5 万名核心参与者，预计到 2024 年达到招募 100 万名核心参与者的目标。经费保障上，美国政府投入支持"精准医学计划"的启动经费中，60% 的经费（1.3 亿美元）用于支持"百万自然人群队列"项目；此后，2016 年又通过《21 世纪治愈法案》在 10 年（2017～2026 财年）内为"百万自然人群队列"项目拨款 14.55 亿美元，以确保项目获得长期稳定的经费支持；此外，美国 NIH 还通过其共同基金和其他基金提供了大量经费支持。截至 2021 年，美国政府为"百万自然人群队列"项目拨款总额已达 20 余亿美元。其中，梅奥医学中心（Mayo Clinic）获得 1.42 亿美元资助，用于建设世界最大生物样本库；斯克利普斯研究所（Scripps Research）获得 1.2 亿美元，用以建设生物样本库及招募志愿者。同时，美国 NIH 还资助建立了数据和研究支持中心、参与者技术中心等医学中心，保障志愿者招募与数据采集工作。为确保参与者具有国家地区、民族、种族和社会经济等多样性，美国 NIH 依托国家卫生保健组织（Healthcare Provider Organization，HPO）网络进行招募，以综合社区、区域和国家医疗中心的力量。"百万自然人群队列"项目采取边建设、边应用的策略，已开放共享部分数据，2021 年，美国还依托该项目部署了新的 5 年期研究计划。未来，美国"精准医学计划"将持续建设"百万自然人群队列"，并重点发展表型组学研究、常规化临床用基因组技术等。

在关注研究的同时，美国"精准医学计划"还继续推进医疗信息和基因组数据共享，且在计划实施中注重公众的隐私保护。其中，美国卫生与公众服务部（HHS）发布《全美医疗信息技术互操作路线图》（Connecting Health and Care for the Nation: A Shared Nationwide Interoperability Roadmap），推进全国医疗健康信息的安全交互操作；FDA 推出"精准 FDA"（Precision FDA）平台，保障基因组数据共享；NCI 公开了其全球最大规模的肿瘤相关变异基因数据库，并于 2016 年推出基因组数据共享空间（GDC），以共享"癌症基因组图谱"（The Cancer Genome Atlas Research Network，TCGA）等项目获得的数据；NIH 和 FDA 共同发布精准医学临床试验结果记录标准草案，规范临床数据；另外，美国联邦政府先后发布了《精准医学计划：隐私和信任指导原则》（Precision Medicine Initiative: Privacy and Trust Principles）、《精准医学计划：数据安全政策指导原则与框架》（Precision Medicine Initiative: Data Security Policy Principles and Framework），以保障参与者的数据安全与隐私保护。

（二）英国持续布局推动精准医学发展

英国持续加码布局精准医学的重点领域，夯实精准医学研究基础。英国很早就开始开展精准医学相关研究，长期关注分层医学和个体化药物开发，在新一轮国际科技竞争中，持续扩大基因组测序规模，并迭代升级队列、扩大队列规模、丰富队列数据、引入表型组学等，为精准医学的实现奠定坚实基础。英国早在 2012 年就启动了"十万人基因组计划"（100 000 Genomes Project，2012～2018 年），对癌症及罕见疾病患者进行全基因组测序。并且，为加快在该领域的创新步伐，英国启动了"精准医学孵化器"项目，还绘制了"全英精准医学基础设施地图",以推动基础设施建设和资源整合。2017年,英国首次明确将精准医学列入英国创新署2017~2018年优先资助领域进行支持。英国重点围绕精准医学的重点相关领域进行布局,继"十万人基因组计划"完成后,又于2018年在《产业战略:生命科学行业协约》(Industrial Strategy:Life Sciences Sector Deal 2,2018)中提出在未来5年完成全球首个100万人全基因组测序,并提出建立500万人规模的大型队列"我们未来的健康"(Our Future Health)的愿景,且在《基因组英国:2021—2022年实施计划》(Genome UK:2021 to 2022 Implementation Plan)中规划于2021年开始试行参与者的招募流程。英国政府还支持英国生物样本库的持续迭代升级,引入多组学研究,不断提高队列数据的规模、质量和精细度。在大数据平台方面,英国通过英国健康数据研究所对医疗健康大数据进行一体化管理与应用。这些举措为英国精准医学发展搭建了完善的发展平台。事实上,英国已经将英国生物样本库、"十万人基因组计划"和"我们未来的健康"队列视为英国对疾病预防和早期诊断开展的大规模基础设施建设的三个关键。

(三)其他国家精准医学相关研究布局

欧洲主要国家、日本、韩国等发达国家,以及一些发展中国家也已持续推出相关发展计划,积极参与精准医学竞争格局。

欧盟及其成员国将精准医学提高到战略高度,推动相关研究。2014年3月,欧盟发布"创新药物2期计划战略研究议程"(Innovative Medicines Initiative 2,IMI2),其主题是实现精准医学,即在正确的时间向正确的患者提供正确的预防治疗措施。其成员国法国早在2012年就在"投资未来计划"国家计划中,出资1亿欧元资助个体化医疗项目,并在2016年启动基因组和个体化医疗项目"法国基因组医疗2025"(France Genomic Medicine 2025),以打造国家基因组医疗产业。日本将精准医学相关内容列入其2014年科技创新计划中,将"定制医学/基因组医学"列为重点关注领域之一,计划建立疾病的全基因组数据库,识别日本人的标准基因序列及有助于疾病预后的基因。韩国政府于2014年启动了"后基因组计划",提出绘制标准人类基因组图谱、发展韩国本国的人类基因组分析技术,以及依托基因组的疾病诊断和治疗技术等五大目标;并于2015年启动"万人基因组计划",旨在绘制韩国人基因组图谱，建立韩国标准化基因数据库，发现罕见遗传疾病的突变位点。2021 年，韩国还提出了"实现韩国数字新政 2.0 的精准医疗软件行动计划"。2015 年 12 月，澳大利亚也推出了"十万人基因组测序计划"，旨在通过测序罕见疾病和癌症患者的基因组，创建大规模澳大利亚国民基因数据库，推动相关药物研发；并于 2016 年启动了"零儿童癌症计划"（Zero Childhood Cancer Initiative），旨在利用基因组技术为目前无法治愈的儿童癌症提供个体化治疗策略。2021 年，新加坡也启动了其精准医学计划第二阶段，大规模分析 15 万名公民的遗传信息。冰岛是首个对公民实施大规模基因分析计划的国家，1998 年 deCODE 公司即率先绘制冰岛公民的基因组图谱，目前已完成 2636 名冰岛公民的完整基因组测序，并结合医疗数据计算出超过 10 万人的基因序列，该计划是志愿者人数占本国人口比重最大的大规模基因组测序研究（40%）。爱尔兰也于 2016 年底启动国家精准医疗计划，开展大规模人群基因组研究，探索疾病相关的遗传因素或生活方式。

一些发展中国家也在积极布局精准医学相关研究，以期推动本国医疗健康领域发展。沙特阿拉伯人类基因组计划（Saudi Human Genome Program，SHGP）于 2013 年底推出，计划五年内完成 10 万例健康与患病人群的基因组测序工作，以确定导致不同疾病的基因突变，并推动新疗法开发。2015 年 5 月，以色列计划建立国家级的基因数据库，收集本国民众的 DNA 样本，并将其与临床数据进行匹配。印度政府 2016 年初发布的年度财政预算中，也计划投入大量资金资助基因组学研究，以期将印度建设成世界一流基因组学研究和商业化中心；2021 年，印度政府将精准医学列入《2021—2025 年国家生物技术发展战略》，作为优先领域进行布局。

（四）我国精准医学的规划与布局

我国前瞻部署精准医学重点专项，为超越发展奠定基础，已经初步搭建了精准医学体系框架，精准医学理念与路径在临床实践中快速推广。

1. 国家规划将精准医学列入重点发展内容

精准医学是我国"十三五"时期的重要布局领域，《中华人民共和国国民经济和社会发展第十四个五年规划和 2035 年远景目标纲要》中也强调了精准医学相关领域的布局。《中华人民共和国国民经济和社会发展第十三个五年规划纲要》中，将精准医学纳入战略性新兴产业进行重点规划，提出要大力推进精准医疗等新兴前沿领域创新和产业化，形成一批新增长点。《"十三五"国家科技创新规划》《国家创新驱动发展战略纲要》等国家规划中，均围绕支撑民生改善和可持续发展的技术体系，提出重点部署精准医学关键技术，推动医学诊疗模式变革；《"健康中国 2030"规划纲要》《"十三五"卫生与健康规划》等医疗健康领域的规划，更是强调精准医学研究，重点部署精准医学技术。

2. 国家重点研发计划"精准医学研究"重点专项已经稳步实施

在"十三五"时期，科学技术部抢抓精准医学起步的时间窗口，系统设计、前瞻布局了国家重点研发计划"精准医学研究"重点专项。"精准医学研究"在 2015 年开始规划，于 2016 年 3 月正式启动，与美国"精准医学计划"同步规划，为赶超发展提供了政策与经费支持。"精准医学研究"重点专项设计了生命组学技术、大规模人群队列、大数据平台、疾病精准防诊治方案、临床应用示范推广体系五大任务，设计系统、前瞻、完整，覆盖从基础研究到临床应用的完整链条，充分考虑了国情，既设计了旨在解决仪器与技术短板问题的研究，也设计了临床示范，以保障精准医学研究成果尽快落地，实现惠民目标。"精准医学研究"重点专项的战略性意义在于：一是前瞻布局，通过计划实施实现我国医学和生命科学的发展和超越；二是面向临床，中国精准医学计划将建立和推广精准医学医疗体系，让民众能够尽早获益；三是举国战略，精准医学的实施离不开平台支撑，尤其是国家级大平台，将进一步整合完善国家大队列、生物样本库、生物大数据库和精准医学知识库；四是降低门槛，中国精准医学计划的实施，将为医院、研究机构、医生、研究者和企业提供接口和服务，全面支持科学研究和产业发展。临床应用上将可精准化的转化应用一批，前瞻布局上加快发展一批和储备一批，突出我国临床资源和应用的优势，充分发挥我国举国体制的优势，实现我国在精准医学相关研究领域从跟跑到并跑直至领跑。

迄今，我国"精准医学研究"重点专项已布局完成（表 1-1）。"精准医学研究"重点专项投入中央财政资金 13.4 亿元，实施方案的总体目标已基本达成，并在部分领域取得了突破，超额完成，精准医学体系已搭建完善。2016

年"精准医学研究"重点专项首批立项项目涉及"生命组学研究"、"大型队列建设"、"精准医学大数据"和"疾病精准防诊治方案"4个重点任务，共立项61项，国拨总经费约6.4亿元；2017年度立项35个项目，一方面持续支持大平台、大队列和大数据等基础支撑建设任务，另一方面优先启动平台类项目中急需的前瞻性技术研发，并在部分优势领域继续开展"从大数据获取到临床诊疗应用"的精准医学全过程研究，为中国精准医学计划长远目标的实现打下坚实基础。

表1-1　我国"精准医学研究"重点专项立项情况

年度	年度指南涉及方向数量 / 个	立项项目数量 / 个	国拨总经费 / 亿元
2016	30	61	6.4
2017	31	35	5.7
2018	5	6	1.3
合计	66	102	13.4

经过5年多的实施，"精准医学研究"重点专项，成效显著，部分成果达到国际领先水平，建设了126万人的自然人群队列和125万人的专病队列，以及4万人的罕见病队列，搭建了精准医学研究的国家级队列框架；建成了精准医学大数据平台，推进了数据的标准规范管理和共享应用，开发了精准医学知识库，降低了对国外精准医学知识库的依赖度；建立了精准医疗示范网络，部分自主研发的精准医学防诊治方案开始应用，普惠人民群众。专项集聚全国9000余名骨干科研人员参与，承担单位覆盖了27个省（自治区、直辖市）的500余家科研机构，将零散的研究体系初步集成为国家精准医学研究网络，体现了举国体制的优势。

三、精准医学的发展现状与发展态势

（一）全球精准医学发展现状与态势

1. 精准医学体现了医学研究理念和模式的转变

精准医学的出现体现了研究理念和模式的转变。从相关技术发展与平台建设上来看，欧美等发达国家、发展中国家均争相布局建设由政府主导的全国性大型人群队列，注重对参与者完整健康数据的收集，整合多组学、环境、表型进行归因分析；医疗健康信息的规范存储、管理与安全共享成为全球共同关注的议题，美国国家生物技术信息中心（NCBI）、日本 DNA 数据库（DDBJ）和欧洲分子生物学实验室（EMBL）数据库三大数据中心已经形成了绝对垄断。美国开展"精准医学计划"的同时，还重点推出准则以推动数据共享，并制定政策法规保护其涉及的隐私和数据安全；美国 NIH 也于 2018 年发布《NIH 数据科学战略计划》（NIH Strategic Plan for Data Science），为推动生物医学数据科学管理现代化制定路线图，以提高其所资助研究产出的医学数据的利用价值；2019 年，美国 NIH 发布《NIH 数据管理和共享政策草案》（DRAFT NIH Policy for Data Management and Sharing）、《补充指南草案：数据管理和共享的成本》（Supplemental DRAFT Guidance: Allowable Costs for Data Management and Sharing）、《补充指南草案：NIH 数据管理和共享计划的要素》（Supplemental DRAFT Guidance: Elements of a NIH Data Management and Sharing Plan） 等 文件，有效和高效地进行数据管理和共享，进一步兑现由 NIH 资助的研究成果向公众开放的长期承诺。2017 年，英国也成立了国家级健康数据科学研究所（HDR UK），以打造国家级健康数据研究中心，该研究所于 2019 年发布"一体化研究所"战略和 20 年愿景，提出健康数据汇交、改善和应用的愿景。2020 年，英国又发布"英国人群研究"计划（Population Research UK），旨在充分利用人群队列数据，与研究深入融合，提高研究与创新效率。此外，参与者目前已不仅是患者或研究对象，而转变为研究伙伴，这降低了研究对象的招募、长期随访监测以及开展随后临床试验的难度。

2. 精准医学催生医药研发思路的变化，突破性成果与产品快速产出

在精准医学的临床应用中，疾病分类模式、诊断方式以及药物开发思路与审批标准快速转变。一方面，精准医学理念和研究范式已在癌症、糖尿病、罕见病等研究和临床中逐步应用和实践，美国糖尿病协会和欧洲糖尿病研究协会推出"糖尿病精准医学计划"（PMDI），并于 2020 年发布了第一阶段共识报告,分析了糖尿病精准医学发展现状与面临的挑战,提出了实现路径和关键领域,绘制了发展路线图。另一方面,精准医学的核心领域大型队列和数据平台持续建设,疾病分类模式随研究的深入快速转变,疾病分子分型也从仅依赖少数标志物,向利用组学甚至多组学整合分析进行分型的新阶段转变,跨不同疾病、泛肿瘤、特定肿瘤等的组学图谱研究使疾病精准分型快速突破,乳腺癌、卵巢癌、食管癌、结直肠癌、脑神经胶质瘤等疾病的精准分型持续获得进展,且部分成果已用于指导临床治疗。同时,随着精准医学理念的推广,药物审批依据也随之发生变化,目前已有 4 例靶向基因突变特征而非肿瘤组织类型的"广谱"抗癌药(Keytruda、Vitrakvi、Rozlytrek、Dostarlimab)获美国 FDA 批准上市。

疾病诊断方面,精准早诊技术快速发展并走向应用,推动"早发现 + 早诊断 + 早治疗"目标的实现。目前,基因检测技术已开始应用于遗传病和癌症的诊断,并用于指导相应靶向药的选择;液体活检技术、分子影像技术、人工智能辅助医学影像诊断等新热点快速发展,多款产品获批上市,临床应用价值逐步获得认可。在疾病精准治疗方面,基于药物基因组学开发的个体化新药大幅增加,靶向致癌位点的靶向药物及激发或增强机体自身免疫的免疫治疗的兴起推动肿瘤治疗取得极大进步,肿瘤治疗已逐渐进入个体化的精准治疗时代。靶向药物研发进入高速发展阶段,迄今美国 FDA 批准了 100 余款靶向药物上市,基于新靶点、新机制、开辟新适应证的创新小分子靶向药物不断突破;嵌合抗原受体 T 细胞免疫疗法(CAR-T 疗法)在血液肿瘤领域稳步发展,目前全球已有 9 款产品获批上市,基于新靶点 B 细胞成熟抗原(BCMA)的药物也已有产品获批,CAR-NK 疗法、通用型及体内 CAR-T 疗法等成为新热点;基因治疗临床适应证越来越广泛、普及,在遗传病/罕见病领域商业化继续取得突破,全球共 8 款基因治疗产品获批,基于规律间隔成簇短回文重复序列(CRISPR)的基因编辑治疗快速发展,体内基因编辑治疗取得突破性进展;同时,近年来随 RNA 药物稳定性的提升及递送技术持续突破,RNA 疗法已逐渐从研究走向了产业化应用,目前已有 15 款反义寡核苷酸药物、siRNA 药物、RNA 适配体药物获批上市,已可应用于罕见病、肿瘤、感染性疾病等多种疾病的治疗。

3. 精准医学产品政策与监管体系逐步完善

在精准医学理念的推动下，相关行业规范与监管体系开始逐步完善，以保障其顺利进行临床应用与推广。2018 年 4 月，美国 FDA 确定了两项最终指南，为基因检测的设计、开发和验证提供了建议，并将在推进个体化诊疗方面发挥重要作用；2020 年，欧洲肿瘤内科学会（European Society of Medical Oncology，ESMO）正式发布《转移性癌症患者基因测序指南》，并基于 ESCAT（分子靶点临床可行性量表）以及有效靶向药物的情况，进一步评估二代测序（next-generation sequencing，NGS，又称大规模平行测序）在不同肿瘤类型中的应用效率和临床价值，并制订建议，这是基因测序应用的首个指南。在医保覆盖方面，早在 2015 年，美国知名保险公司就已将多家基因检测产品纳入自己的投保范围，并进行全额理赔，Guardant Health 公司用于晚期癌症的 Guardant360 TissueNext 检测也已于 2022 年获得美国医疗保险全覆盖；2018 年，美国癌症新一代测序检测医保覆盖方案最终出炉，医疗保险和医疗补助服务中心（CMS）敲定对晚期癌症患者使用基因检测诊疗的医保覆盖认定，其中涵盖诊断性实验室检测，而取消了部分临床性能限制要求。

4. 全球精准医学处于高速发展阶段，整体仍面临多个发展瓶颈

整体而言，经过几年的快速发展，精准医学相关技术不断成熟，精准医学体系已经形成，精准医学理念和研究范式不断深化，全球处于高速发展阶段，但整体仍面临多个发展瓶颈。从精准医学相关技术发展与平台建设上来看，全球虽然已建设了多个大型队列，但符合精准医学要求的队列刚刚兴建；生命组学技术中除基因组学技术发展相对成熟外，其他生命组学技术仍亟须突破；生物大数据技术中，数据的标准化、共享等难题有待破解；人工智能技术在医疗健康领域的应用也刚刚开始。在精准医学的临床应用与推广中，疾病分类模式持续获得突破，但尚处于起步初期阶段；基因检测技术已开始应用于遗传病和癌症的诊断中，但价格高昂限制了其快速推广；液体活检技术、分子影像技术等新兴技术的临床推广仍面临准确性较低、技术壁垒高等问题；在精准治疗方面，目前虽已有多个个体化药物上市，靶向药物与免疫疗法也开始逐步进入临床应用，但仍面临多个发展瓶颈，个体化诊疗体系尚未形成（图 1-4）。

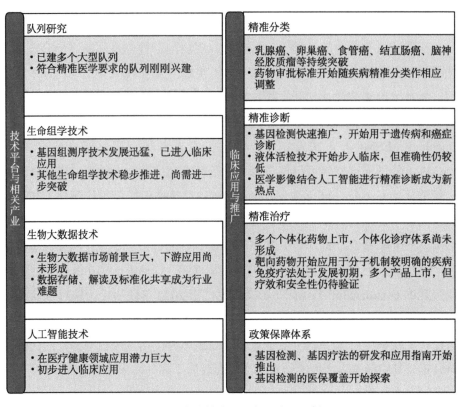

技术平台与相关产业	临床应用与推广
队列研究 • 已建多个大型队列 • 符合精准医学要求的队列刚刚兴建	**精准分类** • 乳腺癌、卵巢癌、食管癌、结直肠癌、脑神经胶质瘤等持续突破 • 药物审批标准开始随疾病精准分类作相应调整
生命组学技术 • 基因组测序技术发展迅猛，已进入临床应用 • 其他生命组学技术稳步推进，尚需进一步突破	**精准诊断** • 基因检测快速推广，开始用于遗传病和癌症诊断 • 液体活检技术开始步入临床，但准确性仍较低 • 医学影像结合人工智能进行精准诊断成为新热点
生物大数据技术 • 生物大数据市场前景巨大，下游应用尚未形成 • 数据存储、解读及标准化共享成为行业难题	**精准治疗** • 多个个体化药物上市，个体化诊疗体系尚未形成 • 靶向药物开始应用于分子机制较明确的疾病 • 免疫疗法处于发展初期，多个产品上市，但疗效和安全性仍待验证
人工智能技术 • 在医疗健康领域应用潜力巨大 • 初步进入临床应用	**政策保障体系** • 基因检测、基因疗法的研发和应用指南开始推出 • 基因检测的医保覆盖开始探索

图 1-4　全球精准医学发展阶段研判

（二）我国精准医学发展现状与态势

目前，"精准医学研究"重点专项取得显著成效，实施方案的总体目标已基本完成，初步搭建了精准医学框架，并带动国内精准医学的全面发展。在政策及精准医学新理念的带动下，科研机构、企业也纷纷发起相关研究计划，成立多个精准医学中心、研究院及产学研联盟，中国精准医学理论体系已逐步完善并推广。目前，多个大型医院已开展针对心血管疾病、肿瘤、肝胆外科疾病、眼科疾病的精准医疗防诊治的研究与服务。

1. 依托人群健康资源优势，持续完善精准医学国家级队列及平台建设

依托我国人群健康资源优势，"精准医学研究"重点专项布局建成多个国家级大型队列，并带动了各省市、医院、企业的积极参与。我国具有巨大的人群资源基础，目前各队列建设积累有效目标人群逾 100 万人，积累了中国人群的基

线数据及疾病谱调查资料。"十三五"期间，"精准医学研究"重点专项"百万自然人群队列"建设布局完成，"十万人基因组计划"正式启动。在重点专项的带动下，省级政府、医院、企业也积极布局，如江苏启动"百万人群全基因组测序计划"，复旦大学附属儿科医院发起"中国新生儿基因组计划"，上海交通大学医学院附属新华医院启动"生命早期千天计划"，中国科学院启动"中国人群精准医学研究计划"，深圳华大基因公司目前已启动大型基因组测序项目。

医疗健康大数据是精准医学实现的关键，国家开始重视科学数据与医疗数据对国家科技创新、经济社会发展和国家安全的支撑作用，积极推出相应举措规范数据管理，有效促进健康医疗大数据等的标准化、规范化管理与共享。科学数据是国家科技创新发展和经济社会发展的重要基础性战略资源，我国科研数据汇交和共享制度建设也开始起步，2018年国务院发布的《科学数据管理办法》已在各级科研项目中落实，该管理办法提出将支持建设一批国家科学数据中心，并开始建立科学数据的管理机制：要求政府预算资金支撑的各级科技计划产生的科学数据应作为汇交数据主体，实行强制性汇交机制，通过科学数据中心进行规范管理和长期保存。健康医疗大数据方面，2016年，国务院办公厅即印发《关于促进和规范健康医疗大数据应用发展的指导意见》；2018年，国家卫生健康委员会（国家卫健委）发布《国家健康医疗大数据标准、安全和服务管理办法（试行）》，牵头组建三大健康医疗大数据集团，并通过建设"1+7+X"健康医疗大数据中心的模式推动健康医疗数据互联，消除信息孤岛，同时提出了区域集中应用和国家一体化大数据中心建设的方向和要求；对于国家临床医学研究中心的建设，国家也明确了系统加强临床科研资源共建共享、推动医疗健康大数据等资源的高效整合利用的职责。目前，全国有71%的省启动了省级卫生信息化平台建设，约50%的委属医院、42%的省属医院和38%的市属医院已启动医院信息平台建设，积累了丰富的生物大数据。我国已形成北京、上海、贵州、四川、深圳等生物大数据高地，加速了生物大数据的研究转化。

同时，在医疗健康大数据隐私安全保护的相关法律法规方面，2019年，科学技术部发布《中华人民共和国人类遗传资源管理条例》，要求采集、保藏、利用、对外提供我国人类遗传资源须通过伦理审查；2020年10月，我国颁布《中华人民共和国生物安全法》，规定我国人类遗传资源信息向境外组

织、个人及其设立或者实际控制的机构提供或者开放使用的，应当向国务院
科学技术主管部门事先报告并提交信息备份。此外，《中华人民共和国网络安
全法》等面向通用的网络数据信息的管理法规，赋予了权利主体本人对个人
信息的控制权，《全国医院信息化建设标准与规范（试行）》《国家健康医疗大
数据标准、安全和服务管理办法（试行）》等文件也在安全和隐私保护层面做
出了一定程度的规范。

2. 相关研究与技术创新活跃，精准医学诊疗突破性产品不断出现

在政策支持与技术进步的推动下，我国精准医学诊疗领域不断有突破性
产品出现。精准诊断方面，我国相继推出自主知识产权的技术、设备及配套试
剂等产品。基因测序技术和设备的研发刚刚起步，截至 2021 年，共有 16 款国
产基因测序仪获国家药品监督管理局（NMPA）批准应用于临床。液体活检技
术上，博尔诚、格诺生物、友芝友医疗、艾德生物等公司的多款试剂盒和设备
获批上市。2018 年，艾德生物的 Super-ARMS®EGFR 基因突变检测试剂盒获
国家食品药品监督管理总局（CFDA）批准上市，用于筛选适用靶向药物的晚
期非小细胞肺癌患者，这是我国首个以伴随诊断试剂标准获批上市的 ctDNA
检测试剂盒，将开启肿瘤液体活检的新里程；鹍远基因拥有世界首创高通量
DNA 甲基化无创检测新技术，可用于癌症早筛及溯源，目前处于转化阶段。
分子影像诊断技术上，联影医疗攻克了高端医学影像设备领域一系列关键技
术，已向市场推出掌握完全自主知识产权的多台高端医学分子影像设备；且随
政策支持、审批制度的完善，我国人工智能医疗行业在 2020 年迎来了三类医
疗器械产品审批的"零突破"，目前已有 18 款人工智能＋影像产品通过国家
药品监督管理局的"创新医疗器械绿色通道"获批上市，这些产品主要针对肿
瘤、糖尿病视网膜病变、冠状动脉病变、肺结节和骨折等疾病，人工智能赋能
中国医疗的时代正在开启。

精准治疗方面，我国靶向药物、免疫疗法、基因疗法、RNA 疗法等先
进治疗产业正处于高速发展的初始阶段，部分成果已进军全球第一梯队。目
前，我国靶向药发展迅速，正从仿制、"me-too"的跟随式创新逐步走向"me-
better"和源头创新，多款具有自主知识产权的靶向抗癌药物获批上市，泰欣
生（尼妥珠单抗注射液）、凯美纳和艾坦等自主知识产权靶向药物已初步获

得市场认可。我国免疫疗法、基因疗法等新型疗法研究也紧跟国际步伐。程序性死亡蛋白 -1（programmed death-1，PD-1）类免疫治疗药物中，君实生物、信达生物、恒瑞医药等公司研发的多款 PD-1 单抗药物相继获批，打破了国外垄断，对国内患者临床用药选择具积极意义。我国 CAR-T 疗法快速突破，部分成果全球领跑，获国际广泛认可。如 2021 年，复星凯特的益基利仑赛注射液获得 NMPA 批准上市，迎来我国首款 CAR-T 产品；我国首个作为一类新药获批临床的 CAR-T 疗法西达基奥仑赛于 2022 年获美国 FDA 批准上市，跻身全球第一梯队；科济生物公司的 CAR-T 细胞药物 CT041 于 2022 年获欧洲药品管理局（EMA）的"孤儿药"和"优先药物"资格认定。目前，我国基因治疗、RNA 疗法还处于临床研究阶段，还没有成果获批上市。

3. 基因检测监管逐步规范，应用成熟的产前诊断已获得患者认可与普遍推广

基因检测是精准医学的基础和入口。从 2014 年至今，我国基因测序经历了从监管缺位，到叫停，到试点申报，再到取消试点限制的过程，行业逐步规范，较为成熟的临床应用领域已逐渐建立。2014 年之前，我国基因测序行业处于监管缺位、市场无序发展阶段；2014 年监管机构加强监管，规范行业发展；2015 年政策面逐渐转暖，先后批准了一些大型的三甲医院和有资质的第三方检测中心作为高通量基因测序在遗传病诊断、产前诊断、植入前胚胎遗传学诊断及肿瘤诊断方面应用的试点单位。2016 年，国家卫生计生委发布《国家卫生计生委办公厅关于规范有序开展孕妇外周血胎儿游离 DNA 产前筛查与诊断工作的通知》，取消了产前筛查与诊断临床试点限制。2020 年，国家卫健委印发《抗肿瘤药物临床应用管理办法（试行）》，明确规定有明确基因靶点的药物必须经靶点基因检测确认适用后方可使用，以避免盲目用药。

产前筛查和诊断是基因检测应用最为成熟的领域。目前，我国产前基因检测技术相对成熟，不受试点限制，已在许多大中型医院开展。全球的无创产前基因检测样本数在 400 万左右，其中约有 200 万在中国，这说明国内产前筛查和诊断产业逐步获得患者的认可和接受，普遍推广。收费标准规范的确定，推动行业的进一步发展与推广，四川、浙江等省相继出台了规范基因检测收费标准的文件，对产前筛查与诊断涉及的基因检测项目的定价进行了规定和完善；2021 年，北京市也对化学药物用药指导中基因检测医疗服务项目的收费标准进行了规范。基因测序技术在肿瘤诊断中应用处于起步阶段，多款肿瘤基因突变检测试剂盒相继获批。

4. 药械审评审批与医保制度不断完善，推动药物创新及国民临床用药的可及性

为推动国产药物和医疗器械的创新及快速惠及民生，近几年国内药械审评审批制度改革持续深化，创新药械、临床急需进口药等的审评审批不断加速，优先审评制度落地带来的成效逐渐显现，国内患者用药可获得性不断提升。2016 年以来，多个国产创新基因检测产品、创新靶向药物与免疫治疗产品等被纳入特别审批或进入优先审评审批通道获批上市。例如，一类创新药盐酸安罗替尼（福可维）通过优先审评审批程序获准上市，审批时间仅 1 年；国产 PD-1 新药卡瑞利珠单抗注射液（恒瑞医药公司）、特瑞普利单抗注射液（君实生物公司）、信迪利单抗注射液（信达生物公司）也被纳入优先审评程序。同时，我国与欧美等发达国家药品批准上市的时间差距正在逐步缩小，先后有抗肿瘤靶向药物甲磺酸奥希替尼片（泰瑞沙）等临床急需进口药获批。2018 年 5 月起，国家对部分药品进口关税进行调整，部分进口抗癌药实现零关税；6 月，CFDA 批准了百时美施贵宝的欧狄沃（Opdivo）进口注册申请，实现了中国市场 PD-1 药物"零的突破"。该药物从受理申请到批准仅用了半年时间，充分体现出注册审批监管改革背景下，审评力量高度聚焦高水平、高需求创新药，对解决我国肿瘤患者临床用药的可获得性有积极意义。同时，我国制定实施创新医疗器械特别审查程序，加快创新医疗器械上市速度。

由于精准医疗产品的价格高昂阻碍其临床推广，国家已将多种靶向治疗等昂贵抗癌药物纳入医保。2017 年，国家医保目录将 15 种靶向治疗等昂贵抗癌药物纳入，全国多省（自治区、直辖市）也将抗癌靶向药物纳入大病保险特药支付范围；2018 年，国家医疗保障局印发《关于做好前期国家谈判抗癌药品医保支付标准和采购价格调整的通知》，下调了 14 种前期国家谈判抗癌药的支付标准和采购价格；同期，国家卫健委药政司起草《关于进一步完善国家基本药物制度的意见（征求意见稿）》，将加大基本药物推广力度，慢性疾病用药或将免费；2021 年，国家医保药品目录公布，18 款抗肿瘤药"平民价"纳入医保，尤其是 4 款国产 PD-1/PD-L1 药物纳入医保后降价达 80% 以上。但配合靶向治疗所必需的基因检测项目尚未纳入医保，因此将基因检测纳入医保的呼声也越来越高。对于配合靶向治疗所必需的基因检测项目，继 2017 年"两会"上提出将"基因检测"项目纳入医保目录之后，2018 年该议题再次得到"两会"代表委员的关注，专家建议应将基因检测作为基本医疗保险诊疗项目纳入医保。2021 年，北京市将化学药物用药指导的基因检测医疗服务项目纳入本市基本医疗保险和商业保险支付范围，这一举措有望推动基因检测成为临床用药指导常规检测手段。商业保险机构，包括平安寿险、中国人寿集团、中国人保集团、太平人寿、富德生命人寿等，也相继推出基因检测相关保险服务。此外，政府也开始推进高端影像诊断设备纳入医保支付范围，以减轻癌症患者的医疗费用负担。2021 年 6 月，浙江省医疗保障局发布《关于将肿瘤全身断层显像纳入大病保险支付范围的通知》，从支付对象、支付范围、支付标准、支付监管四方面对正电子发射计算机断层显像（PET/CT）检查纳入大病保险做出明确规定。

5. 多个"卡脖子"问题，制约精准医学的快速发展

在"精准医学研究"重点专项支持下，我国已初步搭建起精准医学框架体系，为超越发展奠定了基础。但是，我国在精准医学体系建设和发展的支持机制中还存在不足，超越发展面临巨大挑战（图 1-5）。

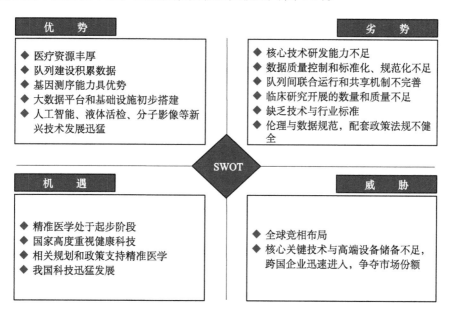

图 1-5　中国精准医学发展的 SWOT 分析

我国精准医学体系建设中主要存在以下六个方面的问题。

（1）队列建设质量与利用效能不足。我国大规模队列建设刚刚起步，缺乏国家级队列，现有队列的标准化、规范化和系统化水平亟待提高，各队列的有效规模、科学管理、质量控制和利用率亟待加强，队列之间的联合运行和共享机制亟待完善，大型队列的随访、可持续发展等问题亟待解决。

（2）精准医学大数据平台持续建设能力不足，数据质量和标准化、规范化不足，共享机制不完善，"数据孤岛"问题尚未有效解决，数据使用效能严重被制约。

（3）临床研究开展的数量和质量不足，尤其是前瞻性、多中心规范的临床研究能力不足；临床上使用的疾病诊断标准、临床治疗指南缺乏，95%以上是参考国外；合作机制尚未畅通，基础研究和临床研究之间仍存在鸿沟。

（4）生命组学核心技术、设备和配套试剂的原研能力弱，严重依赖进口，仅有少数机构在开展相关的研发工作，其产品的性能也远未达到国际上主流产品的水平，国产设备使用的产业生态也仍未建立。

（5）精准医学临床诊疗技术与原创药物开发不足。国内高精尖诊断用试剂、高端药物依赖进口，国内市场仍被跨国企业占据，也间接导致了"吃进口药，看病贵"的问题。

（6）精准医学防诊治方案的临床推广体系建设不足。

管理机制与精准医学创新特点的协同性不足体现在以下四个方面。

（1）精准医学是"大科学、大数据、大平台、大发现"的典型代表，需要整体设计、统筹部署、举国体制和长期稳定持续支持。"十三五"时期，我国对"精准医学研究"重点专项给予了五年期的支持；"十四五"阶段，精准医学的部分内容被纳入"生物与信息技术融合"（BT&IT融合）、"前沿生物技术"、"常见多发病防治"等"十四五"国家重点研发计划重点专项中，没有对精准医学持续给予整体资助。这与精准医学的创新特点不匹配，将使我国"十三五"超前布局支持取得赶超发展的优势丧失；"十三五"时期建设的人群队列、数据平台得不到持续支持，有可能导致我国失去精准医学领域系统前瞻布局形成领先局面的"先手棋"，更有可能导致我国在医疗新技术、诊断新产品、原创新药物等方面出现新的"卡脖子"问题。

（2）投入经费严重不足，尤其是数据、队列等基础支撑平台建设投入不足。

（3）资助和管理制度与全链条设计的协同性不够。数据、平台、队列的国家统一建设尚未实现。数据、平台、队列衔接不够，无法真正建立完整的精准医学体系。

（4）精准医学的数据共享政策、监管与审批制度、伦理监管与规范等配套政策与法规尚不健全。基因检测等技术仍无明确的监管法规和定价机制，导致无法合理使用，乱象丛生。

与此同时，全球竞相布局精准医学，跨国企业在中国积极规划精准医学，争夺市场份额。面临激烈的竞争，我国需要尽快顶层设计规划和布局精准医学的发展，为医药产业竞争力的提升、国民健康水平的提升提供科技支撑。

四、精准医学的文献与专利计量分析

生命科学与现代医学知识和技术的快速发展催生了精准医学体系的形成。精准医学的开展需要大规模人群队列研究和特定疾病专病队列研究、基因组测序等各类测序技术、生物大数据分析及其整合技术、分子影像等相关技术研发；需要生物标志物开发、药物基因组学研究、检测与诊断技术研发、个体化治疗技术开发等应用方面的开发。精准医学研究高效整合这些学科和技术，并促进其快速发展，形成整体解决方案，最终将大幅提高疾病的预防水平和诊治效率。

利用 Web of Science 数据库核心合集（SCI-E），通过统计其收录的2011~2020 年的相关论文[①]，分析精准医学领域及其主要技术的发展现状。

（一）精准医学整体领域

精准医学的整体发展态势研判中，对明确提及"precision medicine"与"personalized medicine"的论文进行分析，以期在一定程度上反映精准医学的发展现状。

1. 年度趋势分析

2015 年初，美国提出"精准医学计划"，引起全球广泛关注，相关论文

---

① 检索日期为2021年7月19日，文献类型为article和review。

数量也呈指数增加，仅 2015 年就有 1200 余篇论文明确提到了精准医学，到 2020 年这一数字已经上升到 3950 篇，比 2015 年增加了 2.1 倍（图 1-6）。

2.国别分布分析

在上述文献检索范围内，美国论文数量位列全球第一，论文数量约占国际总发文量的一半；我国论文数量仅次于美国，位居全球第二位（图 1-7）。

3.成果所属机构分析

在全球精准医学研究论文数量排名前 10 位的机构中，有 8 个来自美国。其中，哈佛大学发文量位居全球首位，其次是法国国家健康与医学研究院（图 1-8）。

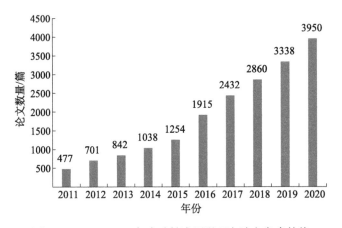

图 1-6　2011～2020 年全球精准医学研究论文发表趋势

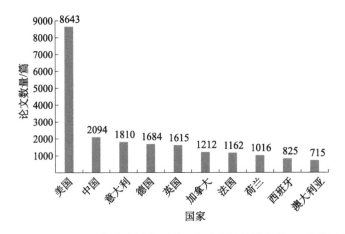

图 1-7　2011～2020 年全球精准医学研究论文数量排名前 10 位的国家

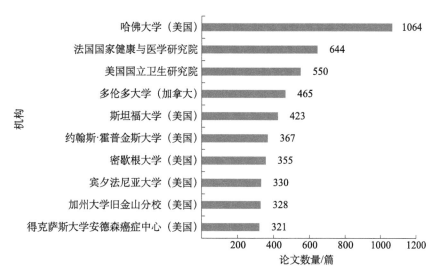

图 1-8　2011～2020 年全球精准医学研究论文数量排名前 10 位的机构

我国精准医学相关研究机构中，中国科学院、上海交通大学、复旦大学发表相关论文数量位列前三（表 1-2）。

表 1-2　2011～2020 年中国精准医学排名前 10 位的机构及论文数量

排名	机构	论文数量 / 篇
1	中国科学院	262
2	上海交通大学	164
3	复旦大学	132
4	中南大学	108
5	浙江大学	93
6	北京大学	90
7	中国医学科学院 / 北京协和医学院	87
8	首都医科大学	85
9	中山大学	80
10	香港中文大学	70

（二）精准医学核心技术

1. 队列研究

大型队列研究持续对人群健康状况和疾病特征进行追踪、随访调查等，以了解人群健康状况和疾病发生情况及相关影响因素。大规模人群队列研究为精准医学体系的建立奠定了坚实基础。

1）年度趋势分析

近年来，随着对健康与环境、经济、社会、文化的复杂关系认识的加深，综合性、前瞻性的大型队列研究的意义进一步凸显，全球队列研究趋于成熟，开展队列研究的论文数量持续增长，2011～2020年研究论文数量呈现上升趋势，2020年研究论文的数量较10年前翻了一番多（图1-9）。

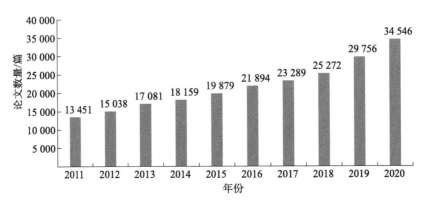

图1-9　2011～2020年全球队列研究论文发表趋势

2）国别分布分析

从研究论文来看，2011～2020年美国队列研究相关论文量遥遥领先，中国位列全球第三位，且进入全球前10位的国家中除中国外，均为发达国家（图1-10）。

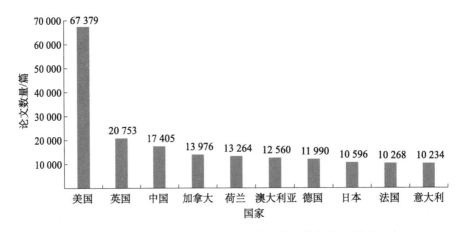

图1-10　2011～2020年全球队列研究论文数量排名前10位的国家

3）机构分布分析

在全球队列研究论文数量排名前 10 位的机构中，有 5 个来自美国，其中美国哈佛大学位居首位，其次是加拿大多伦多大学和法国国家健康与医学研究院（图 1-11）。

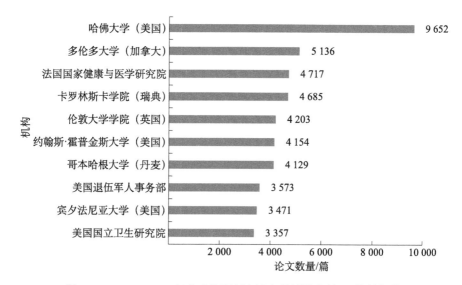

图 1-11　2011～2020 年全球队列研究论文数量排名前 10 位的机构

中国的科研机构中，北京大学、上海交通大学、首都医科大学发表的队列研究相关论文数量位列中国前三位（表 1-3）。

表 1-3　2011～2020 年中国队列排名前 10 位的机构及论文数量

排名	机构	论文数量 / 篇
1	北京大学	1326
2	上海交通大学	1291
3	首都医科大学	1260
4	中国医学科学院 / 北京协和医学院	1130
5	复旦大学	1113
6	中山大学	1061
7	香港中文大学	870
7	香港大学	870
9	四川大学	786
10	华中科技大学	784

2. 基因测序技术

1）年度趋势分析

2016 年 9 月，《自然》期刊推出"精准医学展望"专刊，指出测序技术推动了基因组分析快速应用于医疗领域。目前，基因组测序技术正在向高效率、低成本、高通量和高精确度的方向发展，以 454 系统、Solexa 系统、HiSeq 系统及 SOLiD 系统为代表产品的第二代测序关键技术日趋成熟，第三代基于纳米孔的单分子实时 DNA 测序已经进入应用阶段。近 10 年基因测序领域发展迅速，研究论文数量显著上升（图 1-12）。

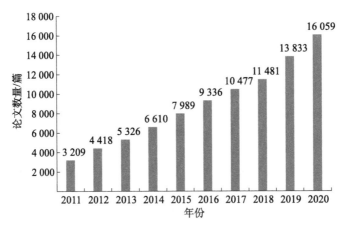

图 1-12　2011～2020 年全球基因测序研究论文发表趋势

2）国别分布分析

美国在基因测序研究方面实力较强，发表论文数量遥遥领先；我国参与了国际人类基因组计划，并先后参与了国际人类基因组单体型图计划、千人基因组计划等多项国际重大基因组研究项目，大大推动了我国基因组学的发展，相关论文数量仅次于美国，位列全球第二位。目前我国基因组测序能力全球第一，在疾病发病机制与药物设计靶点等方面取得诸多进展，单细胞测序技术在国际上处于领先地位，形成了有国际竞争力的研究团队，为我国开展精准医学研究与应用奠定了人才和技术基础（图 1-13）。

3）机构分布分析

基因测序领域，论文产出较多的研究机构多为综合性大学和政府研究机构，哈佛大学、中国科学院和法国国家健康与医学研究院位列全球前三（图1-14）。分析我国基因测序领域的相关研究机构，中国科学院、上海交通大学、浙江大学发表的相关论文数量位列前三（表1-4）。

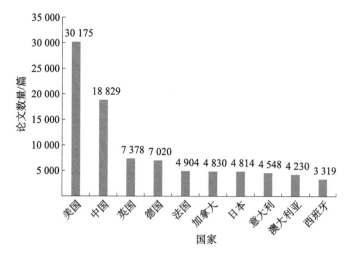

图 1-13 2011 ～ 2020 年全球基因测序研究论文数量排名前 10 位的国家

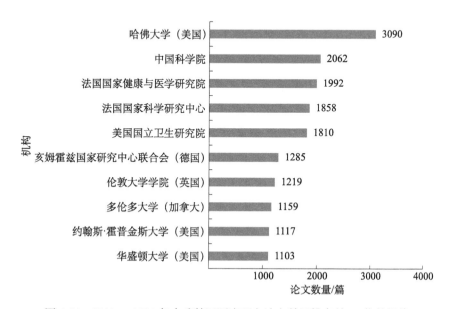

图 1-14 2011 ～ 2020 年全球基因测序研究论文数量排名前 10 位的机构

表 1-4　2011～2020 年中国基因测序研究排名前 10 位的机构及论文数量

排名	机构	论文数量 / 篇
1	中国科学院	2062
2	上海交通大学	932
3	浙江大学	865
4	复旦大学	833
5	中国医学科学院 / 北京协和医学院	798
6	中国农业科学院	733
7	北京大学	721
8	中山大学	715
9	中南大学	568
10	首都医科大学	482

3. 基因治疗

1）论文分析

（1）年度趋势分析。基因治疗安全性、有效性的不断提高，尤其是基因传递载体和转移效率的进一步成熟等，推动基因治疗领域快速发展，相关研究的数量迅速增长。近几年，基因治疗相关论文数量呈上升趋势，2020 年全球发表相关论文的数量达 4184 篇（图 1-15）。

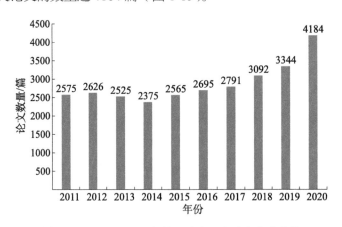

图 1-15　2011～2020 年基因治疗研究论文发表趋势

（2）国别分布分析。美国在基因治疗领域的论文数量仍然以绝对的优势位居全球第一，中国论文数量仅次于美国，其他主要研究国家有德国、英国、法国、日本、意大利、加拿大、西班牙和韩国等（图 1-16）。

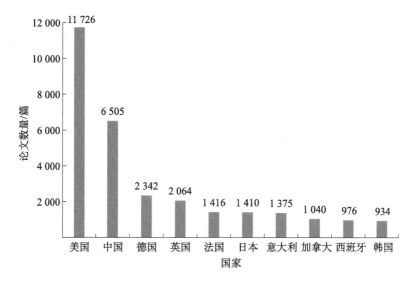

图 1-16　2011～2020 年基因治疗研究论文数量排名前 10 位的国家

（3）机构分布分析。基因治疗论文产出较多的研究机构多为综合性大学和政府研究机构，其中美国、法国和英国的机构整体研究实力较强（图 1-17）。其中，中国开展基因治疗研究的机构中，中国科学院、上海交通大学、四川大学发表的论文数量位列国内前三位（表 1-5）。

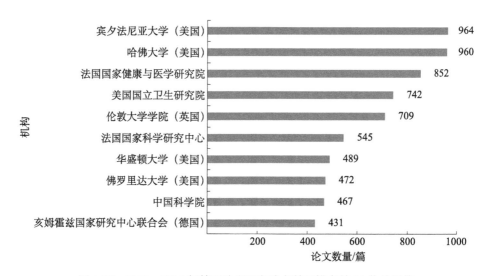

图 1-17　2011～2020 年基因治疗研究论文数量排名前 10 位的机构

表 1-5   2011～2020 年中国基因治疗研究排名前 10 位的机构及论文数量

排名	机构	论文数量 / 篇
1	中国科学院	467
2	上海交通大学	388
2	四川大学	388
4	浙江大学	326
5	中山大学	272
6	复旦大学	253
7	吉林大学	252
8	华中科技大学	240
9	北京大学	187
10	郑州大学	182

2）专利分析

（1）年度趋势分析。全球基因治疗专利申请数量在 2014 年出现了低谷期，2014 年后保持缓慢上升的趋势；美国在该领域的发展趋势和国际情况基本一致；中国在 2014 年之前专利申请数量缓慢上升，2014 年之后有所下降（图 1-18）。

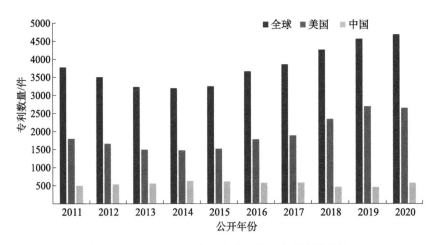

图 1-18   2011～2020 年国际基因治疗专利申请趋势

（2）国家分布分析。在基因治疗领域，美国专利申请量最多，遥遥领先于其他国家，其次是中国、日本、韩国、英国、德国、法国、澳大利亚、加拿大和以色列（图1-19）。

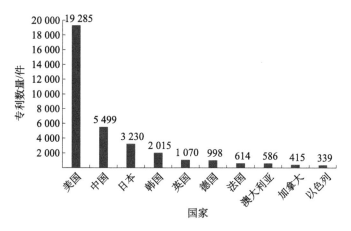

图 1-19 2011～2020 年基因治疗专利申请前 10 位国家

（3）机构分布分析。全球基因治疗领域专利申请量排名前十的机构主要是制药公司，美国宾夕法尼亚大学、美国加州大学、美国伊奥尼斯制药有限公司分别位列全球前三位（图1-20）。中国基因治疗专利申请量前 10 位机构主要是高校和科研院所（表1-6）。

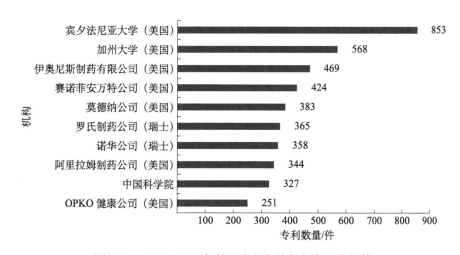

图 1-20 2011～2020 年基因治疗专利申请前 10 位机构

表 1-6　2011～2020 年中国基因治疗专利申请排名前 10 位的机构及专利数量

排名	机构	专利数量 / 件
1	中国科学院	326
2	武汉大学	121
3	第二军医大学	98
4	复旦大学	94
5	中山大学	89
6	北京大学	88
7	中国军事医学科学院基础医学研究所	73
7	浙江大学	73
9	北京泱深生物信息技术有限公司	61
10	四川大学	58

3) 临床研究

（1）全球分布情况分析。根据在美国 ClinicalTrials.gov 注册的数据来看，全球进行基因治疗临床研究的机构主要分布在亚洲、北美洲、欧洲地区，中国基因治疗临床研究数量位居全球首位，美国位居全球第二位（表 1-7）。

表 1-7　全球基因治疗主要临床研究机构及临床研究数量分布

排名	国家	临床研究数量 / 项
1	中国	415
2	美国	269
3	英国	21
4	西班牙	18
4	法国	18
6	意大利	16
6	德国	16
6	加拿大	16
9	澳大利亚	15
10	荷兰	14
10	日本	14

注：中国的数据中未包含港澳台地区数据。

（2）临床试验研究阶段分析。全球正在进行的基因治疗研究大多处于临床早期：临床前研究74项，Ⅰ期临床试验有557项，Ⅱ期临床试验有261项，Ⅲ期临床试验有10项，Ⅳ期临床试验有1项（图1-21）。

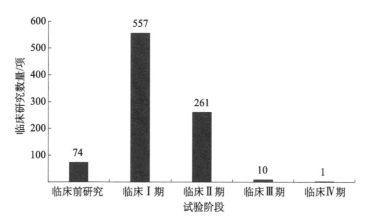

图1-21　全球基因治疗临床试验阶段分布

第三节　精准医学的关键科学问题与发展方向

一、精准医学关键科学问题

高质量大型队列、大数据、疾病精准防诊治方案研发是未来精准医学实施的关键。精准医学的实施需要大型队列结合生命组学，对健康状态和疾病的发生发展开展系统研究，形成精准防诊治方案。因此，高质量大型队列是未来精准医学实施的关键，其建设需要满足人群的多样性和覆盖度、参与者完整健康数据的收集，以及整合多组学、环境、表型信息进行归因分析，并确保参与者能够长期随访。开放共享，数据的关联整合研究是关键。精准防诊治方案的研发是精准医学临床应用的关键，阐释疾病的发生发展机制，对疾病进行精准分型并发现生物标志物，从而实现个体化治疗。

二、精准医学的发展思路与发展方向

根据国家需求，结合全球精准医学的研究热点、前沿及我国的研究基础，本书针对精准医学当前的发展阶段和面临的关键问题，提出我国在新竞争格局下的发展思路和重要研究方向。

（一）我国精准医学的总体目标和发展思路

精准医学既是科学技术的前沿，也体现了医学科学发展趋势，代表了临床实践发展方向。随着研究的深入，精准医学的科学价值和社会价值日益凸显，美国、英国等国家将精准医学作为重要领域进行长期布局，科技竞争进一步加剧。我国在"十三五"时期，已经抢抓精准医学刚刚起步的时间窗口，布局了"精准医学研究"重点专项，这为赶超发展创造了良好机遇，奠定了发展基础，并已初步形成竞争优势。

1. 总体目标

当前，我国正向第二个百年奋斗目标迈进，更需要持续和深化精准医学研究，充分利用我国人群疾病资源丰富和举国体制的优势，以建设国家级队列和精准医学大数据平台为抓手，解决"原创弱、研发散、推广难"的瓶颈问题，开展基于国家级队列、符合我国人群特征的疾病精准防诊治方案的研发与推广，系统解决医疗新技术、诊断新产品、原创新药物等"卡脖子"问题，最终构筑我国精准健康体系，满足人民生命健康需求，实现科技自立自强，整量级提升我国生命健康基础研究水平、医药健康产业的创新策源能力，助力我国经济高质量发展。

2. 发展思路

我国精准医学至 2035 年的发展思路和战略：面向精准医学发展前沿，立足我国人民健康需求，在已经搭建的精准医学体系框架基础上，实施三步走战略。第一步，夯实基础，建成国家级队列和精准医学数据平台，进一步推广精准防诊治方案（2021~2025 年）；第二步，深化发展，实现关键技术与产品自主可控，全面推广精准防诊治方案（2026~2030 年）；第三步，全面建成精准健康体系，实现国际引领，产业具有国际竞争力（2031~2035 年）。

（二）我国精准医学的重点任务和优先发展领域

1. 重点任务

以"建平台、促研究、惠民生、兴产业"作为战略任务，明确我国精准医学发展的三大重点任务。一是建设国家队列和精准医学大数据平台。建成全球领先的高质量、高精度、多维度国家级队列和标准化、可共享、可持续的精准医学大数据平台，全面加强高精度表型测量、多维纵向大数据融合等核心共性技术研发，支撑我国医学临床研究范式转变，为原创超越和引领发展奠定基础。二是基于国家级队列，系统研发疾病精准防诊治方案。建立符合中国人群遗传背景与疾病特征的精准预防、精准诊断和精准治疗方案，持续产出重大疾病和罕见病精准防诊治的"中国标准"、"中国指南"和"中国方案"。三是提升基层专科能力，全面建设疾病临床精准防诊治方案的应用示范推广体系。采取边建设、边研究、边应用、边推广的模式，加快精准医学研究成果在全国的应用推广。结合智慧医疗和远程医疗体系，将疾病精准防诊治方案和规范快速推广到基层，提高基层专科能力，惠及民众。

2. 优先发展领域

（1）开发具有自主知识产权的生命组学技术和设备。紧抓第三代基因测序技术初步发展的窗口期，大力发展具自主知识产权的基因测序技术、便携式测序仪及配套试剂等产品。研发先进的定性、定量蛋白质组学技术，突破技术瓶颈；发展超灵敏高覆盖代谢组定量分析技术，推动其进入医疗健康领域；紧抓影像数据集成优势，发展高通量影像组技术，实现技术引领。

（2）建设标准化、规范化、系统化的高精度国家级大型队列。成立国家人群队列管理和资助中心，赋予该中心布局、管理、定向和持续资助队列的体制机制。进一步建设标准化、规范化、系统化的国家级大型人群队列，提升国家级队列资源的维度、精细化程度和支撑能力，加强队列的科学管理、质量控制，完善队列间的联合运行和共享机制，为精准医学的研究和临床应用奠定基础。

（3）搭建标准化、共享的国家精准医学大数据中心。发挥举国体制优势，建立国家精准医学大数据中心。明确建立健康医疗数据管理机制，促进数据采集和管理的标准化、结构化、规范化，保障数据质量和数据安全；促进数据开放共享，推动健康医疗大数据资源的高效整合利用，为精准医学发展奠定基础。

（4）开发用于医疗领域的先进人工智能技术与辅助诊疗系统。紧抓全球科技和产业变革的大趋势，基于我国人工智能技术研发与医疗应用的基础，集成大数据分析技术与人工智能技术，开发多种辅助诊疗系统，大幅提高核心技术原创能力，实现疾病预警、治疗、评估、康复等各环节的个体化精准服务。聚焦数字医学影像设备和先进影像辅助决策系统研发，形成以重点企业为龙头、关键技术与试剂配套的高端医疗创新链和产业链，为早期诊断、精准诊断和精准治疗提供支撑。

（5）聚焦先进靶向药物、免疫疗法、基因疗法的快速产业化。加大研发投入，支持原创性、具自主知识产权的靶向药物、免疫疗法、基因疗法等先进疗法的开发。搭建功能性平台，解决关键技术问题，打破技术壁垒，完善精准医学产业链，推动精准医学领域的最新科研成果与企业的对接转化，形成一批中国制造、国民用得起的精准医学先进药物与疗法。鼓励企业开展精准医学相关产品的国际认证，推动精准治疗产品进入国际主流市场，提高我国在医药健康领域的国际竞争力，抢占精准医学先进领域的制高点。

（6）针对可精准治疗的疾病开展应用示范与推广。以边研究、边应用、边推广为指导原则，依托已建立的国家临床医学研究中心协同创新网络，聚焦初步实现精准化防治的肺癌、乳腺癌，先期开展临床应用示范，形成一批中国制定、国际认可的疾病预防和临床诊疗指南，并对恶性肿瘤、心脑血管疾病、代谢性疾病、罕见病等疾病进行全创新链布局，整合多个创新主体，集成攻关，提高疾病的精准防诊治水平，不断扩大"临床可精准化的疾病"范畴。同时，通过临床示范基地和精准医学体系建设、大数据平台和智慧医疗、远程医疗设施建设，完善精准医学服务体系及相关保险制度，实现已精准化防治方案在全国的全面推广。

第四节　精准医学的资助机制与政策建议

当前，生命科学已进入大科学、大数据、大平台、大发现的阶段，在这一发展趋势下，科学研究的组织更需要"举国体制"。精准医学是这一趋势的典型代表，为推动我国精准医学发展，建议我国建立长期持续资助机制、建设研究平台和人才队伍、组建协同创新网络，为构筑我国精准健康体系提供制度举措保障。具体建议包括以下六个方面。

一、制定领域的长期发展战略，给予精准医学持续稳定支持

国家应加大对基础研究投入的力度，聚集优势资源、强化基础研究，持续加大基础研究的深度与力度，大力发展生命组学、生物大数据技术，支持疾病机制、精准分型、药物基因组学等基础前沿研究，实现前瞻性基础研究、引领性原创成果重大突破，提高精准诊疗技术、诊断试剂和治疗药物的源头创新能力，使原始创新成为创新的原动力，并打通基础研究和应用转化之间的链条，系统提升国家精准医学创新能力和竞争实力。

二、整合相关平台与基础设施，完善精准医学国家支撑网络

整合现有精准医学相关的国家和省部级各类研究平台机构，包括国家临床医学中心、国际联合实验室等，在临床生命组学、精准医学大数据、精准医学集成应用等方面，布局新建相关国家重点实验室、国家工程实验室等，并进一步建设国家精准医学研究中心，以及开放共享的生物信息学分析平台，以形成支撑精准医学技术研究和临床检测应用的系列精准医学的研究支撑平台网络。

三、完善政策法规与伦理体系，保障精准医学全面有序发展

针对未来精准健康咨询等精准医学全面进入现有医疗体系，建议组建跨多部门的精准医学行政审批及相关法律法规的制定和协调领导小组，加强对精准医学在临床应用方面的政策监管，包括精准医学相关大数据指导意见、数据安全、伦理和隐私规范、医疗保险制度，以及精准医学培训教育体系建设和科普工作等。针对精准医学行业的技术不规范等问题，出台相关监管政策，引导产业良性发展。

四、建立政产学研经协同网络，统筹各类市场主体协同推进

精准医学覆盖了从基础研究到产业应用的全创新链，涉及多个学科和技术的交叉融合，因此，需要多个领域专业人员的协同和配合。应以我国疾病发生谱为基础，建设专病精准医学协同创新网络，围绕某个单病，联合不同领域的团队，布局从基础研究到产业转化的全创新链条开发，政、产、学、研、经协同攻关，加速科研成果的转化，实现精准医学的临床应用。

五、支持产业基地和集群建设，推动精准医学产业快速发展

以重大疾病的风险评估、预测预警、早期筛查、分型分类、个体化治疗、疗效和安全性预测及监控等为主题，在全国适当区域建立精准医学相关产业园区、示范园区和生命组学、基因检测技术等应用示范中心，支持建立可以开展横向合作、互为支撑、技术装备可实现共享的产业技术联盟，从国家战略层面上加速推动我国精准医学相关产业的规范化和跨越式发展。

六、健全多层次人才培养体系，加大复合型人才培养和引进力度

创新人才培养模式，建立精准医学人才培养宏观调控机制，建成多层次、多渠道的人才培养和引进体系，分层次、有重点地培养研究型人才和临床应

用型人才，破解高端复合型人才紧缺现状。大力培养创新型人才，建立训练有素、能力突出、潜心研究的高端人才队伍，以发挥人才聚集效应，产生强大技术攻关和突破力量；对临床医生进行再教育，培养可熟练、准确地实施精准医学临床应用的高精尖医生；健全遗传咨询师及医疗机构专职科研人员的体系等。同时，在整体规划的基础上，积极引进急需的高端人才，一定程度上缩短我国在某些关键领域中与国际的差距。

第二章

精准医学与生命组学技术

第一节　基因组学

一、国际发展状况与趋势

（一）发展现状与趋势

基因组学在过去几十年的发展中，已经逐步完成了从以 DNA 序列为研究主体的基因组学到以生物学命题为研究主体的基因组生物学，基因组学走向精准医学是科学为社会需求服务的历史必然。近年来，基因组学的国际发展现状与趋势主要体现在如下几个方面。

1. DNA 测序技术飞速发展

DNA 蕴含了整个生物体的遗传信息，快速和准确地获取生物体遗传信息对于生命科学研究具有深远的意义。DNA 测序技术可以真实反映出基因组中的遗传信息，进而较为全面地揭示基因组的复杂性和多样性。在过去 50 年里，DNA 测序技术与方法不断更新，迄今为止已历经几代的发展。第一代测序技术，即桑格（Sanger）测序技术；第二代测序技术是当今主流技术，主要有 Illumina 公司的 Solexa 和 HiSeq 技术等；第三代测序技术以 Pacific Biosciences 公司的 SMRT 测序技术为代表，其最大的特点就是单分子测序，测序过程无需进行聚合酶链反应（PCR）扩增。目前，测序技术正向着测序仪器体积更小的方向发展，如 Oxford Nanopore Technologies 公司的 MinION 纳米孔单分子测序技术。

2. 大规模人群基因组测序计划助推精准医学研究

随着世界各国万人级别基因组测序计划的逐渐兴起，以基因组学为基础的精准医学迅猛发展。例如，美国、荷兰和英国等先后启动了数万至十万人的基因组研究计划。英国于 2012 年 12 月启动的"十万人基因组"计划已宣布完成，2018 年 10 月，英国政府宣布将在未来 5 年内开展 500 万人基因组计划，这是迄今为止全球最大规模的人群基因组计划。冰岛在 2015 年便完成了 2636 份冰岛人的全基因组测序。大规模基因组测序计划实现从大数据到信息的转化，正在快速推动精准医学研究。

3. 基因组学数据在疾病诊治和个体化用药等方面取得广泛应用

美国政府发起的"癌症基因组图谱"计划是由来自 11 个国家从事肿瘤和基因组研究的科学家共同发起的国际癌症基因组联盟的最大的项目，未来将对 50 种在全球范围内高发的癌症或亚型展开全基因组变异的分析，从而全面绘制这些癌症的体细胞变异图谱。例如，约翰斯·霍普金斯大学 Kimmel 癌症中心的科学家依靠全基因组测序癌症特异性突变，检测出 24 个子宫内膜癌中的全部，以及 22 个卵巢癌中的 9 个，准确率分别为 100% 和 41%。随着科学发展，循环肿瘤 DNA 检测已成为当前肿瘤领域的诊疗新热点。越来越多的药物作用机制和相关基因的生物标志物被确定，药物基因组学已经成为指导临床个体化用药、评估严重药物不良反应发生风险、指导新药研发和评价新药的重要工具。目前，美国 FDA 已批准在 140 余种药物的药品标签中增加药物基因组信息，涉及的药物基因组生物标志物有 42 个。

（二）重点发展方向

未来需发展新的测序技术，将各种半导体技术、人工智能技术、分子生物技术、物理学和化学等相关学科和技术汇聚，实现单分子 DNA、RNA、蛋白质自身和化学修饰的直接测序，开启新一次的生物学测序技术革命。未来开发医疗解决方案和创建大数据分析平台是从基因组学到精准医学的一个国际发展方向，大量基因测序计划的实施将为未来发展奠定坚实的数据基础，也为癌症、罕见病等疾病的研究提供数据支持。鉴于人体微生物组在不同个体间的巨大差异及其对人体健康的重要性，宏基因组研究将向群体化、个体化和精细化推进，从而带来更多关于人体微生物组与精准医学的全新认识。

二、我国发展现状与趋势

1. 发展现状与趋势

基因组测序技术是精准医学研究和个体化医疗的重要技术支撑，随着测序产业的蓬勃发展，我国近几年涌现出一批优秀的基因组测序服务企业和机构，拥有各类高通量测序平台和较强的测序服务能力。但主要测序仪器设备和试剂多为海外采购，其主要核心技术仍是我国亟待攻克的"卡脖子"技术，这严重掣肘了我国基因组学发展。经过多方努力，我国已研发出具有自主知识产权的新一代高通量低成本测序技术系统，如 BGISEQ-500 和 Seq Expert- ⅢA 测序仪等，但始终缺乏国际竞争力，原创性技术有待于进一步突破。

我国精准医学研究与个体化医疗研究、尚处于早期数据快速积累阶段。自 2015 年起，我国先后启动了多项基于人群队列的基因组学研究，如由中国科学院北京基因组研究所牵头承担的中国科学院重点部署项目"中国人群精准医学研究计划"。同期，国家为加强精准医学研究布局，启动了国家重点研发计划"精准医学研究"重点专项，包括"大型自然人群队列示范研究项目""京津冀地区生活社区 10 万自然人群慢性病队列研究"等子课题，以及以心血管疾病、脑血管疾病、呼吸系统疾病等重大疾病为突破点的专病队列研究项目等，按照示范队列提供的技术、标准和规范，整合优质队列，建立了多层次精准医学知识库体系和安全稳定可操作的生物医学大数据共享平台，为实现精准治疗打下重要基础。现已有一些基于个人基因组序列的医疗项目广泛应用于个体疾病的预防、检测诊断和治疗方面，如无创产前筛查、高血压用药等。

2. 发展基础与优势

首先，我国近30年来在基因组测序技术及应用、疾病发病机制、临床疾病分子分型与诊治标志物、药物靶点设计、临床队列与生物医学大数据等方面有了相当的积累与发展，形成了一批有实力参与国际同领域竞争的基地与研究团队，特别是我国的基因测序能力居国际领先地位，这为我国开展精准医学研究与应用奠定了人才和技术基础。

其次，由我国科学家主导并测定的"炎黄一号"、"华夏一号"及中国北方汉族人群的基因组参考序列（NH1.0），推进了建立中国人群标准基因组的进程，为我国精准医学的研究提供了主要序列参考。近几年启动的大型自然人群队列和疾病专病人群队列的基因组测序项目，特别是"十万人基因组测序计划"项目，为构建我国人群基因组变异图谱提供了丰富的数据资源。

最后，我国幅员辽阔，人口基数大，且民族地理分布差异较大，遗传多样性资源丰富。经过多年努力，我国的人类遗传多样性研究从初期对人类的描述性观察，到近来全基因组多态性位点乃至全基因组序列的扫描分析，在近几十年间积累了丰富的资料，部分成果已经达到国际先进水平。

3. 面临的问题与挑战

我国精准医学相关基因组学研究起步较晚，仍面临许多问题和挑战。

（1）大规模人群基因组项目的开展，严重依赖国内测序企业/公司的技术支持，难以保证测序数据质量和准确性。测序仪器和试剂基本依赖于进口，严重受制于国际限制，需尽快布局和加强我国测序技术的自主研发与应用。

（2）目前国内精准医学项目的开展较为分散，缺乏监管，共享和利用效率低。亟须发展海量精准医学相关基因组学数据的整合分析方法，建立国家级数据管理和共享平台，提高数据利用效率，推动我国精准医学快速发展。

（3）亟须建立精准医学相关的健全的伦理道德规范与法规。制定精准医疗运作的政策、规章、指南、法律和法规，合法约束精准医疗秩序，保护个人的隐私和合法权益。

三、我国发展战略与重点方向

1. 发展思路

通过基因组学研究，在基础生物医学与临床医学两个大领域之间建立实际的转化研究和紧密的接轨机制，以患者和患者样本为基础、以实现个体化的精准医疗为目标，从个体出发设计疾病检测和治疗方案，实现基因组学方面的研究在个体化医疗和健康保障领域的快速转化。

2. 发展目标

精准医学的发展，首先需要编制基因组学和临床医学实践知识的综合性知识网络，不断运用基因组学领域的科学新概念和实验、检测新技术来分类和解析疾病，认识疾病的本质，研制有效药物，为全民健康保障系统提供坚实的科学和技术基础。其次，要实现精准医学，需要发展精准的检测技术和手段。DNA 测序已经精确到单个核苷酸，因此单细胞和单分子技术，将会引领未来体外诊断技术的发展。再次，精准医学的发展，需要加强数据的获取、挖掘和共享能力的建设，要加强我国对精准医学相关的海量组学大数据的整合和知识转化。最后，精准医学的发展依赖临床和病例资源的收集和信息挖掘，因此需要建立系列大规模人群队列，长期收集表型信息和基因组信息等，实现从数据到信息再到知识的转化，来加速我国精准医学研究的进程。

3. 战略举措

中国的精准医学研究应该早日走向正轨，尽管精准医学不是基础研究的所有，但却是与社会发展最接轨的研究领域，也是与国民经济和人民健康息息相关的。按照"人类基因组计划"开拓的"四位一体"思想，中国需要更大的生物医学研究体系（研究院），使生命科学基础研究与应用研究结合，与医学院校的医学科研和教育紧密结合，与医院和患者的临床研究和应用需求接轨。

同时，我国应凝练和布局以疾病和生理系统为命题的大科研项目，以及与基因组测序相关的原创性技术研发项目等，提高自主创新、合作创新、协同创新的能力。此外，还要不断改革现行生物医学、临床医学和健康保障教育体系，办好有特色、有国际竞争力、有规模、以疾病为对象的临床创新中心。

4. 重点方向

第一，建立我国具有自主知识产权的用于基因组学研究的新一代 DNA 测序和单细胞测序技术。在新一代 DNA 测序技术方面，虽然第三代测序技术已从研发走向了应用，但测序通量和成本依然有待于优化和发展。第四代测序技术即固态纳米孔测序技术的研究应运而生，随着半导体工艺技术的飞速发展，小型化、高速度、大通量的纳米孔测序芯片的实现将成为可能。在单细胞测序方面，经过了近年来迅速的技术演进，单细胞测序技术取得长足的进展，但单细胞基因组和转录组测序技术仍然处于不成熟的阶段，还需要进一步改进技术和降低成本，使其得以大规模应用。

第二，建立涵盖我国各地域、民族的健康人群队列，以及重大疾病专病队列，建立统一的样本收集标准，采集全面的表型信息。精准医学研究对样本量的依赖性越来越强，只有通过大型的队列研究、详细的表型收集才能最终发现与表型相关的遗传变异位点。因此大规模人群队列的收集和测序，可以解析我国不同人群的遗传背景差异，定位疾病相关的遗传因子。大规模人群队列的研究，势必将加速我国精准医学研究的进程。

第三，大力发展基因组信息学在精准医学中的应用，实现从测序的原始数据到指导个体医疗所需的遗传信息的标准化解析。建立集中存储、统一管理的国家级的精准医学基因组数据库和知识库。精准医学需要在大样本、海量数据基础上进行研究和分析。随着大规模、高通量测序技术的不断应用，复杂而多层次的生物学数据和信息的产出量已经达到年均 PB 的量级。基因组信息学在精准医学中有着不可或缺的地位。基因组信息学的关键是"读懂"基因组的核苷酸顺序，了解基因表达的调控机制，根据生物分子在基因调控中的作用，描述人类疾病的诊断、治疗的内在规律。其研究目标是揭示"基因组信息结构的复杂性及遗传语言的根本规律"，解释生命的遗传语言。

四、资助机制与政策建议

1. 资助机制

建立和健全精准医学和个体化医疗领域基础科学研究考核、评估及资金资助支持机制，建立和健全与科技对经济贡献率相适应的稳定支持和正常增长投入机制，尤其是要建立从基础科学研究到技术集成，再到应用示范全链条的长期和稳定的经费支持机制。为基因组学基础研究提供稳定的、可持续发展的经费支持，实现科学家全情投入基础科学研究，实现科学研究的常态可持续发展，实现科学研究资源的充分利用，提高科研工作的效率，提高科学研究资源配置的利用率。

2. 法规和制度体系

建立一系列精准医学和个体化医疗领域基础科技创新相关的完整、完善和完备的法律法规制度，包括针对规划、方案、技术标准、成果评估和转化、收益分配等的立法和监督体系。建立和健全基因组学相关资源安全和个人隐私保护制度，建立和健全基因组样本和数据资源共享管理办法与资源共享标准，加强我国人类遗传资源和生物资源领域的制度和法制建设，确保我国生命与健康领域资源安全。建立和健全管理、保障和监督组织机制，实现相关法律法规制度的严格执行、决策的高效管理，以及事件的快速应答和处理。

3. 人才培养

建立和健全各类不同层次人才的培养机制、引进和储备机制、考核和评价体制、提升和福利机制，能够从真正意义上实现用好现有人才、稳定关键人才、引进急需人才和储备未来人才。建立起原始创新研究的容错机制、人才稳定支持模式，健全收入分配体系和社会保障体系；合理设置和使用论文、专著、影响因子等评价指标，建立和健全针对不同领域、不同学科、不同研究性质的研究成果评价和人才评价相配套的分类评价体系；建立和健全合理的针对不同领域、不同性质的基础研究原创性、科学价值和影响力的评价指标；关注知识产权的自主性、成果转化的可行性、实效性、对产业发展的实际贡献，合理设置应用研究和技术研发的考核评价机制。

第二节　表观基因组学

一、国际发展状况与趋势

（一）发展现状与趋势

表观基因组学是后基因组时代国际竞争最激烈的生命科学和临床医学应用研究前沿领域，是精准医学的重要组成部分，特别是表观遗传修饰具有组织细胞特异性和动态可逆的特点，因此，在疾病甚至肿瘤诊断、动态监测以及治疗方面都将推动新一轮的医学革命。近年来本领域的研究进展主要体现在如下几个方面。

1. 系统刻画肿瘤发生发展过程中表观重编程的图谱和规律

截至 2018 年 4 月，"癌症基因组图谱"研究计划已经完成 33 种肿瘤的基因组测序和分析。国际肿瘤基因组联盟（International Cancer Genome Consortium，ICGC）测定了近 50 种肿瘤的基因组变异图谱。这些肿瘤基因组测序计划包含部分 DNA 甲基化芯片和核酸酶超敏感位点等表观基因组信息研究。但是，表观基因组包含多个层次，具有组织细胞的特异性。ENCODE、Roadmap 和 HEP 等人类表观基因组计划重点研究正常细胞和组织的表观基因组图谱，疾病的表观基因组学计划进展缓慢。近两年来伴随着精准医学概念的提出，国际和国内都启动了以基因组和表观基因组等组学数据为核心的精准医学研究计划，标准化的研究体系及规模性的表型和组学数据积累是精准医学研究的首要任务。

2. 新型表观修饰测序和分析技术的发展

传统意义上的表观遗传学修饰包括 DNA 甲基化与组蛋白甲基化 / 乙酰化修饰。近年来，多种新型 DNA 修饰（例如 5hmC、5fC、5caC 等）、RNA 修饰（如 m^6A、m^1A、m^5C、m^7G、hm5C）、组蛋白修饰 [如丙酰化（Kpr）、丁酰化（Kbu）、巴豆酰化（Kcr）、2-羟基异丁酰化（Khib）等〕的调控机制逐渐为人所知，引起了表观基因组学研究的新浪潮。在 DNA 修饰方面，5hmC、5fC、5caC 三种新型化学修饰，在多种生理过程中具有独立于 5mC 的调控作用。在 RNA 修饰方面，RNA 的 m^{6}A 修饰生理调控作用逐渐成为表观遗传研究的热点之一。同时，mRNA 的其他类型修饰，如 m^{1}A、m^{5}C 等修饰的分子学和生理学作用也陆续被发现。RNA 修饰在特定种类的癌症中具有潜在的调控作用，与 m^{6}A 修饰相关的蛋白（如 FTO、ALKBH5、METTL14、METTL3、YTHDF1 等）都被发现在肿瘤发生过程中扮演着关键角色，并且可能是通过 m6A 介导的翻译效率改变来调控癌症发生过程。组蛋白的新型修饰在免疫调节和肿瘤中的作用也有诸多报道。因此，发展面向临床应用的、高效和特异表观基因组测序和分析技术是疾病表观基因组学研究发展方向。

3. 表观遗传组学在肿瘤发生、诊断和预后方面的研究和应用

已有大量的研究表明，癌细胞中基因启动子区域的高甲基化状态与抑癌基因沉默有关。DNA 甲基化有足够的潜力作为癌症的分类诊断标志物、预后标志物及疗效监测标志物在临床中使用。而人体的体液，如唾液、尿液、粪便等，可以非常方便地通过无创的方式获得，非常合适作为监测癌症的样本来源。对癌组织旁的体液 DNA 的甲基化状态进行分析，或许可以在早期检测到癌症。例如，通过检测患者血清样本中 *SEPT9* 基因启动子甲基化状态，能够有效筛查早期结直肠癌。此外，近期有多项研究发现DNA 羟甲基化（5hmC）在多种肿瘤中显著降低，可作为新型肿瘤预后标志物。

4. 治疗药物的研发与应用现状

2004～2016 年，共有 7 个表观遗传药物被批准，其中 2 个是 DNA 甲基转移酶（DNMT）抑制剂，5 个是组蛋白去乙酰化酶（HDAC）抑制剂，并且它们被不同的国家批准。截至 2016 年，共有 112 个药物进入临床各个阶段，其中 48% 的药物处于临床试验前阶段，46% 的药物处于临床试验阶段（包括临床试验Ⅰ期、Ⅱ期、Ⅲ期），数据表明，大部分药物处于早期试验阶段。

（二）重点发展方向

表观基因组学在精准医学方向的研究，最初主要集中在恶性肿瘤的机制和诊断预后方面，近年来对于表观修饰在神经退行性疾病和精神疾病、代谢性疾病、器官重建、衰老等方向的机制研究也在兴起。可以预见，未来表观基因组学将会被应用于更多疾病的机制研究和临床诊治中。

目前高通量表观修饰测序主要依托第二代测序技术。依托于第三代不依赖 PCR 反应的单分子测序技术的发展，未来的表观修饰测序技术将有望同时具有超低样本量需求、单碱基精度、高测序速度、动态实时测序的优势，满足更为复杂的测序条件并获得更加准确、可信、动态的表观修饰图谱。

基于 CRISPR-Cas9 技术发展的表观修饰编辑技术，将使对于表观修饰的直接修复成为可能。结合对于疾病中表观遗传因素致病机制的研究，未来将有希望通过基因编辑，针对癌症等重大疾病的致病表观遗传位点实现靶向治疗。

二、我国发展现状与趋势

1. 发展现状与趋势

目前国内在 DNA 修饰、RNA 修饰、组蛋白修饰和染色质三维结构等表观遗传学测序和分析技术方面有良好基础，在表观遗传新型标志物在癌症的诊断治疗方面有系列成果，有临床转化的潜能。例如，2017 年四川大学华西医院的张康课题组等建立了通过检测少量血液中循环肿瘤 DNA 特定位点甲基化水平对肝癌进行早期诊断及疗效和预后预测的新方法，找到了 10 个早期诊断和疗效相关以及 8 个预后相关的甲基化位点。同时，在肺鳞状细胞癌、脑癌、乳腺癌、肝癌等多种癌症中都发现 5hmC 显著降低，在肾癌组织中也发现基因上 5hmC 修饰水平降低，且降低程度和预后相关，提示 5hmC 可能作为新型早诊、动态检测和预后的标志物。与此结论相符，近期研究发现 5hmC 的信号可以用于预测肿瘤类型和分期。近期，国内众多学者的研究发现甲基化/羟甲基化能够作为癌症潜在的诊断标志物，并能指导癌症的分期与分型。还有研究显示，利用生理浓度的维生素 C 可以通过 5hmC 重编程抑制肿瘤细胞的生长与迁移，这为肾癌提供了潜在的"分化"治疗新策略。同时，国内也有研究发现融合蛋白 TAT-RIZ1-PR 能够通过影响组蛋白甲基化酶活性抑制小鼠模型内脑膜瘤的生长，提出了从组蛋白修饰角度开发抗肿瘤药物的新思路。

2. 发展基础与优势

首先，我国在肿瘤表观基因组学研究的转化应用上有一定基础。目前，"Septin9 基因甲基化检测试剂盒"是目前唯一获得审批可应用于临床的无创早期大肠癌血液检测产品。此外，HDAC 抑制剂西达本胺（Chidamide）已在中国获得批准上市。值得一提的是，西达本胺是我国少有的创新药。目前，我国开展了"中国人群精准医学研究计划"和国家重点研发计划"精准医学研究"重点专项，正在产生大量数据。规模性组学数据平台建设和整合分析是精准医学研究最终可以建立的必要条件。

其次，我国在研发表观遗传学研究的创新型工具和技术这一重大共性关键技术方面进展很快，在该领域处于并跑水平，能够建立和推动痕量甚至单细胞临床样本的表观基因组测序新技术。研究队伍也在不断壮大，中国科学院、复旦大学、北京大学、中国医学科学院等研究机构涌现出优秀研究群体。相信随着研究不断深入，会有更多专业领域的高精人才加入，有更多领域受益于精准医疗表观遗传学研究。

最后，中国人口基数大，临床资源丰富，特别是在癌症领域，全国最顶尖的 300 家医院集中了几乎 70% 的癌症患者。这在医疗资源的分配上本来是极大的挑战，然而在精准医疗的数据共享方面，反而是中国的优势。中国可以以相对较少的资源投入，迅速建立起医院之间的数据共享网络，收集、存储、分享、分析表观组学精准治疗大数据。

3. 面临的问题与挑战

首先，民族差异、气候地理环境变化使表观基因组学的研究在我国精准医学领域的应用充满了挑战。我国幅员辽阔，地貌复杂，气候多变，民族众多，不同民族和地区间在遗传基因、生活方式、饮食习惯等诸多方面存在较大的差异。这些差异或多或少会在表观图谱上有所体现，对准确筛查疾病相关表观遗传学差异造成极大的困扰。

其次，表观基因组的时空动态性、组织特异性及连续性也增加了表观组学的研究难度。疾病个体在不同健康状态时期、疾病不同阶段、同一个体的不同组织间的表观图谱不尽相同，使得数据分析标准化、数据存储以及患者长期的参与和反馈成为相关研究的难点。

最后，表观组学基础研究与临床医学结合的力度偏弱。临床每天产生各种类型的医疗大数据（病历、处方、生化检测结果、影像报告等），种类繁杂，标准化程度低。基础研究产生的表观组学大数据里面蕴含临床表型的关联信息，但缺乏标准和规范，造成基础研究成果不能和临床产生的生化指标信息有效整合，转变成新的诊断治疗方式或治疗药物。

三、我国发展战略与重点方向

（一）发展思路

以人民健康为中心，立足本国国情，坚决打通表观组学应用于精准医学领域的瓶颈，妥善解决种族差异、气候地理环境变化、表观基因组的时空动态性、组织特异性及连续性等客观困难，有效推动基础研究与临床医学的强强联合，建立具有中国特色表观组学精准医学体系，为《"健康中国 2030"规划纲要》的顺利实施保驾护航。

（二）发展目标

以我国常见高发、危害重大的疾病及若干流行率相对较高的罕见病为切入点，实施表观组学精准医学研究的全创新链协同攻关，构建不同民族、地域、职业的自然人群国家大型健康队列和重大疾病专病队列，建立表观组学精准医学知识库体系和安全稳定可操作的生物医学大数据共享平台，突破表观组学临床应用技术和生物医学大数据分析技术，建立基于表观组学的创新性大规模研发疾病预警、诊断、治疗与疗效评价的生物标志物、靶标、制剂的实验和分析技术体系。以临床应用为导向，形成重大疾病的风险评估、预测预警、早期筛查、分型分类、个体化治疗、疗效和安全性预测及监控等精准防诊治方案和临床决策系统，形成可用于精准医学应用全过程的表观组学大数据参考咨询、分析判断、快速计算和精准决策的系列分类应用技术平台，推动一批表观组学精准治疗药物和分子检测技术产品进入国家医保目录，为显著提升人口健康水平、减少无效和过度医疗、遏制医疗费用支出快速增长提供科技支撑。

(三)战略举措

1. 加强顶层设计，制定精准医疗表观组学的发展路线图

加强对精准医疗表观组学领域的重视，从人员培养引进、政策保障和配套设施建设等各方面，加强资源配套支持。相关协会或管理部门应牵头成立战略研究专家组，制定我国精准医疗表观组学的发展路线图；对遴选和识别的优先方向与团队进行重点支持，保证该领域在我国的持续稳步发展。

2. 加强前沿研究布局，引领自主创新与发展

以我国常见高发、危害重大的疾病及若干流行率相对较高的罕见病为切入点，通过充分整合现有研究力量，采用表观遗传研究手段，针对复杂疾病发病机制、诊断预防、药物研发、治疗监控等方面实施精准医学研究的全创新链协同攻关；并且通过政策倾斜，加快我国表观组学精准医疗数据共享平台的建设，鼓励开发用于表观遗传学研究的创新型工具和技术，占领未来学科核心技术的战略制高点。

3. 在国家层面推进成果的临床转化应用

表观组学应用于精准医疗是以成果转化为目标的，其技术转化应用离不开政策的大力支持。一方面，建立健全临床转化产业市场机制，加速形成转化产业链条，推动相关成果的转化进程。另一方面，促进相关税收、保障政策的优化升级，完善监管和服务体系，引导民间社会资本的有序进入，有效提高转化产业的抗风险能力，提高社会资本和从业人员的积极性。要更加注重知识产权风险防范问题，在科研中要做好评议审查，加强自主知识产权的管理；同时积极引导、帮助专利申请人走出国门，完成国际专利的申请，逐步转变中国在该领域作为专利输入国的地位。

(四)重点方向

（1）构建不同民族、地域、职业的自然人群国家大型健康队列和重大疾病专病队列，建立表观组学精准医学知识库体系。根据民族、长期居住地、

从事职业等不同分类方式，构建多个自然人群国家大型健康队列，绘制中国特有民族、特有生活方式和环境因素影响下人群的表观组学图谱。针对我国常见高发、危害重大的疾病及若干流行率相对较高的罕见病，绘制复杂疾病的表观组学图谱。

（2）开发用于表观遗传学研究的创新型工具和技术，包括 DNA/RNA 甲基化修饰的全新测序方法和分析工具。着重开发利用血液、皮肤、唾液和尿液等易获取组织类型检测其他组织类型（如大脑组织）的无创的表观基因组特征的方法。尝试改进和构建新型核酸修饰的检测方法。持续优化单细胞测序、基因编辑等技术在表观组学研究技术领域的应用，并不断吸收采纳其他领域新技术新方法。针对新技术新方法开发相应的算法和软件，建立和完善分析系统。

（3）制订表观组学数据的标准化分析流程和数据存储规范，建立表观组学精准医疗数据共享平台。表观基因组的数据需要统一的质控标准，不同实验室基于各自分析流程的数据分析结果难以进行比较。另外，与基因组不同，表观基因组是动态变化的，难以确定其标准阈值。研究人员通常需要整合多维度、大样本的队列信息，才能合理地解释表观层面变异的生物学意义。相关分析均需要标准化流程，尤其是质控环节。在针对不同组织、不同维度的表观信息构建标准分析矩阵时，数据的信噪比和偏好性等也需要考虑在内。标准化的分析流程应推广到相关领域的实验室，促进不同研究之间的相互比较和验证。

（4）鼓励和推动表观组学科研成果向临床诊断和治疗的转化应用。开发具有自主知识产权的疾病预警、诊断、治疗与疗效评价的生物标志物、靶标、制剂的实验和分析技术体系，并转化为可用于临床的精准治疗药物和分子检测技术产品。

四、资助机制与政策建议

1. 资助机制

建立健全研发经费占 GDP 比重与科技对经济贡献率相适应的稳定支持和正常增长投入机制，重点加大基础研究稳定支持力度，尤其是要让基础研究人才潜心致研，以及顶层构建集基础研究、技术集成、示范应用为一体的全链条稳定长效投入模式，提高科技创新资源配置效率，确保源头供给和自主知识产权的不断涌现。

2. 法规体系

持续发展科技创新者拥有经济获得感的政策与制度环境，建立健全科技创新规划、科技创新方案、科技创新活动、创新技术标准、创新成果运用、创新收益分配等方面的法律法规和制度体系，重点加强我国人群资源和生物资源方面的立法，确保我国生命与健康领域资源安全，做到"有法可依、有法必依、执法必严、违法必究"，建立健全高效决策和快速执行、动态监管和快速应急等组织管理保障机制，实现科技与经济融合发展、科技助力经济。

3. 人才培养

建立健全各类人才"引得进、留得住、做得出、评得准、用得好、流得动"的发展体系和高层次人才稳定支持模式，真正构建起高层次人才境内外"无差别"、在职与退休"低落差"的收入分配体系和社会保险保障体系；真正建立起重大创新，尤其原始创新研究的容错机制和营造"十年磨一剑"的社会氛围。深化高层次人才在国家创新体系间流动涉及国有资产有效利用和有偿转让、诚信有序和有偿流动的改革，避免重复投入和浪费以及无序乃至恶性竞争。深化科技创新成果评价改革，针对生命与健康领域不同学科、不同领域、不同研究性质的科技创新成果，建立健全共通性和特殊性、成果评价和人才评价相配套的分类评价体系。科学设置评价标准，建立评价标准动态更新调整机制，着力解决评价标准"一刀切"问题，对于基础研究主要关注原创性、科学价值和影响力，合理设置和使用论文、专著、影响因子等评价指标；对于应用研究和技术研发，重点关注知识产权的自主性、成果转化的可行性和实效性，以及对产业发展的实际贡献。

第三节　蛋白质组学

一、国际发展状况与趋势

（一）发展现状与趋势

精准医学是基于基因组测序技术的快速进步以及生物信息和大数据科学的交叉应用而发展起来的新型医学概念；其核心是通过对大样本人群和特定疾病类型进行生物标志物的分析、鉴定及应用，从而精确地找到疾病产生的原因和治疗的靶点，并对一种疾病不同状态和过程进行精确亚分类，最终实现对疾病采取精准预防措施和为特定患者提供精准治疗。由此可见，精准医学的特点是通过研究基因组学、蛋白质组学等组学信息，应用临床医学前沿技术来实行个体化的精准医疗。

早在 2011 年，美国国家研究理事会就提出了"迈向精准医学"的倡议；《柳叶刀》（ *The Lancet* ）以社论的形式报道了这一消息，做了简单的介绍和评价，认为精准医学的倡议是值得的，并认为它会带来深刻的文化变革。2015年美国总统奥巴马宣布实施"精准医学计划"，旨在攻克单基因病，并通过建立百万人的基因组和临床信息的大数据来支撑癌症与其他多基因病研究。很显然，美国的精准医学计划是基于突飞猛进的 DNA 测序技术和已成功的人类基因组计划而开展的，其短期目标是为癌症治疗找到更多更好的治疗手段，长期目标则是为实现多种疾病的个体化治疗提供有价值的信息。随后，包括中国、英国、法国在内的一些国家也纷纷启动基于大规模人群队列的精准医学计划，将其提升为国家战略，并积极探索疾病致病原因和疾病的防治方法。

精准医学的初衷是个体化医疗和全民健康，是生物医学技术快速发展所带来的一种追求和前瞻性概念。国际上精准医学研究的疾病主要还是癌症，同时也包括糖尿病、心血管疾病、部分传染性疾病和一些罕见疾病；主要的研究内容涉及疾病相关特异生物标志物的鉴定和疾病的精确分型，其中生物标志物的鉴定往往也是疾病分型一个重要的依据。在精准医学发展的早期，基因组学和表达组学研究为人们了解疾病病理和进行精准分型提供了重要的分析与判断依据，成为开启精准医学时代的钥匙。随着精准医学的发展，越来越多的疾病病理被发现无法简单地用基因突变来解释，需要在更深层次、更高维度上对生物分子的功能网络进行研究，特别是对执行主要生物功能的蛋白质分子进行全面的表征，这就意味着蛋白质科学逐渐成为精准医学发展的重要引擎。蛋白质科学通过蛋白质组学、结构生物学、功能生物学、抗体工程等领域全面地支撑着精准医学的探索，目前最为显著的成果是蛋白质科学用于生物标志物的鉴定与发现，以及在此基础上进行的疾病精准分型。

作为最直接、快速且有效的诊断手段，生物标志物的筛选与获得是精准医学的重要基础。为了获得更多的生物标志物以用于疾病的精准诊断，现在常用各种"组学"的方法来测定生物标志物。蛋白质是细胞生命活动的主要执行者，其状态的改变直接反映了疾病的发生、发展状况。目前已经确认了多种蛋白质作为癌症检测的生物标志物，一些蛋白质也成为癌症靶向治疗的主要靶标，如 BRAF 蛋白、BRCA1/BRCA2 蛋白、表皮生长因子受体蛋白（EGFR）。因此，利用蛋白质组学的方法，筛选鉴定特定疾病发生、发展过程中的生物标志物有着特定的优势，一旦确认了候选蛋白标志物，即可进一步开展靶向治疗的研究。蛋白质组学一般以蛋白质的序列、丰度或修饰为核心信息，利用质谱学方法，快速实现对大量潜在的蛋白质生物标志物进行筛选、鉴定或确认。例如，通过质谱学方法分析肝癌患者组织、细胞和血液中的关键差异蛋白质，可以用于肝癌相关生物标志物的研究；分泌蛋白质可以分泌到体液中，对于很多癌症的早期诊断来说，非常适合体液生物检测；已有研究报道利用尿液蛋白质组学来寻找癌症的生物标志物，用于肺癌的早期诊断。此外，蛋白质组学方法也被用于筛选疾病治疗过程中的生物标志物。例如，通过蛋白质组学方法，可以筛选、鉴定和前列腺癌抗放射性相关的蛋白质生物标志物与信号通道，从而为克服癌症抗放射性提供潜在的治疗靶标。

癌症亚型分析的常用方法是分子生物学分型，即利用基因组、蛋白质组等组学方法来实现癌症的分型。目前，遗传信息的测定已经是癌症分析诊断的一个常用方法。例如，美国国立综合癌症网络（NCCN）的《NCCN 临床实践指南》（NCCN Clinical Practice Guidelines in Oncology）所提供的针对乳腺癌等一些癌症的多基因检测靶标，不仅可以用于疾病鉴定，确定低风险人群，还可以用于预测预后。但是，基因水平信息反映的是疾病发生的可能性，而蛋白质作为生命活动的最终执行者，其状态的改变更为直接地反映了疾病的发生、发展状况。因此，相对于基因水平信息来讲，蛋白质更适合作为一种动态指标，用于精准地指导癌症的亚型分析。Zhang 等采用蛋白质组学方法，对已确定特征的 79 例结直肠癌肿瘤样本进行亚型分类，发现蛋白质表达与否及表达量，与基因组、转录组层面的信息并不一致，存在一定的差异。Katherine 等对"癌症基因组图谱"所涉及的 33 种癌症大约 10 000 个样本进行多组学分析，发现同类癌症有不同的基因突变谱、转录组表达谱和蛋白质组表达谱。蛋白质翻译后修饰，如磷酸化修饰与肿瘤也是密切相关的；Philipp 等在磷酸化组层面分析了 77 种基因型已知的乳腺癌，发现可以将其分为 4 个亚型，与 PAM50 基因分型、RPPA 转录分型明显不同。从上述例子可以看出，在蛋白质组层面可以实现对癌症重新分型，为个体化用药与治疗提供新的线索。

（二）面向精准医学应用的国际蛋白质科学领域发展方向

当前国际上蛋白质科学正多方面发展以适应精准医学的需要，主要发展趋势表现在三个方面。第一，在应用切入点方面，蛋白质科学正从单组学方向的医学应用转变为整个领域对医学的全面支持。随着精准医学的发展，临床科研人员不再满足于了解特定蛋白质的异常与疾病发生的相关性，而是想要在分子层面上厘清蛋白质功能网络异常与疾病发生发展之间的逻辑链条，从而精准地设计对抗疾病的诊疗策略。这就对蛋白质结构信息、功能网络信息、表达调控信息等的全面掌握提出了要求，需要蛋白质科学领域的全面支撑才能实现。第二，在技术能力方面，蛋白质科学方法的灵敏度和准确度需要进一步提高。与生命科学领域不同，医学领域具有样本稀少、差异性大及对错误容忍度低的特点，这就对原本在生命科学应用中孕育形成的蛋白质科学技术在医学中的应用提出了较大挑战，需要进一步开发适用于临床样本的超灵敏、超快速、低成本的蛋白质组定性和定量分析技术及算法。第三，在应用角度方面，随着精准医学新型治疗策略的出现，蛋白质科学正从聚焦于精准医学研究上游的疾病生物标志物发现与诊断策略优化逐渐转向于精准药物开发、细胞疗法开发以及基因治疗等最终应用，通过对疾病相关的异常蛋白质的结构及功能解析深入理解其致病机制，通过抗体工程、大分子机器设计等合成生物学手段促进针对特定靶点的药物和其他治疗实体的开发。目前有代表性的一些进展包括以下方面。

1. 新一代蛋白质组检测技术的开发

近年来，以全碎片离子顺序窗口采集（sequential windowed acquisition of all theoretical fragmentions，SWATH）为代表的数据非依赖性采集（data independent acquisition，DIA）质谱技术的应用日益广泛。与传统的数据依赖性采集（data dependent acquisition，DDA）质谱技术相比，DIA 技术具有灵敏度高、可重现性高、定量准确度高、线性动态范围广、通量大等优势，适合对临床样本进行全景式扫描，从而将原来难以长期保存的生物样本借由高通量蛋白质组学技术"电子化"。DIA 质谱技术产生的 MS/MS 图谱非常复杂，近年来，人们已经开发出一些软件工具对其进行诠释，然而这些方法都还存在一定的局限性。为进一步实现 DIA 技术的潜能，开发新一代分析工具将是未来质谱方法学研究的热点。此外，由于临床样本往往具有异质性或较难获得，开发适用于微量样本乃至单细胞水平的蛋白质组学检测技术也是蛋白质组学未来的重要发展方向。目前，通过优化样本制备手段，10 000 个细胞水平的蛋白质组学研究已经在人类细胞图谱计划中得到应用，基于微流控和蛋白芯片的单细胞蛋白质检测技术也取得了较大的进展，这些技术创新将在未来进一步拓展蛋白质组学分析在临床样本中的应用，并促进相关产业的发展。

2. 多组学数据的深度整合

蛋白质组学信息与基因序列（基因组）、基因修饰（表观遗传组）、基因转录（转录组）、蛋白功能代谢（代谢组学）等不同组学信息从多层面揭示了疾病的分子特征。想要揭示疾病的全貌，需要将多组学数据进行整合，从而从整体上精准认识病因、实现更准确的疾病分类分型。举例而言，研究人员利用关于染色体臂异倍性、DNA 高度甲基化、mRNA 和 miRNA 表达水平、反向蛋白芯片等方法对"癌症基因组图谱"中的所有肿瘤进行全面综合的分子分析，揭示了肿瘤分子聚类主要是由组织类型决定的。此外，多组学联合分析可以揭示转录、翻译及翻译后等不同层面上的调控特征，从而为探索病理生理机制、寻找最佳干预治疗方法提供线索。随着高通量研究技术的持续进步，以及依托大规模临床样本的高通量研究的广泛开展，利用机器学习等方法对多组学数据进行深度挖掘和解读，成为未来精准医学发展的迫切需要。

3. 通过蛋白质结构和功能研究促进药物开发

广义的蛋白质组学除了包含蛋白质身份、丰度、修饰和互作等相关信息外，还包含蛋白质结构与功能的信息。在明确疾病的蛋白质分子靶标后，通过获取蛋白质的结构信息，可以从分子和近原子水平上理解蛋白质作用机制，进而推动药物设计和筛选。近年来，基于蛋白质结构的药物设计、先导化合物优化和药物筛选技术日渐完善，越来越多的针对特定蛋白突变体的药物涌现。除传统的 X 射线晶体学和核磁共振方法外，冷冻电镜技术的飞速发展使诸多不适合结晶的重要蛋白质（如 G 蛋白耦联受体家族等细胞表面受体蛋白、TRP 家族离子通道蛋白等）高分辨率结构解析成为可能，从而进一步推动了针对特定疾病的药物设计。此外，单颗粒冷冻电镜技术已被广泛应用于抗体的线性和构象表位作图，以阐明单克隆抗体的活性，进而辅助单克隆抗体的设计，推动大分子生物治疗剂的开发。

二、我国发展现状与趋势

1. 发展现状与趋势

蛋白质科学和精准医学在我国的发展同步程度较高，均是随着进入 21 世纪以来我国国力的逐渐增强，海外人才回流与本土人才培养优势互补开始形成，因而获得了良好的发展机遇。我国最早于 2006 年首次提出"精准外科"的概念，这个时候的精准的概念，主要是指临床实践上的精准操作。2015 年，科学技术部组织了召开了首次精准医学战略专家会议，同年国家卫生计生委和科学技术部再次组织召开精准医学专家研讨会，各领域专家在会上就推进精准医学取得了共识，一致认为应该在我国已有的科研基础和资源数据优势上，抓住机遇进行布局。近几年，我国在精准医学领域发布的政策非常密集，正在加速推进行业监管和促进创新的跟进。2016 年，科学技术部公布的《"精准医学研究"重点专项 2016 年度项目申报指南》(简称"精准医学国家指南")也提出了"队列、大数据、生物标志物、精准预防、精准治疗"等重点方向。2016 年 12 月，《"十三五"生物产业发展规划》(发改高技〔2016〕2665 号)提出"加快发展精准医学新模式"，"以个人基因组信息为基础，结合蛋白质组、代谢组等相关内环境信息，整合不同数据层面的生物学信息库"。这也意味着我国的精准医学理念从狭义上的基于临床实践的精准操作推广到了更为广义上的、基于生命科学认知的全面精准对抗人类疾患。在此之后，2017 年4 月，《"十三五"生物技术创新专项规划》(国科发社〔2017〕103 号)将"重大疾病的分子分型与精准医疗"列为支撑重点领域发展，"重点发展基因测序技术等新一代生命组学临床应用技术、生物大数据云计算技术和生物医学分析技术"。2017 年 5 月，科学技术部等六部委发布《"十三五"卫生与健康科技创新专项规划》(国科发社〔2017〕147 号)，提出"推动前沿技术创新"，"建立多层次精准医疗知识库体系和国家生物医学大数据共享平台，重点攻克新一代基因测序技术、组学研究和大数据融合分析技术等精准医疗关键核心技术"。一系列的政策与战略规划的推出，确立了精准医学在我国未来医学与健康产业发展中的主导地位。

我国在 21 世纪初便已将蛋白质研究纳入国家战略规划。2006 年，我国在《国家中长期科学和技术发展规划纲要（2006—2020 年）》中明确将蛋白质研究列为国家重大科学研究计划之一。2012 年，科学技术部将蛋白质研究纳入了国家重大科学研究计划——"十二五"专项规划之一。2013 年，我国发布了《国家重大科技基础设施建设中长期规划（2012—2030 年）》，将支撑规模化蛋白质制取纯化和结构功能分析的设施建设纳入生命科学领域前沿，计划适时启动大型成像和精密高效分析研究设施建设。2015 年，国家蛋白质科学中心建成并投入使用。2016 年，国家发展和改革委员会等发布的《国家重大科技基础设施建设"十三五"规划》(发改高技〔2016〕2736 号)中指出，优先建设高能同步辐射光源、硬 X 射线自由电子激光装置、多模态跨尺度生物医学成像设施等。同时，我国也加大了蛋白质研究资助力度，启动了一批蛋白质研究相关的国家科技攻关重大专项、国家重点基础研究发展计划（973 计划）及国家重点研发项目。

2. 发展基础与优势

作为直接服务于精准医学的蛋白质科学分支，蛋白质组学研究在我国近十几年从无到有逐渐壮大，并在国际上具有了重要地位。国家自然科学基金委员会于 1998 年设立了重大项目"蛋白质组学技术体系的建立"，在中国科学院生物化学研究所、军事医学科学院、复旦大学与湖南师范大学初步建立了以生物质谱为代表的技术平台，启动了蛋白质组学研究，并开始进行功能蛋白质组学研究探索，启动了一些针对重大疾病和重要生命科学问题的系统性蛋白质组研究。其中，由贺福初院士领衔启动的"人类肝脏蛋白质组计划"（Human Liver Proteome Project，HLPP）是首个人类组织 / 器官的蛋白质组计划，该项目的实施成功揭示了人类肝脏的蛋白质表达谱、乙酰化后修饰谱及其相互作用连锁图。除此之外，为能够完成从质谱原始文件收集、数据处理、生物信息学分析、知识挖掘的一站式综合分析，我国科学家还建立了国际首个一站式蛋白质组数据分析云系统 Firmiana，整合了多种现有的蛋白质组学分析工具，开发了多种定量和质量控制算法，并提供了多种生物信息学分析（聚类分析、差异蛋白分析、通路富集分析等）以及数据挖掘功能。截至 2017 年 10 月，Firmiana 已存储并处理了来自 11 个物种的超过 7000 份实验数据。

随着精准医学的深入发展，蛋白质科学对于该领域的支持不再局限于利用蛋白质组学简单地将疾病与蛋白质的异常建立关联，而是通过结构生物学、功能生物学、化学生物学等研究全方位地在分子层面上理解疾病机制并提出更精准的诊断与治疗方案，这就对精准医学研究机构在蛋白质科学的探索能力方面提出了更高的要求。为适应这种局面，一些全面推进蛋白质科学和精准医学交叉领域研究的机构和研究团队逐步形成，如上海交通大学医学院的上海精准医学研究院，以及北京大学医学部的精准医疗多组学研究中心。这些新兴研究机构的特点在于其研究方向与临床问题的结合更为紧密，对蛋白质的解析能力也从单纯地进行一维序列信息的高精度采集分析，拓展到对蛋白质的二维互作信息、三维空间信息以及功能性时空分布信息的综合解析，全面地将蛋白质科学应用于人类健康问题的探索。

3. 面临问题与挑战

蛋白质科学虽然是历史悠久的学科，但是它在精准医学中的应用却是近些年才开始发展出的新方向，无论是国际上还是我国，蛋白质科学领域都存在着一些亟待调整的问题。从机构设置来看，国内虽然已经建设了多所聚焦蛋白质科学的研究中心和设施，但是这些研究中心和设施的建设初衷多数是服务于生命科学基础研究，缺少支持精准医学的专设蛋白质研究机构；从学科建设来看，蛋白质科学和精准医学两个方向的研究相对独立，各自领域的团队存在着各自为战、交流不畅的问题，缺少从国家层面支持两个领域交叉研究的科研项目安排部署；从人才队伍建设来看，缺乏在基础研究和临床医学上均有良好的教育背景和经过科学训练的基层科研人员，高等院校中也较少有课程与实践训练是针对这两个领域的交叉方向来开展的。这些问题不仅仅存在于我国，在世界范围内也是较为普遍的问题，急需政府科学战略设计部门、高校院所、医院，以及蛋白质科学与精准医学领域的科研机构加以重视，共同解决。

三、我国发展战略与重点方向

由于研究领域的特点以及支撑技术积累的不均一性，蛋白质科学与遗传科学各自的发展是不同步的，这造成了蛋白质科学进入精准医学并推动其发展的时间线相比较遗传科学还存在一定的滞后，目前只处于刚刚起步的阶段。与基因组学、表观遗传学、RNA 科学等精准医学支撑学科相比，全球的蛋白质科学领域在精准医学方向的学科建设、人才积累、技术储备均处于早期阶段，具体表现为：研究方向多样化，缺乏成熟的理论；各种新概念"组学"层出不穷，缺乏真正面向精准医学实际需求的新技术体系；研究团队各自为战，缺乏围绕蛋白质科学与精准医学的专业科研院所去整合各种科研力量与资源。然而，这一特点也为我国面向精准医学的蛋白质科学领域的发展提供了契机，作为在生命科学领域的新生力量，我国蛋白质科学与世界前沿的距离相对较小，通过合理布局与支持引导，有机会在某些方向上实现"弯道超车"，并通过长期努力确立我国在该领域中的重要地位。

考虑到我国庞大的人口基数所带来丰富临床资源，我国精准医学的一个发展重点应该是疾病相关的蛋白质异常研究，利用多样化的疾患样本，特别是罕见病的样本，建立疾病相关的蛋白质突变数据库，组织蛋白质科学实验室，联合生物信息、临床等其他相关领域研究团队，对数据库中的各个突变与疾病的关联性进行综合分析与标注，逐步使该数据库成为世界级的疾病病理分析平台；我国精准医学发展的另一个重点方向应该是重大疾病新型靶点的鉴定与药物开发。靶向药物是精准医学的一个重要的研究方向，也是制药业目前发展的重中之重。然而受限于分子病理研究、成药性、毒性等综合因素，目前能够成为靶点的蛋白质数量有限，少数几个蛋白（如 PD-1、PD-L1、TNF 等）被反复作为药物靶点进行开发，造成了国内精准治疗在研发上存在着较为严重的同质化问题，大量的研发资源被投入 "me too" "me better" 类型的药物上，造成我国的精准医学应用领域缺乏独创性和核心竞争力。因此，应当促进蛋白质科学领域利用临床资源在分子病理和药物靶点上展开深入研究，鼓励蛋白质科学团队针对我国国民面临的重大健康问题，发现新型药物靶点并联合工业界进行新药开发。

目前国际形势较为复杂，确保我国精准医学发展具备独立性和自主研发能力关系到我国国民健康和经济发展的切身利益，应当在战略层面加以重视并推出相应措施。针对蛋白质科学发展目标和重点方向，应当考虑采取国家层面的方向性引导来培育学科发展，将精准医学提升至与空间、海洋、信息等领域相等的地位，纳入国家战略需求；同时，对于在蛋白质科学与医学研究领域中均具有良好基础的创新型城市，国家应积极鼓励其加大基础科研投入力度和创新企业扶持力度，重点在于促进学术界与工业界的紧密联动和产业化合作，使精准医学成为未来我国经济发展的重要支点。

结合精准医学发展的需要和我国蛋白质科学建设的现状，以及我国未来推动产业升级、发展创新经济的战略，我国精准医学领域对于蛋白质科学方向的发展目标应该是在短期内孵育一批能够将蛋白质科学研究应用于医学研究的多领域交叉科研创新团队；在此基础上，利用更长的时间，将涌现出的蛋白质科学和精准医学联合团队加以整合，形成数家具备国内一流蛋白质科研能力同时拥有临床资源的精准医学研究机构并建设国家级的蛋白质医学数据库；在更长的时期内，通过上述精准医学科研机构的努力，联合工业界的研发力量，吸引资本投入，从而推动一批科研成果向实际应用的转化，产生具有国际影响力的新药、新诊断方法和新的健康管理体系。

四、资助机制与政策建议

针对上述蛋白质科学发展情况，我国可以考虑从以下一些方面推进本学科对精准医学的支撑能力。

1. 增强领域互通能力

蛋白质科学是立足于生命现象探索的分子研究，而精准医学则是聚焦于疾病过程的整体探索，推进这两个交叉但又独立的领域之间的思想交流与人才流通至关重要。如果我国能集中力量形成几个以精准医学为主攻方向，以蛋白质科学研究为专攻领域或主攻领域的科研院所，将可以强化本方向的人才储备与知识储备，催化生成一批复合型人才和创新团队并产生一批具有世界水准的科学突破，这方面的努力是建设我国精准医学科学共同体的根本基础。

2. 提高数据共享程度

精准医学是建立在大数据上的综合科学研究，各种生物医学数据的广度、精度和可获取度对精准医学的研究至关重要。而我国蛋白质科学各个分支领域在蛋白质数据库建设上远远落后于国际水平，无论是蛋白质基本信息检索、结构信息检索、组学信息检索还是各种疾病相关的蛋白质信息检索，目前我国科学家均高度依赖于美国、欧洲国家和日本的各种科学数据库接入，实质上命脉掌握在他人手中。因此，在国家层面上统合资源，大力推动建设各种蛋白质科学数据库，是弥补我国精准医学领域最薄弱环节的当务之急。

3. 推进科研—医学—工业转化

精准医学的最终目标是人类健康，本领域的前期努力与积累都是为了将来形成更加精准和便利的诊疗手段。我国精准医学的发展应当将注意力从科研论文的发表转向精准医学工业的培育孵化，加速科研主体尤其是技术研发主体从高校院所向企业转化的进程。通过政策导向、资本扶持等手段，鼓励科研院所、医院与研发型企业的合作，形成完整的基础科研—临床研究—产业转化链条，这将成为我国精准医学发展的良性驱动力。

第四节　代谢组学

一、国际发展状况与趋势

1. 发展现状与趋势

代谢是生命活动的本质特征，代谢分析一直是认识生命过程分子基础的重要突破口。关于代谢分析的研究工作已获得 10 余次诺贝尔化学奖及生理学或医学奖。随着生命科学的发展，从 1990 年启动的"人类基因组计划"到 2002 年的"国际人类基因组单体型图计划"（简称 HapMap 计划）再到 2008 年的"千人基因组计划"，疾病发生发展的机制不断被阐明。但是，对代谢分析的认识不足仍然严重制约着对健康和疾病的认识。

代谢物组成（代谢组）的定量分析已成为代谢分析的主流。代谢物泛指生命体内分子量小于 3000 Da 的内源性小分子物质，是机体生物化学过程中酶的底物或者产物，具有调控生物化学过程的重要活性与功能。内部和外部因素的变化与生命体内代谢物含量的改变密切相关。因此，代谢物的含量变化可以反映生命体的生理病理状态。对代谢组的定量分析是揭示生命过程分子机制、实现疾病精准诊疗的重要内容。

临床样本代谢组分析已成为国际前沿研究领域并逐步趋热，其重要性已引起全球范围的关注。美国、英国、日本等发达国家竞相开展了规模化的临床样本代谢组研究工作。例如，英国建立 MRC-NIHR 表型组研究中心，该中心每年测量大约 10 万个人的临床血样和尿样样本的代谢组，极大地推动了英国健康与医疗领域的发展。美国的 LipoScience 公司和英国的 Metabometrix 公司分别针对心血管疾病和动脉粥样硬化开展了大规模的临床样本代谢组分析工作。此外，由 J. Craig Venter 博士创建的人类长寿公司（HLI）与 Metabolon 公司合作，开展了 1 万人的临床血液样本的代谢组研究，旨在综合人类基因组、微生物组和代谢组的数据以及临床信息，来推动衰老相关疾病的诊断与治疗的开发。一批成熟的代谢组技术与前期成果如"智能刀"等已经或者开始应用于疾病的精准诊疗。不难预见，临床样本代谢组分析在精准医学领域具有巨大的应用前景。

2. 重点发展方向

发展临床样本的超灵敏高覆盖定量分析技术是国际代谢组学领域的重点与热点。临床样本中的代谢物种类繁多、性质各异、浓度范围大、所在基质复杂，而现有的分析技术 [如核磁共振（NMR）、液相色谱-质谱（LC-MS）、气相色谱-质谱（GC-MS）等] 各有其不足，远不能满足临床分析的需求。目前，临床样本代谢组的定量分析面临诸多难题，如灵敏度不足（低于 10^{-12} mol/L 或 10^{-14} mol/L）且覆盖率低（ < 5%），缺乏多个代谢途径中代谢物的同步定量、未知代谢物绝对结构的准确鉴定、功能代谢组的原位定量、单（活）细胞代谢组的定量与示踪等技术。例如，针对羧酸、生物胺、氨基酸、脂肪酸等代谢物的定量分析技术已有报道，灵敏度可达 $10^{-12} \sim 10^{-14}$ mol，但其灵敏度仍远低于临床样本检测所需的飞摩尔至亚飞摩尔（ $10^{-15} \sim 10^{-18}$ mol）水平。现有分析技术对临床样本代谢组的覆盖率只有 2%～5%，无法满足高覆盖（约 20%）的分析需求。此外，临床样本中各类代谢物同时存在，已有方法缺乏临床分析需求的特异性。因此，发展临床样本代谢组的超灵敏高覆盖定量分析技术，势在必行。

二、我国发展现状与趋势

1. 发展现状与趋势

我国的代谢组学研究工作起步落后于欧美国家，但很快跟上了国际代谢组学的发展水平。目前，我国代谢组学领域的研究工作在国际上处于"并跑"水平，部分工作已处于"领跑"水平，但我国仍未建立规模化的代谢组分析基础设施，尚未开展规模化的临床代谢组分析工作，代谢组学的研究优势尚未真正应用于转化医学中。面对激烈的国际竞争，我国已经开始在相关领域进行提前布局。2015 年 3 月，科学技术部首次召开精准医学战略专家会议，2016 年正式启动"精准医学研究"重点专项，其中代谢组精密测量新技术的研发，以及在临床疾病精准诊疗中的应用已经明确写入该重点专项项目指南。

2. 发展基础与优势

我国代谢组学研究与国际发展整体水平相当，目前已发展了一系列基于核磁共振和色谱－质谱及其有机结合的代谢组分析方法，建立了细胞与组织代谢组原位定量、脂质组靶向定量、细胞代谢物的微流控芯片－质谱联用分析、靶向代谢组的高灵敏分析等系列技术。

我国在超灵敏代谢组学领域处于国际领先水平。例如，武汉大学冯钰锜研究团队将代谢物富集与质谱探针技术相结合，发展了高灵敏定量分析羧酸、硫醇等代谢物的若干方法，灵敏度达到亚皮摩尔（10^{-14} mol）量级。北京大学刘虎威研究团队和中国科学院大连化学物理研究所许国旺研究团队发展了脂质组分析新技术，为大型人群队列的脂质组分析奠定了技术基础。复旦大学唐惠儒研究团队发展了胆汁酸等多类代谢物的超灵敏定量方法，灵敏度达到飞摩尔（10^{-15} mol）量级；建立了覆盖 20 多个代谢途径中所有氨基代谢物的同步定量技术，灵敏度突破了飞摩尔（达 10^{-16} mol 或 10^{-17} mol）量级，率先实现了超灵敏代谢组学的关键突破；建立了微量未知代谢物绝对结构的准确鉴定技术，突破了 20 μg 量级的瓶颈。

组织细胞代谢组的原位分析是国际代谢组学领域的前沿，主要包括基于 HRMAS-NMR 的组织细胞代谢组原位分析、活细胞代谢物荧光示踪分析、基于微流控芯片－质谱联用的单细胞代谢组分析等。我国在此领域也处于国际领先水平。例如：中国科学院武汉物理与数学研究所曾发展了细胞和组织代谢组的 HRMAS-NMR 原位定量、基于 HSQC 2D NMR 的胆碱代谢物原位定量等方法。复旦大学王旭东研究团队发展了活细胞代谢物传感与动态示踪技术。清华大学林金明研究团队发展了适配体修饰的微坑阵列对单个肿瘤细胞的捕获及单细胞代谢原位分析等系列技术。

3. 面临问题与挑战

我国虽然在生物样本代谢组的定量分析领域处于国际水平，但与国际上的现状类似，仍存在如下问题与挑战。

（1）缺乏临床样本代谢组的超灵敏高覆盖定量分析技术。

（2）代谢组检测的标准不统一，不同平台的数据无法进行直接比较。

（3）代谢组分析平台多为局部科研需求而设置，技术较为传统和单一，缺少前瞻性技术及多技术整合的分析平台。

（4）大部分平台的规模较小，检测能力有限，无法单独支撑大规模临床样本的检测任务（如大型队列研究等），缺乏规模化的临床样本代谢组分析平台。

（5）临床样本代谢组分析人员严重缺乏，专业技能有待提高。

（6）代谢组分析关键技术和前沿成果急需在临床中进行示范推广。

因此，亟须发展临床样本代谢组的超灵敏高覆盖定量分析技术，建立系统化、规模化、标准化的临床样本代谢组技术服务平台、数据分析平台、应用示范平台。

三、我国发展战略与重点方向

（一）发展思路

以国家重大需求为导向，支持临床样本代谢组学前瞻性技术研发，推动临床样本代谢组关键技术和前沿成果的示范推广应用，带动一批新试剂和新仪器装置等新兴产业的发展，促进精准医学的跨越式发展；同时，加强代谢组学领域的国内外合作与交流，提升我国在临床样本代谢组学领域的国际影响力。

（二）发展目标

发展国际一流的临床样本代谢组的超灵敏高覆盖定量分析技术体系及标准；建立国际一流的临床样本代谢组分析的大型平台、人才培训与应用示范基地；汇聚国际一流水平的代谢组学领域顶尖创新人才，加强代谢组学领域的国内外合作与交流。

（三）重点方向

我国临床样本代谢组学领域的发展需要推动以下四个方面的建设。

1. 技术创新

发展临床样本代谢组分析前瞻性技术，建立国际领先的临床样本代谢组分析关键技术体系和临床样本代谢组数据库。同时，研发具有自主知识产权并针对临床研究与应用的新试剂和新装置。

2. 人才建设

汇聚全球代谢组学领域顶尖创新人才，打造一支具有国际影响力的代谢组学创新人才队伍，引领国际代谢组学领域的发展趋势。同时，培养优秀中青年人才与研究生队伍，提高从业人员的专业技能，加强年龄和知识结构合理的创新型人才队伍建设，为我国精准医学领域的深入发展提供后备人才。

3. 平台建设

建立系统化、规模化、标准化的技术前瞻性临床样本代谢组分析平台，制订统一的临床样本代谢组样本收集、运输、存储、检测、数据分析的标准化流程，率先实现临床样本代谢组数据统一的标准化管理。建立临床样本代谢组学新技术人才培训基地、示范应用基地，推动临床样本代谢组关键技术和前沿成果的示范推广应用。

4. 国际合作

增强代谢组学领域的国内外合作与交流，整合国内外优势队伍联合申请重大重点项目；组织代谢组学领域有国际影响力的学术交流会议，牵头建立全球代谢组学研究联盟，提升我国在代谢组学领域的国际影响力。

（四）战略举措

临床样本代谢组分析方法的研发及在精准医学中的推广示范应用需要以国家重大需求为导向，紧紧围绕急需解决的重大科学问题研发关键前沿技术，并将关键技术和前沿成果在临床中进行推广。具体建议如下。

1. 建立临床样本代谢组定量分析的标准操作流程

目前代谢组分析的标准不统一，不同平台的数据无法进行直接比较，亟须发展建立国际领先的代谢组关键技术体系和标准，采用统一的代谢组样本收集、运输、存储、预处理、检测、数据分析的标准化流程，实现代谢组数据统一的标准化管理。这就要求代谢组分析的设备生产厂家、各个实验室和代谢组分析服务平台都需要逐步改变工作模式，从各自为战、百花齐放到互相合作统一标准，共同建立行业内的规范统一的分析流程，使不同平台产生的数据可以共享。

2.建立系统化、规模化、标准化的临床样本代谢组分析平台

建立面向全国的开放型代谢组测量技术平台，围绕代谢组测量关键技术研发和前沿成果产业化的关键瓶颈，重点建设以下三个功能性模块。

（1）标准化的代谢组技术服务模块：发展建立国际领先的代谢组关键技术体系和标准，采用统一的代谢组样本收集、运输、存储、预处理、检测、数据分析的标准化流程，率先实现代谢组数据统一的标准化管理，在全国范围内提供快速、高效和高质量的代谢组测量分析服务。

（2）代谢组数据分析研究模块：建成功能完备的代谢组数据分析系统，发展建立代谢组、基因组和蛋白质组等多生命组学的大数据整合分析与融合新策略，建立中国人群代谢组的标准化数据库，为亚健康及重大疾病的早期防诊治提供数学模型，支撑代谢组前沿成果产业化。

（3）代谢组应用示范研究模块：通过产学研医一体化的创新发展模式将代谢组关键技术和前沿成果产业化，同时带动一批新试剂和新仪器装置等新兴产业的发展。

3.加强国际合作与交流

增强代谢组学领域内的国际合作与交流，整合国内外优势队伍联合攻关国际难题，共同申请重大、重点项目；通过广泛的国际合作，牵头建立全球代谢组学研究联盟，组织代谢组学领域有国际影响力的学术交流会议，主导建立国际代谢组分析标准，引领国际代谢组新技术研发及应用研究，提升我国在代谢组学领域的国际影响力。

四、资助机制与政策建议

1.建成多层次、多渠道、有竞争力的人才引进和培养体系

在整体规划的基础上，通过"引进来"和"走出去"两种模式，多渠道大力引进和培养急需的短缺人才，通过改革岗位聘用机制引进一批全球顶级创新人才，组建具有国际影响力的创新人才队伍，引领国际代谢组领域的发展趋势；通过加大国内外合作交流的支持力度，加强与国内外优势团队的合

作交流，以项目合作和技术交流的形式增加人员互访交流频率，培养一批优秀中青年人才与研究生队伍，为我国临床样本代谢组学的发展提供后备人才。

2. 建设国家层面的系统化、规模化、标准化的代谢组学平台

代谢组研究的前期成果已经在生命医学领域展现出巨大的应用前景。目前，全球前十大制药公司都已经建立了代谢组技术平台，显著地提升了医药研发的创新能力。美国、英国、日本等发达国家也成立了多个代谢组学技术公司，并开展了规模化的代谢组分析工作。我国虽然已经建立了相应的代谢组分析的相关基础设施，但与国际上的现状类似，存在以下几个问题：①代谢组检测技术及平台多为局部科研需求而设置，技术较为传统和单一，缺少前瞻性技术及多技术整合的系统检测平台；②大部分平台的规模较小，检测能力有限，无法单独支撑大规模样本的检测任务（如大型队列研究等），缺乏规模化的代谢组学技术平台；③代谢组检测的标准不统一，不同平台的数据无法进行直接比较。因此，建议从国家层面上支持建立系统化、规模化、标准化的技术前瞻性代谢组学技术平台及测量标准。

3. 建立国家/国际临床样本代谢组分析行业标准

在国家层面上推动建立临床样本代谢组分析的行业标准，采用统一的代谢组样本收集、运输、存储、预处理、检测、数据分析、报告内容的标准化流程，实现代谢组数据统一的标准化管理。通过系统分析和比较验证不同厂家的仪器配置、数据处理软件、代谢物数据库、代谢物检测方法等，开展全国范围的代谢组数据比对和结果校准工作，建立代谢组样本、数据分析、报告标准等统一的行业标准，建立实验室间可通用共享的代谢物数据库，推动建立临床样本代谢组分析的国家标准和国际标准。

第三章

精准医学与大队列、大数据平台

第一节 队 列 研 究

　　大型前瞻性队列研究是一种系统的病因学研究方法，主要针对数十万人群，在数十年内、持续对人群健康状况进行追踪、随访调查和相关研究，以了解人群健康状况和疾病发生情况随社会经济改变而发生的变化和相关影响因素，是目前世界公认最高等级的病因研究体系之一。近半个世纪以来，借助于生物组学技术、精准医学、流行病学、影像技术、信息科技的快速发展，大型队列研究的维度和深度大大增加。具体来说，通过收集队列人群多时点、多维度、跨尺度的表型组和暴露组学数据，以及丰富的生命组学样本，整合建成人类遗传资源平台和健康大数据平台，为精准医学体系奠定基础。世界各国精准医学计划的首个任务就是开展百万级人群队列研究。据不完全统计，世界范围内十万人群规模以上的大型队列已超过 30 个，包括中国精准医学队列、美国"百万自然人群队列"和英国生物样本库（UK Biobank）项目等。综合性、前瞻性的高质量大型队列的建立，在宏观上可鉴定影响国民健康状况的危险因素，实现疾病的有效防控，为"健康中国"战略服务；在微观上可搭建人体基因型和表现型的桥梁，结合生命组学技术，解析疾病发生、发展的分子机制，实现疾病的精准诊疗。

一、国际发展状况与趋势

（一）发展现状与趋势

第二次世界大战以后，欧美发达国家纷纷主导建设了本国的大型健康队列，在很多方面奠定了当今世界对人类健康的基本认识，也造就了一批公共健康治理的经典案例。1948年启动的美国Framingham队列，为深入了解心血管病的流行病学和风险因素做出了大量贡献，包括心脏病风险因素的确定、高血压与心脏衰竭和脑卒中的相关性等；其中最大的贡献是参与推动20世纪后50年心血管疾病的防治重点从治疗转向预防，使30年内美国65岁以下心脏病死亡率下降了60%；60多年来，该队列已持续跟踪了三代人，相关研究论文超过4000篇。此外，还有"护士健康队列"（Nurses' Health Study）、"医院健康人士研究"（Health Professionals Follow-Up Study）、"社区动脉粥样硬化研究"（Atherosclerosis Risk in Communities）等国际知名队列研究。

英国的队列研究由来已久，迄今共有多个持续的大型纵向队列，诸如1946年的"国家健康与发展调查"（National Survey of Health and Development）、1958年的"国家儿童发展研究"（National Child Development Study）、1970年的"英国队列研究"（British Cohort Study）和2000年的"世纪队列研究"（Millennium Cohort Study）等。2006年起，英国政府实施"英国生物样本库"（UK Biobank）项目，基线调查超50万人，声称代表了全球最高水平。英国对特定人群的队列研究促进了医学进步和卫生政策调整，大大提高了全民健康质量。例如，出生-围产队列研究帮助婴儿死亡率在40年内下降了420%；肺癌队列研究向全世界揭示了吸烟量与肺癌发病、死亡的关系，并科学评估了烟草增税等控烟政策的效果。

精准医学时代，美国启动了"百万自然人群队列"项目，法国、瑞典、挪威、德国都建成了 50 万级全国队列，欧盟正在实施百万级标准队列建设；在亚洲，日本、新加坡率先建成高质量的国家级队列，沙特阿拉伯建设了 20 万人队列；其他很多发展中国家也在发展健康队列，墨西哥、马来西亚、伊朗、印度都建成了全国性队列。

（二）关键科学问题

大型前瞻性队列研究是真实世界研究（real world study，RWS）的特例，有着严格的实验设计和失访率的控制。大型前瞻性队列研究能否更好地服务于精准医学，取决于是否能充分考虑环境、社会与遗传等多因素之间的交互作用对健康的影响，将人群层面的流行病学信息与个体层面的多组学、多维度的数据有机融合，系统挖掘多暴露、多表型和多结局之间的相关性。需融合宏观和微观科学研究方法，从多维度层面刻画人与环境的关系，其中关键在于以下四个方面。

（1）提升数据维度和数据质量，提高大型前瞻性队列的价值。

（2）开发大数据挖掘、数据安全、数据传输等技术，保障队列资源的有效共享。

（3）平台化运营大型前瞻性队列，保障可持续发展。

（4）注重伦理和相关法律法规的制度建设。

（三）重点发展方向

近 30 年来，随着生物组学、流行病学、影像学、信息科技等多领域技术的快速发展和广泛应用，人们对健康与环境、经济、社会、文化的复杂关系的认识日益深刻，综合性、前瞻性的大型健康队列研究的意义进一步凸显，队列研究的维度和深度大大增加。世界各国普遍认识到，人群特殊性不可复制、环境特殊性不可替代，大型、超大型人群队列研究关乎本国的国民健康、生物资源安全和国家安全，于是各国政府纷纷主导建设了国家级健康队列，使之成为重要的开放性科研基础设施、多学科交叉研究基地和卫生决策支撑平台。精准医学时代的大型队列被赋予新的特征，更加注重科学的流行病学设计和完善的质量控制，开展多维度表型组和暴露组的测量，多时间点、适用于生命组学分析的样本的收集。

二、我国发展现状与趋势

1. 发展现状与趋势

早在 20 世纪 60～70 年代，我国政府和流行病学家就意识到大规模流行病学调查和队列研究对慢性病防治、生物医学发展的巨大作用并开展了部分工作，但由于条件制约未能真正建立大型健康队列。直至 90 年代，我国才开始出现若干健康队列。近些年来，我国各个健康队列积累的有效目标人群逾 60 万人，队列研究也取得了一些成效，为生物医学和公共卫生决策提供了有力支撑。例如，中国医学科学院中国慢性病前瞻性研究项目纳入了 10 个省的 51 万人，覆盖了不同经济发展水平、社会文化背景以及暴露谱和疾病谱的城乡地区；复旦大学建立了 20 万人的泰州队列，探讨疾病发生发展规律和主要影响因素，并建立了早期预测模型；华中科技大学建立了包含 2.7 万退休工人的东风－同济队列，开展慢性病有关环境暴露与机体交互作用研究；台湾投资了 70 亿新台币建设 20 万健康人群和 10 万患者的大型人群队列。

2006 年和 2014 年的两次香山科学会议将大型前瞻性队列建设提升到了国家战略的高度。2012 年实施的科技支撑计划"区域人口健康大型人群队列关键技术研究"等项目顺利实施，为建设国家大型前瞻性队列奠定了初步基础，储备了基本技术和人才队伍。2016 年，我国启动了"精准医学研究"重点专项，部署了超过 100 万人群的大型前瞻性队列。在该重点专项的带动下，省级政府、医院、企业也积极布局，如江苏启动了"百万人群基因组测序计划"、复旦大学附属儿科医院发起了"中国新生儿基因组计划"、上海交通大学医学院附属新华医院启动了"千天计划"及中国科学院启动了"中国人群精准医学研究计划"。

2. 发展基础与优势

我国作为一个多民族的人口大国，在人类遗传多样性方面具有得天独厚的优势；国土地域辽阔，地理、地貌、气候极富变化。同时，由于处在高速发展的社会转型期，社会经济发展的不平衡造成我国东西部之间、城乡之间具有不同的疾病谱表现，人群的环境暴露、所处的社会条件也极其丰富、多样。这些都为我国开展大型人群队列研究提供了优良的客观条件。近年来，我国一些科研单位先后开展了针对自然人群、职业人群，以及艾滋病、肝癌、心血管疾病、糖尿病、神经精神疾病等疾病患者的队列研究，收集了一批极具科研价值的生物学样本和流行病学数据，并在样本库和数据库的建立和共享方面做出有益的尝试。

早在 2011 年，国家就在《医学科技发展"十二五"规划》中提出了"建立重点疾病和基于社区人群的大型队列"的重点任务。2016 年开始正式实施的"精准医学研究"重点专项，又将人群队列作为重要组成部分，将其视为国家生物医学研究的重要支撑平台，充分发挥我国举国体制的优势，为提高国家级队列的精细化程度，进一步提升队列资源维度和研究能力等方面提供了重要的政策保障。

3. 面临问题与挑战

虽然我国前期的队列研究取得了初步的成效，但是与国际先进队列相比仍存在差距。在精准医学的时代背景下，国内队列研究存在一系列问题，例如，地方政府、民众认识不足，缺乏长期、稳定支持；研究分散、各自为政、规模不够，在标准化、规范化和系统化等方面亟待提高，各队列间的联合运行和共享机制急需加强；人群健康队列的总体规模、统一管理、质量控制和利用率等方面也都有待拓展。此外，队列部分数据精准性不足，可用于生命组学分析的样本的采集等方面存在缺憾；部分队列系与国外合作建立，缺乏自主知识产权，并存在遗传资源安全方面的潜在风险。后续队列建设过程中，需加强有关队列的科普工作，以争取所在地政府和公众的理解与支持，增加参与度；重视生物伦理学研究与遗传资源保护；探索组织实施大型人群队列研究的新机制体制，确保队列研究的高效和可持续运行，以及队列数据和样本资料的开放共享。

三、我国发展战略与重点方向

1. 发展思路与目标

在精准医学的时代背景下，我国大型人群队列建设，应充分发挥我国人群遗传资源和临床疾病资源优势、体制优势、后发优势，充分利用现有工作基础和技术人才储备，在国家层面推进顶层设计、资源整合、标准制订和机制创新，避免一哄而上、重复浪费。

精准医学目标实现的关键在表型组学，作为其重要的支撑平台，大型人群队列的建设需扩展精细化程度，在队列资源维度和研究能力上进一步提升，系统测量表型组和暴露组特征，解析基因－暴露－疾病表型关系，对疾病进行精确的分类，形成更多精准医疗方案，实现精准医疗的全面临床应用。

大型前瞻性队列需为国家的健康治理能力建设和科技发展能力建设提供有力支撑，因此设计要符合国情，反映国情；要资源整合，开放共享；要综合设计，统一标准，注重质量；要技术前瞻，方法创新。面向精准医学的大型人群队列须具备：①高度的标准化和规范化；②数据的精准性；③多维度表型组和暴露组的测量；④多时间点、适用于生命组学分析的样本；⑤高度的信息化和实质性共享；⑥高效的示范推广体系；⑦明确的社会服务机制。

2. 重点方向与战略举措

中国人口众多、遗传多样、病因复杂、环境差异明显，参照各国经验、综合国内需求，我国的大型人群队列应达到百万级的目标人群，用大样本、多现场的布局保证全国人群的代表性和多样性，用多疾病、多因素的覆盖兼顾队列的普适性和特殊性。建设我国大型前瞻性队列，应本着前瞻开放、务实高效的原则，布局三个重点方向：①国内现有大型队列的整合与共享，强调共享合作、质控标准、技术规范和队伍建设，形成国家级队列的核心；②核心队列的规模和内涵扩展，面向国家重大需求、重点疾病和特色问题，在队列质量和研究能力上达到世界先进水平；③协同其他基于各类项目、机构建设的特色队列，加强标准指导、技术普及、功能分工和资源整合，使我国在健康队列研究领域成为世界强国。国家大型人群队列的建立必将为国民健康的决策提供更加充分的科学依据，从而进一步有助于疾病的预防控制和卫生事业发展。

国家大型前瞻性队列的建设可参照"三位一体"的总体框架进行。所谓"三位"，是指：①集中力量建设好队列支撑平台，平台的功能是管理队列建设、协调队列间整合，研发队列关键技术、制订质量流程标准，支撑数据、样本和成果共享，培养专业队伍，平台的核心是领域全面、学科交叉的专业化学术团队；②有序建设大型队列及现场，核心队列聚焦慢性病的防、控、治，特色队列针对特殊社会群体、特殊职业人群和特殊暴露（关注特色人群和地方性疾病），地方政府和各级医疗卫生机构参与现场建设；③高效建设队列资源平台，包括大数据平台和遗传资源平台，应坚持公益服务、开放共享的原则，使之成为支撑生物医学发展、卫生行业进步和健康产业升级的高水平资源库。所谓"一体"，是指三方面整体规划、统一标准、统筹建设、协调管理，用"一体"带动全国、规范全国、服务全国，实现数据和样本的全面共建共享。

四、资助机制与政策建议

1. 资助机制

大型人群队列作为基础、公益、战略的大型科学设施，是公益性的基础支撑平台建设，产出主要为社会效益，支撑基础研究、临床诊疗、公共卫生等领域的发展。应由政府主导建设，可实现资金来源多样化。启动经费由国家投入，完成队列支撑平台建设、生物银行基础建设和国家核心队列整合扩展工作。后期投入，可政府投资与科研项目经费、公益基金和商业资金相结合，应区分建设费、运行费和使用费，保证长期稳定的运转和发展。政府可通过财政转移支付的方式支持队列所在地的现场建设；可考虑专项支持队列支撑平台的后续建设；可要求相关科研项目充分利用国家核心队列资源，提高现有队列使用效率，加强新建队列的规划论证，避免重复建设；还可吸引社会捐赠，为社会提供公益服务，适当收取成本费用，补贴日常运转。通过以上举措，形成"政府启动、多元参与"的队列建设投入和资助机制。

2. 法规体系

大型人群队列建设过程中，应加强队列的标准化研究，制订符合国际水准的信息和样本资料采集的统一规范和数据处理标准等，以加强不同队列间的数据可比性和互补性，最大限度地发掘利用获得的信息。同时，应加快制定发展人群队列的相关保障政策与监管法规，改进现有监管制度。对于队列建设和运行发展中涉及的安全与伦理问题，结合我国实际情况，制定符合国情的队列数据安全管理规范、伦理和隐私保护规范等。切实保护参试者的隐私和权益，加强我国人类遗传资源保护和利用，为队列资源的全面临床应用与产业有序发展提供全面的规范。

3. 人才培养

经过前期队列的建设，我国已经对队列研究中的适宜技术和关键技术进行了研究，完成了技术储备，也凝聚了一支包含流行病学、临床医学和分子生物学等多学科人才的团队。大型人群队列的人才梯队建设应该是多学科人才队伍的支撑和团队合作，特别是具有生物医学背景和分析计算能力的复合型人才。在队列建设中，应发挥中国优势，委托有优势的机构，专职进行国家级队列和大数据平台建设，采取长期稳定支持的机制体制，打破原有项目资助的形式和考核形式，确保人才队伍的稳定性，从而保证国家级队列的稳定建设。

4. 伦理和法律法规

大型队列是人类遗传资源采集、保藏和利用的重要平台，需明确三项目标，妥善处理四个关系。第一，需树立全社会遗传资源开发利用伦理准则，锁定伦理准则基准点；第二，需探索遗传资源开发共享路径；第三，需在管控层面探索负面清单制度。同时，处理好保护和开发之间的关系、科研和产业之间的关系、国内和国际之间的关系、公共接受度和专业接受度之间的关系。在新的历史条件下，党中央、国务院高度重视人类遗传资源的开发与保护，于 2019 年 5 月出台了《中华人民共和国人类遗传资源管理条例》，这必将促进我国人类遗传资源的合理开发利用，为我国以及全球的生物医学发展做出贡献。

第二节 生物大数据

随着生物大数据的指数级增长，生物医学研究正向数据密集型的第四科学范式转变。如何实现从"组学"到临床与健康人群数据的健康医疗大数据的汇交、综合管理、利用和共享，实现多层次临床与研究数据的深度挖掘和高维度、全方位的有机整合，将健康医疗大数据迅速转化为可供医生使用的精准诊疗方案，是精准医学实现的关键。

一、国际发展状况与趋势

1. 发展现状与趋势

生物大数据已成为国家战略资源，拥有数据的规模和运用数据的能力将成为国家综合国力的重要标志，欧美日等充分认识到这一点，相继提出战略规划，引领生物大数据的开发。2012 年，美国即启动"大数据研究与开发计划"，对发展生物医学大数据做了重点规划；美国 NIH 则推出"从大数据到知识"（BD2K）计划，提出多项举措提高生物医学数据的价值；2018 年，NIH 又发布《NIH 数据科学战略计划》，为推动生物医学数据科学管理现代化制定路线图，以提高医学数据的利用价值。美国精准医学计划开展的同时，也推出相关准则与政策，以推动数据共享，并保护隐私和数据安全。2014 年，英国医学研究理事会（MRC）启动"医学生物信息学计划"，通过建立耦合复杂生物数据和健康记录新方法，解决关键的医学难题；英国健康数据研究所（HDR UK）于 2019 年发布的《研究所一体化战略（2019—2020）》，提出了基于大规模数据和先进分析方法，改善科研和临床现状、提升公共健康水平的 20 年愿景，将健康数据科学工具和技术的应用分析列入优先行动计划。日本科学技术振兴机构研发战略中心也于 2019 年提出"推进数据整合和人类生物医学研究"战略建议，将疾病和医学知识结构化 / 构建下一代电子病历系统列入其关键发展主题。一些大的企业，例如谷歌、微软、特斯拉等公司都在通过构建以超大规模数据为基础的通用基础设施，如以 GP-3 等为代表的人工智能大模型，以提高数据质量和利用层级，满足社会对不断增长的数据资源利用的高端和普惠需求。

美国、欧洲和日本早在 20 世纪即开始布局生物大数据的国家级系统。目前，美国国家生物技术信息中心（NCBI）、欧洲生物信息研究所（EBI）EMBL 数据和日本 DNA 数据库（DDBJ）三大生物数据中心已经形成了全球生物大数据的绝对垄断。此外，欧洲 EBI 推出"泛欧洲生物信息学计划"（ELIXIR），通过欧洲生物信息分布式网络促进多国数据的协同共享。美国NCI 又于 2018 年推动建设国家级大数据系统，用于寻找免疫治疗的生物标志物，该系统由四个癌症免疫监测和分析中心（CIMAC）和一个数据存储中心及癌症免疫数据共享中心（CIDC）组成。英国健康数据研究所由英国医学研究理事会牵头，英国工程和物理科学研究委员会（EPSRC）提供技术支撑，整合国家医疗体系的数据，以 6 个区域为基础开展健康医学研究。

生物大数据快速发展，相关产业市场前景巨大，但整体尚处于探索起步期，产品成熟度普遍不高。产业上游主要涉及基因测序服务、移动医疗软硬件开发制造，以及基于数据监测、采集和整合管理的基础平台建设等。在生物大数据产业中，受益于信息技术、测序技术和传感技术的发展，基于器械/设备（machine based）的商业模式已相对清晰，相关产业逐步铺开，但基础平台建设总体上仍处于初步发展阶段，覆盖率和应用率还十分有限。下游应用层，主要是基于数据挖掘和预测的深度服务，更具商业价值和影响力，包括远程医疗健康服务、指导临床实践、医疗资源配置和绩效评估、支持生物与医学研究、服务药物筛选和研发、个体化医疗等，由于其技术涉及内容更加复杂，基于假设（hypothesis based）而非基于设备本身，需要信息技术与专业知识的有效集成，目前仅有极少数大型信息技术企业推出相关的产品和服务（如 IBM Watson），相关的产业模式还不清晰，目前尚属探索起步阶段。

2. 关键科学问题和前沿发展方向

数据零散分布、难以有效整合，数据挖掘能力难以满足飞速增长的数据产出等问题是目前生物大数据整体面临的巨大挑战。生物医学研究数据呈现出种类繁多、内部结构高维复杂、内涵丰富、数据相对分散、难以高维度多层次交汇共享等特点；生物医学临床数据则具有数量巨大、增长迅速、质量控制困难、来源广泛繁杂、难以标准化与结构化等特点。数据量越来越大，则需要速度更快的数据压缩、传输、分析方法；数据维度越来越高，需要更加准确的降维方法。

针对生物大数据当前发展趋势与面临的问题，其主要前沿发展方向包括：① "组学" 生物医学研究数据和人群 / 临床真实世界数据（real world data，RWD）的整合；②大数据交互共享、深度学习、高维度整合与挖掘、知识图谱和人工智能驱动的影像分析；③微观、介观和宏观的前沿实验技术的跨尺度、全数据链 "会聚" 技术；④数据驱动的生命科学、基础医学、临床医学、信息科学、计算科学、工程科学多学科交叉融合技术；⑤新一代互联网、区块链、边缘计算和去中心化的生物医学大数据存储和处理技术；⑥ AI- 生物医学；⑦生物医学大数据标准规范、整合路径；⑧数据密集型生命科学研究新范式；⑨国家生物医学大数据基础设施。

二、我国发展现状与趋势

1. 国内发展现状

生物大数据是精准医学实现的关键，在大数据技术快速发展和医学发展需求的推动下，国家更加重视健康医疗大数据对国家科技创新、经济社会发展和国家安全的支撑作用，宏观政策环境不断完善。国家规划从顶层对大数据管理与利用进行布局，"十二五" 期间提出建设科学数据库、促进科学数据共享，并重视建设国家生物信息中心等；"十三五" 期间更是布局并推动建设国家生物医学大数据基础设施、建立多层次精准医疗知识库体系和国家生物医学大数据共享平台等，并规划实现全员人口、电子健康档案和电子病历三大数据库的数据融合、动态交互和共享。2015 年 8 月，国务院发布《促进大数据发展行动纲要》，在政府数据开放共享等方面进行部署，提出加快医疗健康服务大数据工程。"十三五" 期间，国务院先后印发《关于促进 "互联网 +

医疗健康"发展的意见》《关于促进和规范健康医疗大数据应用发展的指导意见》，对健康医疗大数据的基础资源数据库完善、信息平台的互联与共享、数据安全保障、新业态培育以及法规和标准体系建设等方面进行了全面部署。2018年，国家卫健委发布《国家健康医疗大数据标准、安全和服务管理办法（试行）》，通过建设健康医疗大数据中心推动健康医疗数据互联，消除信息孤岛，并提出了区域集中应用和国家一体化大数据中心建设的方向和要求。同时，对于国家临床医学研究中心的建设，国家也明确了系统加强临床科研资源共建共享、推动健康医疗大数据等资源的高效整合利用的职责。

2. 国内发展基础与优势

我国生物样本资源丰富、医疗信息化水平高，产生了海量复杂的高维度生物大数据，同时，国家级生物大数据中心的建设持续推进，有助于实现数据的有效存储、管理和分析，将有力支撑我国未来医学模式转变和相关产业创新。

我国具有庞大的生物数据资源优势及世界领先的数据产出能力，是名副其实的生物数据生产大国。人类基因组计划实施以来，以新一代测序技术和质谱技术为代表的各类组学技术的飞速发展，推动我国生命组学数据呈指数级增长，对国际生物数据资源的贡献日益增大，30%以上的国际基因组数据来源于中国。同时，国家部署了多个大型人群队列研究，如大型自然人群队列、重大疾病专病队列等，以及人类遗传资源库建设等，产生了大量长时间、广空间的数据。表型组从分子、细胞、组织、器官、个体等多层面描述了高维数据，真实世界数据回顾性地汇总分析海量的临床信息数据。与此同时，健康档案、电子病历、医学影像等医疗数据呈指数增长，大量基于疾病患者组织样本的组学数据也不断产生，打造了我国在健康医疗数据量、规模方面的优势。此外，国家医改政策和行业应用需求对卫生信息化平台建设产生了巨大的拉动作用，全国71%的省（自治区、直辖市）启动了省级卫生信息化平台建设，约50%的委属医院、42%的省属医院和38%的市属医院已启动医院信息平台建设，我国在适应国内复杂异构网络环境和医疗信息系统接口方面具备明显特点和优势。

我国生物大数据的基础设施和数据中心建设持续推进。2017年，国家卫健委牵头的"1+5+X"健康医疗大数据应用发展总体规划开始实施,包括建设1个国家数据中心、5个区域中心,并结合各地实际情况建设若干个应用发展中心。健康医疗大数据已初步形成由三大集团公司"国家队"主导、企业参与搭建的格局,容纳全民健康医疗大数据。通过该模式可推动健康医疗数据互联融合、开放共享,消除信息孤岛,促进大数据技术与健康医疗服务的深度融合应用。2019年6月5日,科学技术部、财政部联合发布了《关于国家科技资源共享服务平台优化调整名单的通知》,公布了包括生命科学和医学在内的20个国家科学数据中心。与此同时,国家人口与健康科学数据共享服务平台、国家蛋白质科学中心、中国科学院微生物研究所大数据中心、国家基因库和上海生物医学大数据中心等各种类型的大数据中心相继建成。我国已逐步具备形成国家级生物大数据中心的研究基础、设施架构、技术支撑体系。2019年,国家生物信息中心在中国科学院北京基因组研究所挂牌,中国科学院将以创新的体制机制为牵引,整合院内外的科研工程建设力量,全力建设以京津冀地区、长三角地区和粤港澳大湾区为主要节点的国家生物信息中心。这标志着我国生物大数据统一管理进入实质建设阶段。

3. 国内发展面临问题与挑战

整体来看,我国生物大数据仍存在缺乏国家层面的有效管理与利用数据的体制、机制和环境,数据存储、标准、规范、安全、共享、利用技术发展不足等问题。具体问题包括:①数据无汇交机制,导致数据存储碎片化、管理分散、流失损耗严重。且数据资源零散、无规模,难以形成可应用的有效知识。②数据标准规范主要参考国际标准进行适应性改造,但标准化水平低,管理混乱。③数据无安全保障,无国际交流窗口。目前国际基因组数据30%以上来源于中国,长期以来我国被迫持续成为世界最大的数据输出国(这个状况在我国把生物安全提升到国家安全的高度,并不断出台相关法律规定之后有所改善)。④国家级大数据管理、汇交和共享平台还缺乏权威性、依从性和高质量的数据治理、标准制订以及服务能力,保有的数据质量参差不齐,开放共享受国际、国内的政策与技术的双重限制。⑤数据存储、检索、挖掘、解读等数据处理技术水平低,分析工具及知识库系统严重依赖国外,生物大数据的开发利用水平远落后于欧美。⑥卫生信息化方面,缺乏支撑临床科研的跨医院的数据协作网络。⑦在产业方面，与国际巨头公司微软、IBM 的早期介入相比，我国企业刚刚起步，新兴的企业技术相对落后。

三、我国发展战略与重点方向

（一）发展思路和发展目标

聚焦精准医学中的生物大数据关键科学问题，搭建大数据整合分析平台和专业化的大数据搜索引擎，研发高效算法，形成强大的计算存储能力和服务支撑能力，研发数据密集型科研新范式通用技术支撑平台和 AI 驱动的生物医学大数据操作系统，满足精准医学研究和应用的数据驱动需求；研发可用于精准医疗应用全过程的生物医学大数据质量评估、参考咨询、分析判断、快速计算和精准决策的系列分类应用技术平台，推动精准医学研究的临床应用。

我国生物大数据的发展核心是推动我国生物医学研究向"数据密集型"第四范式转化，特别聚焦生物医学大数据创新链的"会聚"研究。即从假说导向实验型研究向数据驱动智能计算型转变，"干／湿"分离研究转变为理论实验结合复合研究，孤立零散分析转向系统高维整合分析，真实世界定性描述向大数据驱动定量建模发展，从单学科研究迈向跨学科汇聚，以及开展自主创新研究，摆脱依赖国外技术和数据信息的局面等。

（二）重点方向和战略举措

1. 整合资源，搭建标准管理、共享和利用的国家生物医学大数据基础设施

面向国家与社会需求，建设以服务为导向的国家生物医学大数据基础设施。在规范获取和标准化基础上，整合针对生命复杂体系的生物医学大数据，构建以交互共享为导向的综合性数据仓库，大幅提升大数据治理能力，研发 AI 驱动的生物医学大数据操作系统，开发垂直领域 AI 大模型，为挖掘数据价值提供先进的计算分析技术和应用场景；支撑生命科学向数据密集型研究范式的转化，促进生命科学与医学、数理科学的多学科融合，实现"会聚"研究的能力大幅提升。国家生物医学大数据基础设施的功能定位为：生物医学大数据标准化整合、安全管理、高效共享的存储中心，生物医学大数据交

互利用、智能挖掘关键技术开发场景和应用服务中心，面向社会公众的生物医学大数据开放研究与服务平台，国际数据交流接口和合作研究基地。

2. 开展生物大数据技术研发

在生物大数据技术开发方面，突破生物大数据的安全存储、高性能计算、高效压缩与智能化调度以及深度挖掘等一系列关键技术，并形成系列自主知识产权的软件产品及核心专利。除了发展通用的信息技术外，针对生物大数据本身的特点和领域发展瓶颈，大力支持发展各类组学大数据中心，推动专业数据和知识库构建，并提供技术服务；在大数据标准化和大数据集成、融合技术，医疗数据表述索引、搜索与存储访问技术，面向重大疾病的大数据处理分析与应用技术，医疗数据处理分析与应用技术等方面充分布局。通过大数据管理、集成、共享、分析、转化和标准化等核心技术的突破，有效地将价值密度较低的生物大数据转化为价值密度较高的知识并迅速利用，从而使数据形成先进的生产力。

3. 研发精准医学人工智能技术与临床决策支持系统

整合标准化的医疗、健康、生命组学数据，结合疾病的大规模、高质量真实世界数据，研发可用于精准医学应用全过程的生物医学大数据质量评估、参考咨询、分析判断、快速计算和精准决策的系列分类临床应用技术平台；研发基于深度学习的多尺度生物标志物发现方法及系统；研发适用于精准医学临床决策支持系统的术语体系；突破知识图谱技术向知识库转化的应用瓶颈；研发以患者临床精准诊疗、评估、预测等为导向的集成分析引擎；研发基于图形处理单元（GPU）加速的多尺度决策工具包；建立面向疾病风险预测、早期筛查、分子分型、靶向治疗、疗效和安全性预测、预后监控以及个体化治疗的临床决策支持系统；将研发的精准医疗临床决策系统通过大型综合医院验证并推广。

四、资助机制与政策建议

（1）加强对生物大数据领域的长期的战略部署和规划，将生物大数据作为未来生物医学研究和生物产业的一个重要方向，并研究制订长期发展规划，将数据所有放授权的第三方应用、数据可用不可见等原则细化，从政策和技术上推动数据的流通、交易和安全应用，从而在未来科学研究的竞争中占领先机。

（2）推进生物大数据法规体系建设。生物大数据治理是生物大数据开放共享、充分利用的保障，包括相关标准制定、数据汇交共享、隐私保护等。我国通过不同部门、不同方式陆续制定了相应的管理办法和法规。但由于其法规层级较低、相关规定分散，以及没有相应的实施举措，因此，建议科学技术部、国家卫健委等有关部门推动生物大数据相关法规建设。在隐私保护方面，明确生物大数据权利主体的界定、授权，规范数据的隐私保护、采集、使用、交易等过程。

（3）在原有的数据管理办法规定的汇交共享制度基础上，制订可行的数据汇交共享激励机制，激励科研人员、医疗系统提交数据。建立监督管理机制，对提交的数据数量和质量进行审核，给予评级评分和项目是否予以结题的建议等，最终提高数据汇交质量。

（4）建议尽早组织专家及有关部门成立生物大数据标准化工作组，研究制订生物大数据标准体系并予以推广，提高我国生物大数据标准化建设水平。

（5）加强基础设施的优化配置与人才队伍的建设，从而能够集中力量进行科技攻关，形成具有自主知识产权的核心技术与优势产品，进一步与产业对接，以构筑完整的产业链条。

第四章

精准防诊治方案

第一节　基因检测技术

一、国际发展状况与趋势

（一）国际发展现状与趋势

1.基因检测含义以及在精准医学中的地位

基因检测本质上是对核酸（包括 DNA 和 RNA）的检测，包括基因和非基因序列，包括特定的核酸序列，也包括广谱的非特异序列。基因检测的用途包括疾病的风险预测和评估、疾病的诊断和精准分型、疾病的精准用药指导、疾病的预后和转归预测与随访监控，是精准医学的核心技术和平台，也是体现从生命数字化角度进行个体化诊疗的核心理念的体现。同时，基因检测也是生命相关各个领域的重要研究和应用方法，覆盖生命科学和医学基础研究、临床基因诊断、健康筛查、新药研发、遗传育种、物种鉴别、生物进化、民族源流、考古、公安破案和司法鉴定等。

从技术维度看，基因检测基于序列获取、解读，同时延伸到改写和构建生物信息。目前，基因组学信息整合转录组、蛋白质组、代谢组等形成多组学，和医学影像、可穿戴设备、数字技术等结合构建数字化生命健康，实现因时因地因人的个体化诊疗、预防和健康管理。

从产品维度看，在我国，基因检测从 20 世纪 80 年代后开始在遗传病产前诊断研究中应用；90 年代 PCR 技术推动了基因检测在病原性疾病中的应用；此后随着测序技术的进步，遗传病基因检测和诊断也逐渐应用起来，个体特征识别的基因检测在公安和司法系统逐渐应用；20 世纪末诞生的基因芯片和 21 世纪初涌现的二代测序技术极大推动了基因检测在遗传病、恶性肿瘤和传染病等疾病中的应用。从 2014 年无创产前基因检测（non-invasive prenatal testing，NIPT）产品获批上市以来，已上市基因产品主要集中在医疗器械及新药范畴。医疗器械包括以基因芯片扫描仪、dPCR（数字 PCR）/qPCR（荧光定量 PCR）、测序仪、质谱仪为主的设备及配套生产原料和试剂耗材（如分子生物学和诊断专用酶、核酸抽提纯化、文库制备、靶向捕获、建库、质控等），以植入前遗传学检测（preimplantation genetic testing，PGT）、NIPT、携带者筛查、肿瘤伴随诊断（靶向基因检测）和肿瘤早筛为主的检测试剂盒产品。

2. 国际基因检测与精准医学的宏观环境

从全球范围来看，以基因技术为代表的生物技术被提升到新的战略高度。2020 年 11 月，美国国家人类基因组研究所（NHGRI）继 2003 年和 2011 年后，再度发布新一轮的战略愿景规划。2021 年 1 月，美国总统拜登宣布将任命人类基因组计划的核心科学家埃里克·兰 德（Eric Lander）担任白宫科技政策办公室主任和总统科学顾问（该职位首次被提升到内阁级别）。全球十余个国家陆续加入自 1998 年开始、2015 年左右加速的基因队列研究。我国在 2016 年也启动了为期 5 年左右的近 60 万人的基因队列研究，以地理区位或疾病类型为专题的基因队列研究将为基础研究和转化应用沉淀海量数据和提供基线参考。

3. 基因检测技术及应用精准医学的现状

（1）基础研究，包括基因组、转录组、蛋白质组、代谢组学在内的多组学研究加速发展。2020 年 2 月,《自然》期刊发布了当时最全面的癌症基因组图谱研究——泛癌种全基因组研究项目,涵盖 38 种癌症类型,构建起了巨大的癌症数据资源库。宏基因组等技术的发展使得微生物组研究快速发展。2020 年 11 月《自然 - 生物技术》(*Nature Biotechnology*)发布了地球微生物组基因组图谱,将已知细菌和古细菌的系统发育多样性扩展了 44%,使科学界对微生物组多样性有了更进一步的全面了解。在生物多样性方面,对动植物基因组的研究有助于理解进化机制和指导育种,以及制订濒危物种科学保护措施。"地球生物基因组计划"(Earth BioGenome Project,EBP)于 2018 年正式启动,计划 10 年内对地球上所有 150 万种已知真核生物的基因组进行测序、编目和分类,预计耗资 47 亿美元,是人类基因组计划之后的下一个生物学"登月"计划。

(2)科技突破。二代测序技术方面,Illumina 公司在 2020 年推出了中通量测序仪系统 NextSeq 1000 和 NextSeq 2000,长读长测序获得较快发展。2020 年 7 月,国际端粒到端粒联盟(T2T)在《自然》期刊上报道了重大成果,利用 Nanopore ultra-long、PacBio、10X Genomics 等多种测序技术,成功组装出首个端粒到端粒的无缺口人类 X 染色体完成图,这为重建完整人类参考基因组序列踏出了关键一步。在疫情期间检测需求的推动下,长读长测序 ONT 平台在临床应用和推广方面取得飞跃式进展。

(3)产业发展。基因产业整体处于产业格局初始化后的高速发展阶段。同时,由于基因行业基于不同技术和不同应用领域而有较大差异。在国际基因检测技术应用精准医疗的产业化方面,从投融资数据看处于产业集中化的阶段。2020 年,国外基因行业共发生 115 起投融资事件,融资金额达 78.64 亿美元。产业化的发展重点方向包括数字 PCR 一体机、生物信息整合表型的大数据分析、长读长测序应用、肿瘤精准医疗等。

(二)国际重点发展方向

国际上,基因检测技术发展迅速,精彩纷呈,特别是在二代测序技术领域。一方面,测序的速度仍然在不断加快,成本逐渐下降;另一方面,测序建库技术越来越简便易行,临床应用需求的核酸提取、建库、测序和分析一体化的仪器也不断涌现。单细胞多组学研究发展突出,单细胞测序的多元化技术和平台争奇斗艳，转录组和表观组分别检测和同时检测、微生物单细胞基因组和转录组技术逐渐完善，单细胞空间转录组技术已经日趋成熟，空间精度不断提高。单细胞代谢组和蛋白质技术也在不断发展之中。单分子测序技术（第三代测序）更加精准，应用逐渐广泛，特别是纳米孔测序平台小型化和便捷化，在各种野外现场和未知微生物快速检测方面具有独特的应用空间。基因检测自动化大趋势，除了二代测序检测一体化之外，多家公司的数字 PCR 一体机系统已经推向市场，可减少人工操作，提高实验质量和通量。

低频突变检测技术不断发展，超级 ARMS-qPCR 技术能够检测 10^{-3} 的特异低频突变；数字 PCR 能够检测出 10^{-4} 的低频突变并精确定量；基于一致性测序原理的二代测序技术能够将测序错误降低到 10^{-7}。这些技术方法在肿瘤液体活检、遗传病 NIPT 和环境诱变剂评估等方面具有重要意义。

遗传变异，特别是结构变异的检测不仅需要染色体核型分析、荧光原位杂交（FISH）、基因拷贝数变异（CNV）芯片和二代测序，还需要长读长测序（第三代测序技术）等和光学遗传图谱分析技术，将这些技术整合在一起，才能对基因组的结构和变异进行完整解析。短读长测序很难或无法检测到包括结构变异在内的很多可能致病的遗传变异类型，导致部分病例无法获得准确诊断，这正是长读长测序技术发挥其价值的所在，可加速临床遗传病和肿瘤的临床诊断。

生物信息整合表型的大数据分析结合测序数据等生物信息和临床表型信息，建立临床诊断等工具和模型是发展必然和重点。以人类表型本体（human phenotype ontology，HPO）为代表的标准化表型条目架构和基于自然语言处理的医学文本处理技术发展迅速，分析范围向表型组解析转变，显著提升了疾病表型与基因型关联的分析效率。我国已经实现 HPO 的汉化和创新，形成 CHPO 数据库和搜索引擎。

二、我国发展现状与趋势

（一）国内发展现状

1. 基因检测与精准医学的宏观环境

以基因产业为代表的生物医药技术成为我国"十四五"规划建议再度强

调的九大战略性新兴产业之一。2020 年 11 月，第 21 期《求是》杂志发表的习近平总书记署名文章《国家中长期经济社会发展战略若干重大问题》中提到，"要更加重视遗传学、基因学、病毒学、流行病学、免疫学等生命科学的基础研究，加快相关药物疫苗的研发和技术创新，高度重视信息和大数据技术在这些领域的应用"。基因大数据作为"生命健康的新基建"，已成为出生缺陷防控、肿瘤防治、公共卫生、科技兴农、生态保护等方面重要的技术基础。

2021 年 3 月 18 日，国家药品监督管理局正式发布了最新修订的《医疗器械监督管理条例》（以下简称《条例》）。其中，《条例》的第五十三条提到："对国内尚无同品种产品上市的体外诊断试剂，符合条件的医疗机构根据本单位的临床需要，可以自行研制，在执业医师指导下在本单位内使用。具体管理办法由国务院药品监督管理部门会同国务院卫生主管部门制定。"此次修订顺应了国内医疗器械产业的发展趋势，从鼓励创新、简化流程，鼓励临床试验、全生命周期医疗器械监管等方面进行改革，并在科技立项、融资、信贷、招标采购、医疗保险等方面予以支持，从而使创新体系在国家层面加以完善。在体外诊断领域，《条例》在法律法规层面首次赋予了实验室自行研制试剂模式合法的身份，对于以第三方检测为主要商业模式的 NGS 肿瘤早筛、伴随诊断、宏基因组二代测序（mNGS）等创新型检测项目开发企业是一大利好，影响深远。

2020 年，相关地方政府也明确鼓励加快基因检测、基因治疗产业发展。粤港澳大湾区作为改革创新的前沿，八部门联合发文助推药品医疗器械监管创新发展，依据《粤港澳大湾区药品医疗器械监管创新发展工作方案》的内容，临床急需、已在港澳上市的药品可有条件地于粤港澳大湾区的内地 9 市使用，深化"放管服"改革将有力推动湾区生物医药产业的发展。

与此同时，国家对生物安全的相关政策将进一步收紧，以此防范生物技术产业快速发展过程中可能隐含的风险，保障生物产业健康有序的发展。2020 年 7 月，第十三届全国人大常委会第二十次会议对《中华人民共和国刑法修正案（十一）（草案）》进行了审议，首次将非法基因编辑、非法采集和使用国家人类遗传资源等纳入刑法规制范围。随后 10 月出台的《中华人民共和国生物安全法》，也将人类遗传资源有关活动的安全管理纳入监管。

2. 基因检测技术及应用精准医学的现状

整体上，我国基因产业经过泡沫期和探索期后处于高速发展期（新兴领域仍在探索），少部分领域与国际水平相当，大部分还有差距，尤其是在资质获批和产品应用方面。得益于政策窗口期、稳定的市场需求增长、技术迭代及资本"回暖"，我国基因产业的格局已经初具生态，整体处于初始化后的高速成长期。

从地理区位来看，国内基因企业超过 80% 聚集在经济发达的一线城市。根据基因慧公司统计的 2020 年 1～12 月的投融资数据，国内 127 起基因企业融资事件中，北京、上海、深圳、杭州和广州这五大城市的企业占比超过 75%，从中可以看出区域的聚集性。

2019 年 7 月科创板开市，2020 年 10 月国务院宣布 A 股将全面放开注册制，进一步推动以基因检测为代表的生物技术企业登陆资本市场。港股生物科技板块（由 41 家生物科技股组成）2020 年全年股价涨跌幅为 31.9%，远高于同期恒生指数涨跌幅（-3.40%）。截至 2020 年 12 月 31 日收盘，港股生物科技板块市值高达 17 955 亿港元。

（二）国内发展基础与优势

1. 基础研究

在基础研究层面，我国基因检测理论和技术研究整体上仍落后于国际水平。相对而言，在测序技术、群体测序、单细胞测序领域有较强的发展优势。

群体测序依赖于我国在 2016 年启动的人群队列研究和人口红利。人口级队列研究为群体基因组研究提供基础数据，成为精准医学时代建立人群或疾病分层基线的核心方法。2020 年 4 月，宁光院士团队领衔"中国代谢解析计划"（China Metabolic Analytics Project，ChinaMAP）发布了当时最大规模的中国人群高深度全基因组测序和表型研究成果。单细胞测序技术可以深入研究细胞和组织的异质性，为生命科学和医学提供全新的研究视角，随着技术的发展和成本的下降已迎来成果转化的爆发期。张泽民教授研究团队于 2020 年 6 月在《细胞研究》（*Cell Research*）上发表成果，首次实现了一种可以从头预测细胞空间关系的单细胞转录组测序数据分析方法，克服了原来方法需要参照数据的限制。

2. 产品应用

以华大智造基因测序仪为代表的二代测序平台催化了国际市场整体测序价格降低，同时逐步建立起国产测序生态，加速了基因科技普惠应用。2020年，华大智造 DNBSEQ-T7 成为全球首台同时获得欧盟 CE-IVD 认证及中国医疗器械注册证的超高通量基因测序平台。在长读长测序方面，齐碳科技公司于 2020 年 9 月推出中国第一台自主研发的纳米孔基因测序仪 QNome-9604。在应用方面，成熟的 NIPT 技术应用于出生缺陷防控，是我国基因检测技术应用的典型范例。自 2014 年起，NIPT 技术在出生缺陷防控体系中得到广泛应用。甲基化作为肿瘤早筛标志物的地位也有了明显的提升，包括泛生子、诺辉健康、康立明、博尔诚、燃石医学、鹍远基因、和瑞基因等公司均开发了基于甲基化的肿瘤早筛产品。

3. 产业发展

我国在基因检测整体产业发展方面并不具备绝对优势，相对优势包括两方面：一方面是基于《"健康中国 2030"规划纲要》和市场需求的精准医疗需求优势；另一方面是基于国产化智能制造带来的成本降低的优势。2022 年，华大智造科创板 IPO（首次公开发行）获批，加速了基因检测产业智能制造的国产化替代。测序上游仍存在细分产业机会，瞄准小型仪器和长读长测序仪的窗口，不少创业企业得以发展，如真迈生物、齐碳科技、赛纳生物等公司收获了上亿元融资。

（三）国内发展面临问题与挑战

对于国内发展面临的问题与挑战，基因慧公司调研了近百位政策、科研、临床、产业和资本界的一线专家，总结摘录了他们认为的国内基因检测发展面临的问题与挑战，具体如下。

1. 遗传资源管理、质量控制和规范化

中国人类遗传资源管理科学规范，特别是数据信息管控仍需重视；基因检测行业的规范化需要进一步加强；无论是医院还是第三方独立医学实验室，

主管部门应结合试剂盒申报与实验室认证相结合的办法进行管理。

2. 临床表型和基因型连接

基因检测在疾病的精准诊断和干预中至关重要。现实中很多遗传病/罕见病患者仍然没有获得明确诊断，在辗转就医的路上奔波。医疗体系中各个环节需要建立更为有效且持续的连接，临床表型数据和基因数据需要通过"共同语言"更为准确地相互对应。

3. 基因检测数据解读和遗传咨询师的认证

高通量基因组测序的临床应用已经非常广泛，对检测数据的准确解读依然是制约其良好应用的瓶颈，尚鲜见针对二代测序结果解读的规范，包括序列数阈值，以及灵敏性、特异性评估的临床标准。伴随着行业的进展，亟须加快遗传咨询人员的培养与职业资格认证体系的构建，以推进检测数据、报告及相关临床实践的规范化。

4. 肿瘤早诊的技术、政策和资本支持

我国在过去的20多年里在基因组学研究中持续地投入和钻研所带来的成果，最成熟的是NIPT，其次是肿瘤伴随诊断和早诊。在癌症的预防、筛查和治疗方面需要国家和地方政府更强有力的政策支持，高校和研究所提供更多的原创技术，投资界注入更多的资金。

5. 更为完善的罕见病用药保障机制

2020年国务院出台《关于深化医疗保障制度改革的意见》提出要"探索罕见病用药保障机制"。通过国家医保谈判，《医保目录》又新增了系统性硬化、亨廷顿病等8种罕见病的适应证药物，扩大了罕见病保障范围。在2020年新冠疫情严峻的情况下，浙江、湖南、河北、山东、陕西宝鸡、广东佛山等地将戈谢病（Gaucher disease）、糖原贮积症Ⅱ型（Pompe disease）等高值罕见病药物纳入大病保险或医疗救助范围，积极探索罕见病高值药的地方创新支付模式。

6. 质控、伦理和生物安全

尽管有约10款二代测序仪伴随诊断Panel获批，室间质评满分数量增多，

但质量参数要求和国际水平仍有差异。在获得终端市场和资本市场认可的同时仍需高度重视技术端研发，特别是产品端的质控，这是整合产业链的普遍风险点。百万级人群队列研究及千万级新冠筛查的大数据管理和转化过程中，对于数据安全、隐私和生命伦理的把控，是监管和产业化的难点，也是产业发展与协作的最大风险点。

7. 肿瘤早筛的"泡沫"

肿瘤早筛（screening）与肿瘤早检（early-detection）的概念混淆或扩大化，给资本市场带来一定程度的泡沫，造成研发同质化严重，也或将埋下与NIPT 早年类似的市场危机隐患，例如对前瞻性样本的技术验证缺乏足够重视、加速产品上市过程中缺乏相应资金支持等。肿瘤早筛产品开发的最大挑战是大规模前瞻性临床研究，包括大规模临床患者样本的分析、对患者长时间的随访、持续性的验证等。

8. 国产化和跨界合作的战略布局

国产化是产业契机，也存在风险：一是缺乏国际技术合作容易导致故步自封；二是已发展成头部机构的企业可能会垄断市场。在药企等跨界合作过程中，如"新药创制＋伴随诊断"同步研发和报证，基因检测产品企业"陪跑"药品生产企业，后续阶段基因企业基于资源的变现或者相互跨界延伸产业，极可能陷入在人类遗传资源管理、生物安全与资本投入之间难以平衡，同时不易脱离的境地。在这些方面需要提前做好产业战略规划。

三、我国发展战略与重点方向

（一）发展思路

1. 近期：推动基础研究和应用研究

我国近年在基因领域的基础研究获得了较大的进步。例如，以汤富酬、张泽民为代表的研究团队在单细胞领域发表了诸多具有全球行业影响力的研究成果；以复旦大学的金力院士、樊嘉院士等为代表的研究团队推动了群体基因组学和队列研究。但整体上，我国在基因检测技术领域的基础研究与国际前沿仍有一定差距，包括测序的核心部件、分子生物学专用酶、核心生物信息核心算法和常用公共数据库以及时空组学等方面。应用研究层面的差距相对更大，如测序数据应用伴随诊断、遗传咨询等方面，基本处于"跟跑"的阶段，埋下"卡脖子"的风险。

2. 中期：建设基因检测技术和应用的基础设施

2020 年国内外基因行业融资的三大热门"赛道"是基因诊断、基础设施和基因治疗，但国内外投资侧重点有所不同。国内的融资较多集中在热点的基因诊断领域，其中 70% 的融资企业集中在肿瘤基因检测"赛道"；而国外融资事件最多在基础设施领域，其中生物技术基础设施和信息技术设施的比例接近一半。从长期看，基础设施的赋能作用和竞争力更需受到重视。

3. 长期：培育上市龙头企业，带动产业集群

参照行业发展的脉络，Illumina 公司收购 Solexa 后成为国际测序龙头企业，加速行业发展的同时掌握产业话语权十余年，在设备销售、NIPT 等转化应用的产品化过程中主导了相关标准的制订。我国基因检测行业的龙头企业华大公司基于国产化测序仪，加速国内产业规模化。从各区域发展来看，南京、成都、武汉、杭州等地在加大基因检测方向投入的同时侧重不同赛道的龙头企业培育，这有利于实现全国产业生态化以及蓄能地方产业及经济发展动力。

（二）发展目标

1. 加大基础研究投入，跟跑并部分领跑核心领域

基因检测领域，不仅科学和技术发展迭代快，而且与基因治疗、基因编辑、基因合成等领域密不可分。因此，提高基因研究投入是重中之重，特别是基因测序技术、分子诊断专用酶、单细胞技术、生物信息核心算法、临床诊断数据库等方面。

2. 建设新一批基因技术转化应用协同创新平台

在早期以"生物信息"为基础的协同创新平台的基础上，结合高通量测序等新兴技术，建立新一批基因技术转化应用协同创新平台，形成我国基因

领域的核心数据及技术的共享、协作及转化应用机制。

3. 建立专业的产学研一体化平台

目前基因检测技术的发展，离不开产学研的深度连接、协作和转化。建立一批专业的产学研一体化平台，涵盖基础研究、应用研究、转化应用、产业发展、监管及应用方专家与机构，推动核心领域的核心技术的转化应用和产业化。

4. 建立产业联盟，形成重点培育和均衡发展的生态环境

在新冠疫情市场需求以及国产化的契机下，我国基因检测企业短期获得快速发展和地方政府的重点培育。为了均衡发展的生态环境建设，提前避免垄断格局形成，应形成产业联盟，在重点培育龙头企业的同时，扶持一批创新中小企业以及科研机构知识产权孵化和加速，形成阶梯式可持续发展业态。例如，基因检测联盟（筹）在 2019 年全国会议讨论的基础上，由全国 200 多家检测机构共同参与总结了 4 篇临床遗传病基因检测全流程规范化共识探讨的文章，于 2020 年发表在《中华医学遗传学杂志》上。

（三）重点方向

1. 基于基因检测和多组学的传感染防控体系

传感染防控的技术平台和产业化极具期望，亟须建立短周期、高灵敏度、高通量、低成本的核酸检测平台，包括发展 PCR、mNGS，以及联合传统微生物检测技术，快速诊断感染指导临床精准的抗菌药物选择，并进一步推动具有安全性高、免疫原性低、制备时间短等优势的核酸药物产业的快速发展。

2. 单细胞测序和时空组学

单细胞科研服务属于相对成熟市场，2019 年我国国家自然科学基金批准资助 113 个相关项目，经费合计 6609 万元；近年来获资助项目数量也呈快速增长态势。在临床应用方面，随着传统测序行业的孵化，生殖、肿瘤等领域转化应用加快，特别是新药靶标筛选和验证、药效和动力学评估、适应证和伴随诊断开发等；在技术方面，应提升高通量单细胞分选、单细胞基因组扩增、空间基因组学、单细胞多组学等技术及大数据的挖掘分析能力等。

（四）战略举措

1. 建设基因大数据转化应用中心

在应用研究、转化应用亟须快速发展的当下，在我国南方建设基因大数据转化应用中心迫在眉睫，与国家生物信息中心，形成"研究—转化"的双轮驱动，形成前沿基因研究文献信息、基因序列信息、生物信息、转化应用成果的收集、展示、开放及协作平台。

2. 建设产业数字化平台和智库

在基因检测技术和产业高速迭代的当下，信息的不对称形成战略偏移、资源浪费、市场乱象以及供需失衡的现象，亟须建立专业的产业数字化平台和智库，覆盖专家库、企业库、知识库，为政策制定、行业共识、科技推广、企业搜索等提供专业信息引导以及数字化平台支撑。

3. 建设专业人才的教育平台

2020 年，我国将医学遗传学作为二级学科，开启了这一专业临床医生的专业化职业化发展，并设置出生缺陷防控咨询师（遗传咨询师）新职业，这预示着基因行业人才发展进入新阶段。基因行业是一个信息数据密集、高度专业化并高速演进中的行业，从业人员层次复杂且具有较高技术门槛，包含医学遗传专科医生、基因组学科学家、检测技术人员、生物信息专家及遗传咨询师等。传统的教育体系从速度和机制上已无法满足需求。对专业人员的职业化教学培训，对转化应用和人才输入至关重要。

四、我国发展的政策建议

基因检测是精准医学研究和应用的重要环节。一方面，需要大力支持发展各种基因检测创新技术，包括相关仪器、设备、检测试剂和分析软件；另一方面，需要加快加大基因技术在精准医学领域中的应用和推广，包括疾病诊断和治疗靶点的筛选与鉴定，靶向新药的研发，伴随诊断试剂盒和仪器的研发与应用等。

法规和政策是纲，提纲挈领，纲举目张，制定和出台支持基因检测和精准医学发展的相关法规和管理条例最为重要，特别是推动基因检测产品和临床应用的政策的引导胜过亿万资金，产学研在良好政策下激励自身活力。

基因检测属于引领技术，我国基因检测技术虽然取得了长足发展，但在上游端还存在一些"卡脖子"的环节，从国家和地方层面引导和支持企业与研究单位开展基因检测的仪器和试剂盒研发与协同攻关也非常重要。

基因检测技术研发和应用的人才匮乏，特别是人类疾病的遗传变异筛查和解读的遗传咨询亟须发展，需要培养不同专业领域、不同层次和不同应用的遗传咨询师和相关人才。

（一）法规体系

1. 出台激励精准医学相关基因检测产品临床应用的政策

基因检测技术已经发展 30 多年，临床应用也已经 20 多年，已经是最为常见和普遍使用的检测技术之一，完全可以适当放宽相关的管理，降低申报的门槛，缩短审查的周期，常规的基因检测产品审核由省（自治区、直辖市）相关部门负责；加快实验室自行开发试剂政策的具体落地实施；鼓励创新，创新技术和创新产品的绿色通道要更加通畅。

2. 国产化同时引入"鲶鱼机制"

在金融领域反垄断的政策环境当下，生物领域的反垄断显得更为重要。在国际国内"双循环"和国产化的利好窗口期，在保障国内企业高速发展的同时，建议引入"鲶鱼机制"，即引进一批符合我国国情的海外创新企业参与开放式竞争，促进我国企业加强市场先进性的机制。

3. 加强政企沟通和政策解读

政府在出台关键的法规政策时，建议与相关科研、临床特别是产业机构之间形成顺畅的政策解读机制，避免误读，例如实验室自行研制试剂政策的实施细则等。

（二）资助机制

1. 加大各级政府和企业资金对产业的引导和支持

基因检测的源头技术创新还需要各级政府和企业资金的引导和支持，资助产学研一体化的研究和应用模式，以应用为导向，边研究边应用。政府资金属于引导型，吸引更多社会和企业资本，打造精准医学基因检测资本的绿色生态链。

2. 对高层次人才的配套队伍进行资助

近年来，我国各地方政府陆续重金引进国外高层次人才，但落地效果低于期望值。除了少部分的市场原因外，主要原因是缺乏配套队伍的建设和资助。建议建立高层次人才的配套队伍资助，包括管理人才、阶梯式研发人才、孵化器（机构）、加速器（机构）等配套，对已有人才巩固投入并加强后续研发转化应用机制。

3. 对开展公共服务、核心技术及基础设施研发的初创企业进行资助

资源的倾斜，对于资助集中的头部企业，意义多为"锦上添花"，而对于还没有形成一定规模的开展公共服务及核心技术基础设施研发的初创企业来说则是"雪中送炭"。例如，职业人才培训和教育企业，国产测序仪、分子生物专用酶等产品研发企业，产业信息服务和创新平台等，加速这些核心节点的企业成长，有助于产业生态的均衡和可持续发展。

4. 将产业端的一线资深人才纳入专家评估队伍

由于基因检测行业的技术迭代迅速且信息密集，不同项目评审时所需专家的专业背景差别极大。建议产业端的一线资深人才加入专家评估队伍，从产业端反馈一线、客观、中立的信息，有利于保持资助项目的先进性和均衡性。

5. 对具有前瞻意义的产品研发进行资助

对于部分创新产品，如罕见病诊断、肿瘤早诊等产品，国内外在居民健康消费习惯和医保支付制度上存在差异。这对产品的商业化价值提出了极大挑战，亟须在研发端给予资助，协助初始化阶段的发展。

（三）人才培养

1. 建立多层次人才培养体系

基因检测是一个以生物学为主涉及多学科的技术领域，需要培养复合交

叉人才，需要从事检测原理到应用技术开发、试剂研究、仪器制造和应用研究的大批人才。我国在上游源头创新和下游基础应用方面的人才急需培养。高校、企业和行业学会（协会）等需要联手建立人才培养的立体网络，采用学位学历教育、非学历教育和短期培训等方式，培养满足社会和企业需求的包括博士、硕士、本科和大中专学生在内的多层次人才。

　　建议国家卫健委、劳动人事部和教育部分别或联合出台鼓励基因检测行业人才培养和认证执业的相关政策，特别是临床需求日益增加的遗传咨询师的培养迫在眉睫。随着基因数据生产的低成本、高通量和普遍应用，基因数据的解读显得极为关键，我国相关岗位人才缺口极大。除了市场运营的短期培训外，建议设立专业的职业人才培训机构，重点是对遗传咨询、健康管理、数据挖掘等人才的培养。

2. 采取多元化人才培养措施

　　目前基因检测技术领域的校企共建多集中在头部企业，形成一定的资源倾斜。对于具有创新理念、创新技术和创新机制的企业，建议有关部门协调其与科研机构、临床机构共建联合培养中心，除了理论教学、短期实践外，相互参与对方的项目，以项目带动创新人才培养。

　　随着移动互联网以及 5G 技术的成熟，在线教育成为当下的重要人才培养方式。对于基因检测行业，由于其技术高速迭代及复杂性，缺乏师资力量，建议通过在线教育扩大覆盖面，同时沉淀知识库。

　　吸纳产业人才导师具有重要意义。在基因检测技术快速产业化的当下，产业端的信息密度和知识存储，对于加强学科建设和人才创新理念的培养必不可少。建议吸纳产业端的专业人才作为高校的特聘教师或导师，加强科研和产业交流。

第二节 分 子 影 像

一、国际发展状况与趋势

随着人类基因组计划的顺利实施，分子生物学技术和生物信息学的快速发展，特别是随着功能基因组学、蛋白质组学、药物基因组学等研究的发展和系统生物学的推广，精准医学的概念在此背景下被提出并发展起来，并逐渐成为现实。精准医学是以个体化医疗为基础，应用现代遗传技术、分子影像技术以及生物信息技术，结合患者生活环境和临床数据，实现精准的疾病分类及诊断，制订具有个体化的疾病预防和治疗方案。

分子影像被视为精准医学的"眼睛"，使精准医学可视化，为精准医学定靶。分子影像（molecular imaging）是通过多种生物医学成像技术［光学、核素、磁共振成像（MRI）、计算机断层扫描、超声等］和分子探针技术（小分子探针或纳米探针）的深入结合，对生物活体内细胞或亚细胞水平的特定分子的生物学过程和行为，在影像方面进行定性和定量研究的科学。分子影像起源于20世纪90年代末，近十多年来产业逐步形成，发展极为迅猛，被誉为新一代的生物医学影像技术。分子影像不仅能够无创、可重复地提供活体的、定量的、实时的可视化分子及基因信息，还可以提供多分子相互作用的信息等独特的个体化信息，因此被认为是比其他生物标志物更有效地和更能直观地反映疾病发生发展过程中特定的分子事件的示踪方法，有助于在分子水平上理解疾病的发生和发展机制。分子影像在精准医学领域的应用包括：①利用分子影像技术观察个体疾病起因、发生、发展等一系列病理生理变化，进行疾病的早期诊断；②通过设计特异性探针，直接显示药物治疗靶点的分子改变，进行疾病的早期治疗；③药物及基因治疗监测，对精准医学的疗效进行监测。

分子影像在分子生物学与临床医学之间构建了桥梁，被评为未来最具有发展潜力的十大医学科学前沿领域之一。分子影像学的优势可以概括为三点：①可将基因表达、生物信号传递等复杂的过程转变成直观的图像，在细胞或分子水平更好地理解疾病的发生机制及特征；②能够发现疾病早期的分子改变及病理改变过程；③可在活体上时空动态地观察药物或基因治疗的效果。

分子影像的应用拓展了对于肿瘤、心血管、神经等重大疾病的机制的认知，并以此为基础，推动了人类对相关疾病的精准化和个体化诊疗，显著缩短了新型药物的研发和应用周期。由于分子影像技术的创新和发展，肿瘤等重大疾病的早期诊断和精准治疗拥有了新的技术手段。因此，加强分子影像相关技术的研究，对于提高我国整体医疗水平并显著降低医疗成本，以及打破国外在高端医疗领域中的影像技术的垄断，都具有战略意义。

目前，分子影像技术已从传统的单一生物标记成像发展到多模式、多方位的生物标志物成像。多模式成像技术，如 SPECT/CT、PET/CT、PET/MRI 及 PET/MRI/ 光学成像的融合，使得细胞的结构、功能、代谢及细胞和分子水平变化的可视化成为可能。另外，纳米技术的发展也推动了多功能成像纳米探针的开发。今后，通过开发和应用多模式成像的探针和显像技术，整合各种影像技术的优势，新型分子影像技术将由实验室走向临床，从而进一步推动精准医学的发展和进步。

二、我国发展现状与趋势

1. 科研水平

我国分子影像学的研究与国外几乎同时起步，发展迅猛，拥有一批具有国际竞争力的人才、团队和基地，在多个领域处于国际领先地位。我国多项研究表明，分子影像学在疾病的精准医学临床决策中具有重要价值。例如，我国研究人员应用 CT 增强成像和图像数模方法评估了早期（Ⅰ～Ⅱ期）非小细胞肺癌患者的无病生存率；运用治疗前后的 MRI 数据，开发并验证了一种具有良好性能的影像组学模型，用于无创性预测和评估局部晚期直肠癌患者经新辅助放化疗的治疗效果。

此外，分子影像的发展使得大量起病隐匿、病因不明及分期不全的疾病得以明确诊断，以及早期干预和治疗效果的时空动态监测。例如，我国研究团队应用 18F-MPG PET/CT 对肺非小细胞癌（包括原发性和转移性肺非小细胞癌）患者进行无创成像，实现了对患者表皮生长因子受体激活突变状态的精准量化评估。在重大神经精神疾病诊治方面，分子影像作为中间桥梁可以整合分子、代谢、功能及结构等多个层面的信息，为研究脑疾病的发病机制、临床早期诊断及治疗药物作用机制与疗效评价提供了客观指标。浙江大学临床科学家团队通过建立儿童癫痫 PET 脑代谢数据库，结合核磁共振、脑电图以及多年的临床随访，不仅将儿童非手术癫痫病灶从国际上 15%~39% 的检出率显著提高到 79%，还发现了单胺神经递质系统参与抗癫痫药物所致认知功能障碍的工作机制，为癫痫儿童认知功能障碍治疗提供了潜在靶点。

我国众多分子影像研究团队在影像组学方面也做出了重要工作。北京大学肿瘤医院与中国科学院自动化研究所医工交叉合作，利用智能方法提取影像特征进行分析，实现直肠癌新辅助放化疗效果定量评估 AUC 值大于 0.9，极大地减少了新辅助放化疗后直肠癌患者过度手术治疗。广东省人民医院与中国科学院自动化研究所研究团队合作，成功将结直肠癌淋巴结清扫的假阳性率由 70% 降低到低于 30%。中山大学附属第三医院、中国人民解放军总医院与中国科学院自动化研究所医工合作，通过深度学习的智能方法识别弹性图像异质性特征，实现了肝硬化、重度肝纤维化分期诊断精度等同穿刺病理。

目前，我国分子影像研究发展迅速，多学科交叉协作，做出了出色的成果，推动了分子影像的临床转化。

2. 学科布局

分子影像学是多学科交叉渗透、相互促进和协调发展的结晶，主要侧重于应用物理学和化学的理论、技术和方法来研究生物体各层次的结构和功能，阐述生命过程的机理。2010 年，我国成立"中国生物物理学会－分子影像学专业委员会"。2012 年 7 月，中华医学会放射学分会分子影像学组成立，分子影像学研究队伍日益壮大成熟，其涵盖的范围已经大大地超出了放射学的覆盖范围。目前，分子影像学涵盖放射学、核医学、超声医学乃至化学、材料学、分子生物学、生物医学工程、物理学等多个学科。分子影像学的发展使得不同专业的多学科交叉融合，优势互补，为了解活体生理、病理过程的复杂性和多变性开辟了崭新的途径，必将推动生物化学、生物物理学、生物工程学和基础医学、临床医学相互促进，协调发展。

目前，分子影像学在学科布局上仍存在一些问题。在知识架构方面，各个领域的专家基本都只在自己的专业方向见长，对其他领域相对了解较少；在合作方式上尚缺乏整体的、宏观的、学科间的合作，缺乏机会真正进行广泛、深入的交流；在人才培养方面尚处于分散的各个学科单独培养的局面……未来几年，这种局面将会随着对这些问题的认识而发生革命性的变化，分子影像学新的时代即将到来。

3. 人才梯队

培养具有创新精神和创新能力的高素质人才是 21 世纪高等教育的核心问题。随着生活水平的提高，人们对医疗水平的需求提高，分子影像学专业人才的培养直接关系着医疗水平的突破、发展和完善。培养高素质创新型的分子影像学人才有助于加快我国分子影像学发展的步伐。

目前，我国分子影像学人才培养已逐渐形成相对成熟的体系，现已建立五年制本科、七年制本硕、八年制本硕博，以及硕士、博士和博士后等架构合理的培养梯次。作为分子影像学人才培养的另一重要途径，继续教育和进修班，鼓励从业人员积极参与到再教育中，这在提高分子影像学人员专业水平方面的作用不可小觑。此外，为将分子影像学渗透到基层一线，分子影像学网上教育已经启动。然而，我国分子影像学从业人员及相关领域人才依然缺乏，学科宣传力度不足，国民对分子影像学了解较少，乃至成为"冷门"医学专业，未受到广大学生以及临床工作者的青睐与重视，因而限制了分子影像学相关领域人才的培养。

4. 国家政策

我国的医学事业面临的形势与其他国家不同，需要面对十几亿的庞大的人口基数，而且人口老龄化日趋明显，各种慢性疾病（包括心血管疾病、糖尿病、肿瘤、神经精神疾病等）高发，因此我国开始瞄准医学科技国际前沿，抓住机遇，推动精准医学发展。我国在基因组和蛋白质组学方法的研究领域紧跟国际前沿，分子影像、药物靶点、人工智能也迅猛发展，在精准医学发展的基础层面与西方国家保持同步。

分子影像是实现精准诊疗的重要"桥梁"，可为实施精准医学提供重要的数据支持，更加符合我国当前临床实际需要。近些年来，我国政府对于分子影像学领域，也加大了支持的力度。《国家中长期科学和技术发展规划纲要（2006—2020年）》中强调"交叉学科和新兴学科"是"学科发展"的重点，指出"基础学科之间、基础学科与应用学科、科学与技术、自然科学与人文社会科学的交叉与融合，往往导致重大科学发现和新兴学科的产生，是科学研究中最活跃的部分之一，要给予高度关注和重点部署"。分子影像学研究得到了国家卫健委、科学技术部和国家自然科学基金委员会的高度重视，国家自然科学基金从2004年开始资助分子影像学项目，专门设立医学科学三处，将分子影像学研究列入资助范围之内。而后又于2008年将分子影像学研究列为重点项目，2010年列为重大项目，在2011年依然给予大力度的支持。国家973项目早在2006年就将分子影像学研究作为重大项目进行支持，863项目也为分子影像学的发展创造了条件。2016年3月，国家自然科学基金的"十三五"发展规划将分子核医学列为优先发展领域；国家"十三五"期间实施的100个重大工程及项目中，"研制核医学分子影像设备"名列第31位。由此可见，我国分子影像学的发展主要归功于我国对分子影像学的重视，以及国家给予的经济资助和政策扶持。

5. 问题和挑战

我国发展分子影像学面临诸多问题与挑战，其中最突出的问题是开展分子影像学研究所需要的核心测序仪器设备与关键性前沿技术主要依赖进口。与国外产品和技术相比，我国自主研发产品与创新能力存在一定差距。另一突出的问题是国家层面的顶层设计与统筹规划协调有待于进一步加强，医学科技资助多途径、碎片化现象严重，缺乏攻关合力，导致医疗数据库和生物资源库共享机制缺乏。目前存在的一个现实问题是国家稳定性医学科技投入仍显不足，分子影像学科研项目与临床精确诊治结合不够紧密，在国家层面制定基因诊断、患者数据安全、临床新技术新产品监管等政策法规体系尚不完善。这些不足限制了我国分子影像学引导的精准医学以及相关前沿科技的发展。

三、我国发展战略与重点方向

当前，我国的医疗模式正由粗放向精准进行转变，分子影像学在未来精准医学时代必将起主导引领作用。我国分子影像学发展的重点方向为：以国家战略需求为导向，以解决研究和应用的关键问题为重点，针对肿瘤、神经精神疾病、心血管疾病等重大疾病的早期诊断和精准治疗，开发多功能分子影像探针，发展在体、实时、高空间分辨率的分子成像新技术，监测生物分子在细胞内时空动态分布、行为与代谢，实现疾病的发生、发展及转归等全过程的时空动态影像可视化，完善基础—转化—临床全链条研究，实现重大疾病的精准预警、精准诊断与精准干预，开展重大疾病的精准诊疗方案，推进相关生物医学技术和设备的临床转化和产业化。总体上看，我国分子影像学未来的发展主要体现在以下几个方面。

1. 肿瘤分子影像

恶性肿瘤已成为威胁我国人民生命健康的头号杀手。《临床医生癌症杂志》（ *CA: A Cancer Journal for Clinicians* ）、《自然》、《科学》等国际权威期刊纷纷刊文指出：肿瘤分子水平诊疗将是未来医学的发展方向和新模式，而在体分子靶点的特异识别及靶向干预则是实现肿瘤分子水平诊疗的最关键技术。通过对肿瘤发生过程中关键生物标志物进行分子成像，对肿瘤起病、发生、发展等一系列分子病理变化和特征实现在体可视化观察追踪，而不再单单是通过疾病终末期的解剖结构的改变，从而实现在疾病的发生、形成阶段进行有效的干预，延缓、阻止或逆转疾病的发生。对于肿瘤晚期需要放化疗或靶向治疗的患者，在肿瘤解剖影像基础上综合考虑肿瘤代谢、增殖、乏氧、受体状态等与治疗密切相关的个体化信息，制订合理的治疗方案，或选择针对特定的分子改变机制的靶向药物，从而为患者量身制订最佳治疗方案。同时，可以在肿瘤治疗期间进行肿瘤的时空动态变化观察，实现疗效监测、评价及预后评价，及时优化治疗方案。近年来，随着影像检查技术、图像后处理及分析方法的飞速发展，肿瘤诊疗进入精准医学时代。以 PET/CT、PET/MRI 为代表的分子影像技术在肿瘤的精确诊断、分期、疗效评价及预后评估等方面独具优势，与常规影像检查相结合更能优势互补，提高诊断效能。

当前，我国分子影像学领域的发展始终面临三大关键问题：①分子影像学研究角度局限，当前分子影像学研究过于局限于单一层面上的、单一分子事件中的某个分子靶点的识别，但肿瘤具有复杂的分子事件网络，全面地揭示肿瘤组织生物学性状和特征须依赖于分子成像技术和策略的创新；②我国分子影像探针研发技术落后，现有的分子探针构建、合成技术等大都被美国及欧洲的研究机构垄断；③基础研究成果向临床转化困难，我国分子影像学研究目前主要集中在临床前的实验动物水平。

分子影像具备在体、原位、直观及可定性定量的优势，使得肿瘤分子水平的早期乃至超早期发现、精确诊断、靶向治疗及疗效监测成为可能，从而成为解决肿瘤分子诊疗问题的重要手段。未来研究应在集中攻克难题上，以推动肿瘤分子影像学研究走向应用。

2. 神经分子影像

随着人口老龄化的加剧，神经系统疾病发病率逐年升高，严重影响患者生活质量，给家庭乃至国家造成严重的经济负担。然而目前，大部分神经系统疾病病因不明、诊断不清，且临床治疗以缓解症状为主，尚无有效的治疗方法。神经分子影像能够实现无创、在体、可重复地在细胞及分子水平反映神经系统功能活动，在阐明脑损伤与修复的病理机制、干细胞治疗示踪、神经系统疾病药物研发及神经受体显像等方面具有独特优势，是当今国际上的研究热点。同时，神经分子影像可准确、直观地监测神经系统活动的部位和范围；可在生理状态下无创地、可重复地研究人体神经系统的功能活动，使人体神经系统的活动更为直观。由此可大大缩短神经系统药物的研发时间，减少大量的人力物力投资。

当前，以PET为代表的多种神经分子影像技术已被广泛应用于神经精神疾病及认知神经科学等领域，以探索用于神经系统疾病早期诊断、治疗和疾病发展监控的生物标志物。随着国家"精准医学研究"和"脑计划"等重大科学计划的相继部署，神经分子影像迎来了前所未有的发展机遇。未来，我们需深入挖掘PET/CT和PET/MRI神经影像技术特点和优势，实现痴呆、帕金森病、癫痫、抑郁症等重大神经精神疾病的精准诊治；积极推动分子影像学与神经精神疾病研究等领域的紧密结合，围绕脑疾病与脑功能关键科学问题，积极开展源于临床、高于临床、回馈临床的基础与临床交叉研究，推动神经分子影像可持续发展。需要指出的是，神经分子影像强大的应用潜能需要不断地开发更加灵敏、更为特异性的放射性核素标记配体（分子影像示踪剂），同时也需要合适的数理模型和分析方法对庞大的数据进行筛选分析。因此，多学科的交叉合作将成为必然。

在神经科学领域，神经分子影像正显现出重要的地位和作用，它能实时、无创地监测脑内特定靶点的变化，在大脑生理、病理等方面提供大量有价值的信息，为实现神经精神疾病的精准医学创造了可能。神经分子影像的发展和推广为广大神经精神疾病患者带来了福音——疾病早期的精准诊断不仅使患者可以尽早进行有效治疗，从而缓解病情、延长生存期、提高生活质量，而且可以减少因无法确诊而四处奔走求医的艰辛。

3. 心血管分子影像

推动分子影像在冠心病诊断、冠状动脉病变程度和范围评价及心肌活力判断、预后判断和疗效评估，以及通过分子显像监测心脏移植排斥反应，评价急性心肌梗死与心肌炎等方面的应用具有重要意义。由于心血管系统本身固有的解剖及生理学特点，在活体进行心血管分子成像具有一定难度，例如，心脏跳动及血管的搏动会产生运动伪影；分子探针多经血液途径，血流的冲刷对其药代动力学提出更高的要求等。需要指出的是，在心血管分子影像中，分子影像探针的开发是一个重要的研究领域，特异性靶向对比剂的开发研制将影响心血管分子影像的进程。多通道影像探针的开发与利用也将是研究热点之一。

尽管许多研究仍处于临床前的研究探索阶段，但是目前的研究成果已使我们隐约看到未来心血管分子影像学的发展潜力，这些研究成果转变为临床应用将促进疾病的早期发现和治疗，将对临床医学产生划时代的影响。未来，我们需要进一步了解个体心血管疾病过程的分子机制，开发更多针对特定心血管疾病部位的新型分子影像探针。同时，分子生物学、细胞生物学、药理学、医学物理学、化学等多学科研究人员的交叉合作是心血管分子影像不断向前发展的前提。

4. 影像组学

随着医学的发展，现代医学模式逐渐向精准医学模式过渡，而传统的影像信息无法满足精准医学的发展需要。病灶形态或功能上的变化是由患者个体的基因、细胞、生理微环境、生活习惯和生存大环境等诸多因素共同决定的。例如，临床实践中发现，相同 TNM 分期的肿瘤患者，预后并不相同。若在常规影像学诊断基础上，通过深度挖掘数据，寻找出疾病的内部特征，从而反映人体组织、细胞和基因水平的变化，将会对临床医学产生重大影响。基于这一理论，影像组学应运而生，它借助大数据分析手段从海量数据中挖掘出肉眼视觉难以定量描述的高通量特征，并将其与患者的临床资料和病理等信息进行关联，从而实现对某种疾病的疗效评估和预后预测等，指导并优化临床决策，最终实现精准医学。

目前，影像组学的研究主要集中于肿瘤，未来应在深入挖掘各种肿瘤影像特征的同时，扩大涉猎范围，如神经精神疾病、心血管疾病等，以促进全人类健康。此外，我国影像组学核心技术和专业人才不足，影像组学研究涉及医工交叉学科，需要医学和工科紧密合作，未来应加强培养专业的影像组学特征提取和分析人才，加强医学和工科的紧密合作。另外，需要指出的是，影像组学是一种大数据分析方法，其研究结果需在多中心进行验证，对数据的标准化、算法的可重复性和可靠性都有严格的要求。因此，多中心交叉合作、影像数据规范化和标准化、数据的完整性，以及算法的可重复性和可靠性验证是未来影像组学发展的前提和面临的挑战。

影像组学将拓展传统医学影像的临床应用范围，促进精准医学的发展。未来需要多学科交叉合作，推动影像组学的临床转化。

5. 人工智能

21 世纪是一个大数据时代，人工智能与医学的结合将成为必然趋势。实现分子影像学与人工智能有效的结合，用人工智能来识别、诊断肿瘤等重大疾病，成为医生智力的延伸和助手，提高疾病的检出率和准确性，是时代发展的需要。随着人工智能技术的发展，传统影像结合临床资料的模式将发展成为定量的分子影像结合临床资料进行疾病诊疗的模式，以达到疾病早期诊断、判断疾病分型和精准预后预测的目的。因此，基于人工智能技术的分子影像学将成为精准医学发展战略前沿。未来，应构建由分子影像数据、基因检测数据、病理分析数据组成的大数据分析平台，进行定量化分析，利用人工智能方法，结合临床资料进行精准诊断、疗效评估和预后判断；研发多源信息融合技术，实现多源数据的标准化、规范化，从而构建多中心、多病种、多模态、多参数的医学影像大数据资源平台。

6. 高端仪器设备

分子影像的快速发展需要高端影像仪器设备的支撑，高品质、高效率、高覆盖率、高性价比、高可及性是当前国内医疗市场对医疗影像设备性能的要求。在医疗仪器设备发展中，医学影像设备一直占据着重要地位，同时也是医疗设备高端产业化的代表。伴随着科技的发展，医学影像设备的发展日趋迅速，功能也日渐完善。然而，在高端医疗器械市场，国外产品在大部分市场中处于垄断地位，尤其是在高端影像诊断设备方面，目前依旧是国外品牌占据主导地位。2018 年全国核医学现状普查结果显示，我国 PET 显像设备共有 307 台 [其中 PET/MRI 9 台，PET/CT 298 台]，其中国产设备仅有 32 台，仅占总市场的 10.5%；虽然与 2015 年相比，PET 设备增加了 61 台（24.8%），但是影像设备的数量仍然无法满足日趋增长的就医需求。

此外，我国人口分布不均，呈城镇化分布，东部地区人口占全国人口的94%，领土面积占 43%，而西部人口占比仅为 6%，领土面积占 57%。由于城镇化和人口老龄化的问题，大型影像设备市场需适应医疗保健服务模式的改变，要随着整个医疗和健康事业向前发展；而且由于资源分布差异大以及医疗服务需求增高，大型影像设备市场还需适应医疗改革的需求。目前，国产企业自主研发的高端医疗影像设备与国际水平差距在缩小，并且与国外品牌相比较，本土医疗设备具有服务更加便利的优势。因此，随着国内影像医疗设备需求日益增加，未来国家政策应加大对国产设备的扶持，加大国产设备的研发力度，鼓励国产企业扬长避短，从各方面完善服务，引导国产高端影像设备向高端化、国际化方向发展，促使国产设备达到世界领先水平，更好地推进精准医学的实施进度。

四、资助机制与政策建议

1. 资助机制

未来我国分子影像精准医学的发展需要政府的推动，在资助方面应做到有的放矢。

（1）推动 PET/CT 检查进入医保范围。PET/CT 检查是一项有效的检查和治疗手段，目前临床已经确定其在一些癌症中具有重要作用，比如肺癌、卵巢癌等，淋巴瘤患者在治疗过程中至少需要进行 3 次 PET/CT 检查。然而 PET/CT 检查价格高昂，目前尚未进入我国的医保及其他商业保险承保范围，限制了其在临床的应用，因此我国应加速将 PET/CT 纳入医保报销范围。

（2）推动分子影像学研究发展。近年来，分子影像学已经成为影像学中研究的热点，国家应拓展科研经费来源渠道，加大科研经费投入，推动分子影像学的发展，推动多学科之间的合作，推动多中心的合作，从而推动我国在精准医学道路上快速发展。

（3）推动大数据发展。实施国家大数据战略，落实大数据发展行动纲要，全面推进重点领域大数据高效采集、有效整合、公开共享和应用拓展，完善监督管理制度，强化安全保障，推动相关产业创新发展。

（4）推动人工智能发展。加快人工智能支撑体系建设，推动基础理论研究和核心技术开发，促进人工智能在健康医疗领域的应用。

国家应大力鼓励分子影像技术的研发，如分子影像设备的开发、新型分子探针的开发等，辅助肿瘤、神经精神疾病、心血管疾病等临床疾病的诊疗，推动新药的临床转化。同时，国家应发现、引进、培养以及用好人才，形成有利于人才成长和能力发挥的科研环境和学术氛围，有效整合各部门人才资助计划，形成国家层面的、面向全体科研人员的资助计划。

2. 法律法规

为实施精准医学计划，我国不仅要加强医学科技研究资助机制，还应通过我国政府相关机构如国家市场监督管理总局，制订基因诊断等临床新技术新产品的评审和监管、隐私保护、数据安全相关的政策法规以适应监管需要。同时，加强放射性分子显像剂的监管运输制度，保障放射性分子显像剂的安全正常转运。加强影像从业人员的辐射防护体制，规范大型影像设备的临床运行和使用制度，在保障分子影像从业人员健康安全的前提下，大力发展分子影像学。

3. 人才培养

人才是指具有宽厚的知识基础、丰厚的文化底蕴、极强的问题意识和极高的创新能力的人才。目前，我国分子影像学仍处于人才匮乏的状态，据了解，即使规模较大的国内分子影像中心，也只配备 3~4 名专业技术人员。此外，分子影像学涉及医学、物理化学、生物信息学、纳米技术、遗传学等多个学科，对人才综合素质要求高，既要有扎实的理论知识，又要具备较强的实践操作能力，同时还不乏科研创新能力和职业道德素质。因此，国家应以拔尖创新人才的培育和引进为抓手，探索人才队伍建设的新机制。党的二十大报告指出，"人才是第一资源"。分子影像学引领精准医学的发展，其最核心的问题是人才培养和引进。为此，首先，国家必须要用好人才、留住人才，协同创新，为其提供更加广阔的事业平台；其次，青年人才也要摒弃功利心理，做学问、做研究需要定力和坚持；最后，国家应着力培养并引进拔尖创新人才，为有潜力的青年才俊创造良好的科研条件和平台。结合当下，需进一步完善体制，用宏伟事业感召人才，用良好环境凝聚人才，用优质服务吸引人才，用合理待遇激励人才；以更大的魄力改革创新人才政策，破除论资排辈、求全责备的观念，放开视野选人才，不拘一格用人才，使青年人才能够人尽其才、才尽其用。

培养具有宽广的知识覆盖面和开阔视野的高层次人才需要交叉学科的发展与合作。开展学科交叉的学术活动，以促进和引领高层次创新人才培养质量的提升；开展具有学科交叉特色的创新实践活动、促进创新团队的建设和完善等政策都将为未来精准医学的发展带来新希望。

五、结　　语

精准医学有望实现对疾患的精准诊疗，改变现有医疗模式，提高治疗效果，降低医疗成本。分子影像学能为实施精准医学提供重要的数据支持，更符合我国当前临床实际需要。我国分子影像人员、设备、临床及科研现已具备一定规模，取得了令人瞩目的成绩，能够初步适应并支撑精准医学作为国家战略的需要。

分子影像学的出现提示新的医学影像时代的到来，其发展使医学影像不同学科的"强强联合"成为可能，从而实现使医学影像学科体系更加完备、科学、合理，使影像学科和影像技术形成良性互动、相得益彰。同时，分子影像学的发展对于复合型影像人才培养、学科科研实力和学术水平的提高起到推动作用，从而形成多学科多赢的局面，将是未来精准医学发展的方向。分子影像学不仅促进精准医学革命性的发展，也为了解生物过程的复杂性和多变性开辟了崭新的途径，推动生命科学的进程。分子影像学的发展还将促进生物化学、生物物理学、生物工程学和医学影像学等多学科的融合。整合临床和基础研究资源优势，发展学科交叉和多学科协作对推动我国分子影像精准医学的发展具有重要意义。

随着分子影像学的不断发展，分子影像学将会在不久的将来对临床诊断和治疗产生革命性的影响，使在基因、分子水平上对疾病进行早期乃至超早期诊断和监测成为可能，为疾病的治疗提供新靶点和新方法。随着新型分子探针的开发以及设备的不断改进，未来分子影像学将推动精准医学的发展，显著惠及国民健康与疾病防治，为全面建成小康社会贡献力量。

第三节 免 疫 疗 法

一、国际发展状况与趋势

1. 国际发展现状与趋势

免疫的本质是区分自我与非我。人体免疫系统帮助人体有效抵御病原微生物感染和许多慢性疾病，维持机体健康稳态。生物疗法是指临床上利用活细胞或活生命体制成的药物来治疗人类疾病的治疗方法。从广义上来说，免疫疗法是包括基于免疫调控原理来治疗人类疾病的所有临床疗法的总称。免疫疗法也是一种基于免疫调节的生物疗法。基于治疗疾病种类不同，免疫疗法又可分为肿瘤免疫疗法、感染性疾病免疫疗法、自身免疫病免疫疗法、代谢性疾病免疫疗法和器官移植术后免疫疗法等。

免疫学研究的最终目标是防病治病，改善人类健康。免疫学需要和遗传学、生态学、数学、化学、物理学、材料科学及相关人文法律学科交叉碰撞，为实现人类防病治病健康生活的总目标服务。免疫疗法是免疫学研究在改善人类健康领域的具体应用和实践，其高效组织和实施取决于免疫学研究的前沿进展，还取决于社会经济、伦理、法律多领域的协同创新。

精准医学本质上是针对人类个体发生疾病时的最优化疗法的医学。人类基因组计划的成功实施，为精准医学在单个基因水平上的精准奠定了基础。过去20年，基于基因突变的精准诊疗发展很快，为靶向治疗药物提供了科学基础。对免疫疗法而言，单个基因表达在具有免疫抑制或免疫激活功能的不同免疫细胞中的单细胞水平上的差异，使得基于组织的单基因表达差异并不足以精准反映个体对免疫疗法的反应，这就需要开发基于单细胞的基因表达差异，结合临床诊治的医学数据分析，才有可能最终实现最优化的个体化免疫治疗。未来的精准医疗，重点在于开发基于单细胞水平上的基因表达差异及功能上的个体化免疫疗法。

2. 国际重点发展方向

免疫学研究起源于人类防治感染性疾病的医学实践。随着抗生素与疫苗技术的发展，过去一个多世纪以来，人类健康及预期寿命得到极大改善和提高，免疫学研究领域也不断拓展。当代免疫学研究领域涉及人类疾病诊治的绝大多数领域，包括但不限于感染性疾病、自身免疫病、恶性肿瘤、神经系统疾病、心血管系统疾病、器官移植、糖尿病及其他代谢性疾病等。国际上，当前免疫学研究的热点领域包括但不限于感染免疫、免疫代谢、新型免疫细胞亚型发育分化，以及免疫系统与神经系统、内分泌系统等相互交叉调控。免疫疗法当前重点领域包括免疫检查点疗法，T细胞疗法，单克隆抗体及双特异性、多特异性抗体疗法，预防及治疗性疫苗疗法，免疫调节小分子抑制剂疗法及各种联合免疫疗法等。

在感染性疾病领域，当前国际免疫学重点和热点问题是深入理解新冠病毒感染人体的生命周期、免疫学特性、宿主抗病毒先天性免疫及获得性免疫反应机理以及可能导致疾病严重和死亡的免疫途径。此外，针对新冠病毒感染的免疫疗法及疫苗预防的策略原理，以及SARS-CoV-2感染预防及免疫治疗的临床试验都是免疫学家热切关心和积极探索的领域。当前已有的新冠疫苗尚不足以完全切断和预防新冠病毒的感染和传播，彻底结束新冠疫情尚需更高效的新冠疫苗、新冠疫苗组合、抗病毒特效药及新型免疫疗法。

免疫代谢（immunometabolism）是一个近年来新兴的研究领域，旨在通过剖析关键代谢途径，如氨基酸代谢、核酸代谢、糖代谢及脂代谢等对免疫细胞发育、命运和功能的贡献及调控，从而推动对淋巴细胞免疫反应的代谢需求的理解，为基于代谢调节的免疫疗法提供理解基础及原创临床新靶点。

先天淋巴细胞（innate lymphoid cell，ILC）是近年来新发现的天然免疫细胞亚型。ILC 参与维持肠道、肺和皮肤的上皮完整性，并通过快速的细胞因子表达分泌，参与对病原体感染等人体疾病的快速免疫反应。基于单细胞分析技术的应用，不同组织器官中的 ILC 亚型及功能被深入解析，不同 ILC 亚型与获得性免疫细胞间的相互调控也是当前免疫学的研究热点。人体先天淋巴细胞发育分化谱系及在人类疾病免疫疗法中的应用尚待深入研究。

根据从 ClinicalTrials.gov 提取的数据，截至 2021 年 4 月，全球有 1358 个免疫细胞疗法进入临床试验。从 2020 年至 2021 年，这一数字增长了 43%，而 2019 年至 2020 年增长了 24%。大部分的增长是基于 CAR-T 细胞的免疫疗法临床试验（自 2019 年以来增加了 83%），以及涉及 TCR-T 细胞和肿瘤浸润 T 淋巴细胞的新型免疫细胞临床试验。此外，当前的免疫细胞临床试验，大多数是针对血液肿瘤的 CAR-T。针对患者众多、难以治愈的复发型恶性实体瘤，免疫细胞疗法依然缺少高效的特异性的免疫靶点。对于实体瘤 T 细胞免疫疗法来说，有至少有如下几点挑战尚待克服，包括：肿瘤免疫抑制微环境，T 细胞浸润、增殖及存活，肿瘤细胞的特异性识别及非特异性不良反应的控制等。

二、我国发展现状与趋势

1. 国内发展现状

过去十年中，我国的免疫学研究及免疫疗法发展迅猛，针对肿瘤的免疫疗法当前整体处于仅次于美国，居国际第二位的水平。据不完全统计，当前的免疫疗法临床试验差不多正以每两年翻一番的速度快速递增，这也从侧面反映了免疫治疗领域的快速发展。以肿瘤免疫细胞临床治疗为例，美国和中国分别贡献了 439 种和 305 种临床疗法药物制剂，占所有制剂总数的 74%。美国开发的大多数免疫细胞疗法多为原创新靶点，多处于临床前阶段，而中国开发的大多数制剂多为先前已进入临床试验的靶点，更易于推进进入临床阶段。

2. 国内发展基础与优势

基于改革开放回国留学人员及其培养人才的积累，我国的免疫疗法与基础科研一样，储备了扎实的科学基础及人才优势。比如，2019 年以中国科研机构为第一署名单位在《自然》、《科学》、《细胞》发表的免疫学论文达到 19 篇，较 2018 年增长超过 50%，管中窥豹，可见一斑。在基础免疫学领域，我国科学家在天然免疫信号转导、免疫细胞焦亡调控、B 细胞分化发育、T 细胞受体功能调控、效应性 T 细胞及调节性 T 细胞亚型分化发育及功能稳定性、抗新冠病毒免疫、天然免疫细胞激活疫苗佐剂等领域都有原创性成果，处于国际一流研究梯队。我国基础免疫与临床免疫研究交流频繁，临床免疫学家与基础免疫学家密切合作，临床免疫资源丰富，为推动我国免疫疗法相关临床试验打下了良好基础。以 PD-1 临床试验为例，在试验开始阶段我国的临床免疫疗法患者招募往往比国外有更高的招募效率。

3. 国内发展面临问题与挑战

当前，我国免疫疗法发展的主要问题是同质化过于严重，大家都习惯于做最好的第二名，缺乏勇于做真正的从 0 到 1 原创的科研及临床。不仅是基础科研尚缺乏更多的原始创新，新药领域从研发到审批，我们的创新精神都面临挑战。同样以 PD-1 临床试验为例，据药智数据的中国临床试验数据库不完全统计，目前国内关于 PD-1/PD-L1 临床试验登记数量累计有 657 条，涉及企业 150 余家，其中已有 183 条处于Ⅲ期临床试验阶段，产品差异化不明显，靶点大多相同，为重复过度研究。此外，免疫疗法所需的细胞分离培养扩增及回输的每一个步骤所需的试剂基本都从发达国家进口，依赖性严重，存在潜在的"卡脖子"风险。

三、我国发展战略与重点方向

1. 发展思路

我国当前免疫疗法的发展思路，正逐渐从做快速的最好的追随者，到做最新的原创的发现者转变。免疫疗法成功的关键点在于理解健康人体的免疫系统是如何维持免疫稳态保护人体不生病。当前我们对人体免疫如何运作的基本原理尚缺乏完整而深入理解，对人体不同器官、组织、系统之间，比如神经内分泌系统与免疫系统之间的交流知之甚少。要想有效开展免疫疗法，需要大力加强人体免疫学的基础研究。要从以单个基因为单位，向以单细胞为单位的精准医疗时代迈进。要想实现对个体最优化的医疗实践，需要科研、临床、药企、投资人、政府主管部门密切沟通，齐心协力来推动。

2. 发展目标

未来免疫疗法的发展目标为基于单细胞水平大数据平台的个体化精准免疫疗法。如前所述，同一基因在不同功能（免疫抑制或免疫活化）的免疫细胞中所起的作用可能会导致对免疫疗法的反应完全相反。这个特性导致个体化疗法必须在单细胞水平上实现精准。要实现这个目标，需要推动单细胞分析所需的仪器、试剂、数据生物信息分析工具的研发，免疫治疗相关靶点的发现，以及医学数据分享等相关伦理法规制度的完善。

3. 重点方向

疾病组织微环境的单细胞分析，包括测序、大数据及基于人工智能分析的靶点发现与临床应用。个体化体外诊断的有效性，决定了免疫疗法临床方案制订的合理性，也应是需要加强投入的重点方向。

4. 战略举措

我国应下大力气支持和发展免疫疗法相关的基础科研，特别是基于个体化分析的人体免疫学基础及临床研究；下大力气加强临床科研人才队伍的培养，推动以论文发表为导向的科研思维模式向以解决临床问题为导向的临床科研思维模式的转变；下大力气加强基于单细胞分析的产业生态链建设，重点解决潜在的"卡脖子"关键仪器试剂的国产化替代及超越，逐步实现中国研发、中国制造、世界使用。

四、资助机制与政策建议

（1）资助机制：尊重原创，基于基础，基于临床，寻求原创靶点及疗法突破。

（2）法规体系：做好人体临床免疫疗法及医学数据分享的伦理法规体系建设，实事求是，与时俱进，以保护患者利益为最大出发点。

（3）人才培养：努力培养既懂基础又懂临床的交叉复合型基础临床双栖人才。

（4）设施保障：推动一流的免疫学科研机构与一流的三甲临床医院合作，成立国家级基础临床免疫疗法交叉研究中心，重点培养具有基础研究思辨科研能力的新一代临床医师和生物医学科研人才，鼓励支持原始创新，推动新型临床疗法的伦理、基础、临床、法规的一体化管理和实践。

第四节　个体化用药

个体化用药是指因人而异、量体裁衣，在充分考虑每个患者的性别、年龄、体重、生理病理特征、遗传因素以及当前服用药物等综合情况的基础上制订安全、合理、有效、经济的药物治疗方案。大量的生物医学研究成果表明，遗传因素是药物反应个体差异的重要影响因素，也就是说患者的药物反应相关基因类型影响着药物反应的个体差异。任何药物都具有两重性，既能"治病"，也能"致病"。据联合国世界卫生组织统计，全球死亡患者中，1/3 死于不合理用药，而非自然疾病本身。在美国，每年有约 10 万人死于药物不良反应，直接和间接经济损失达 120 亿美元。在我国，每年住院患者有5000 多万，其中至少 250 万与药物不良反应有关，约 20 万人因此死亡。药物不良反应成为继癌症、脑溢血和心脏病以外的第四大死因。由此可见，安全用药已成为全球性公共卫生问题，推行个体化用药势在必行，刻不容缓。

一、国际发展状况与趋势

1999 年 4 月 16 日，美国华尔街日报头版题为"开创个体化药物治疗新纪元——依据个体基因型确定药物类别和药物剂量"的报道，敏锐地向世界提出了基因导向性个体化药物治疗新时代的到来。2005 年 3 月 22 日，美国 FDA 颁布了面向药厂的"药物基因组学资料呈递"（pharmacogenomic data submissions）指南。该指南旨在敦促药厂在提交新药申请时依据具体情况，必须或自愿提供该药物的药物基因组学资料，其目的是推进更有效的新型个体化用药进程，最终达到视"每个人的遗传状况"而用药，使患者在获得最大药物疗效的同时，承担最小的药物不良反应危险。美国 FDA 颁布的这项指南无疑吹响了人类向"以药物基因组学为基础的个体化用药"进军的号角。

（一）基础与临床研究

1. 肿瘤

恶性肿瘤已经成为威胁人类健康的主要杀手之一，占所有疾病死因的1/4。目前，肿瘤的治疗手段包括手术切除、化学药物治疗（简称化疗）和放射治疗（简称放疗），这些治疗手段不但在个人的治疗效果上存在很大差异，还同时会对患者体内的正常细胞造成不同程度的损伤，因此如何有效治疗恶性肿瘤仍是当前医学界的重大难题之一。近年来，肿瘤学家认识到，个体肿瘤的基因组异质性以及个体间的遗传多样性，甚至肠道微生物的变异，都可以导致不同患者对同一肿瘤药物或治疗方案反应产生显著差异，包括治疗的有效性和不良反应。对这些反应差异的理解使我们在肿瘤治疗策略上产生了革命性的变化，即肿瘤的个体化治疗。国际学术组织，如美国临床肿瘤学会（ASCO）、美国放射肿瘤学会（ASTRO）、欧洲肿瘤内科学会（ESMO）、亚洲临床肿瘤学会（ACOS）和中国医师协会肿瘤医师分会（CACO）均指出：开展药物选择、预测药物疗效和不良反应的检测项目，并实现分子标志物检测标准化和规范化，是一项意义重大的紧迫任务。

20 世纪 70 年代以来，人类基因组研究成果斐然，基因组学、转录组学和蛋白质组学等基础研究向临床实践拓展，使传统经验治疗模式逐渐向依据生物标志物的个体化治疗模式转变。20 世纪 80 年代后期，研究人员发现了一种过表达（overexpression）人表皮生长因子受体 2（HER2）的侵袭性乳腺癌亚型。随后，针对这种亚型乳腺癌的首个靶向治疗药物曲妥珠单抗被研发出来，并于 1998 年获得美国 FDA 批准上市。针对表皮生长因子受体（EGFR）小分子抑制剂的研究和临床试验则较为波折，易瑞沙（吉非替尼片）首先是针对肺癌中常见的 EGFR 异常激活信号被开发出来，但是在临床试验中并没有显著延长患者总体生存时间；在进一步确定 EGFR 突变为肿瘤基因组标志物后，易瑞沙才作为第一代酪氨酸激酶抑制剂（TKI）被应用，并被证实能够显著延长患者的总体生存时间。而后，针对易瑞沙耐药复发的患者基因组的研究又发现了新的耐药相关的 *EGFR* 基因突变，进而推动了新一代的 TKI 泰瑞沙（甲磺酸奥希替尼片）的研发。由此可见，药物基因组研究伴随着药物的开发和使用，并决定了药物应用的成败。基于肿瘤标志物的分子分型、分子诊断和分子预后是个体化治疗的前提，高效低毒的分子靶向药物治疗是个体化治疗的关键。目前越来越多的分子检测已被用于指导癌症个体化用药，通过检测肿瘤患者生物样本中生物标志物的单核苷酸多态性（SNP）分型、基因及蛋白表达状态来预测药物疗效和评价预后，指导临床个体化治疗，能够提高疗效，减轻不良反应。

随着基础研究的积累和药物研发的推进，近年来各种新药和新疗法层出不穷，肿瘤个体化治疗的趋势越来越强。在寻找肿瘤标志物方面，通过高通量测序技术和生物信息学分析在大样本量的各类肿瘤中寻找到频率不等的体细胞变异，再通过进一步的基础研究筛选出能作为药物靶标或者药物治疗反应标志物的变异。2014 年《自然 - 遗传学》（*Nature Genetics*）发表的一项关于脑干胶质瘤的研究结果显示，脑干胶质瘤患者一旦产生 *PPM1D* 基因突变，肿瘤对放射治疗就不再敏感。《NCCN 临床实践指南》将该研究结果，即有无 *IDH1/2* 基因突变作为评估胶质瘤患者风险级别的指标。近年来，肿瘤新生抗原作为更为个体化的生物标志物进入人们的视野，基于肿瘤新生抗原的免疫疗法显示出了很好的肿瘤治疗效果。美国和德国两个研究组在 2017 年 7 月《自然》期刊上同期发表了新生抗原用于治疗黑色素瘤的初步临床研究论文，虽然临床案例合计不到 20 例，但其安全性和有效性已经得到肯定。2018 年，这两个研究组又同时在《自然》期刊上发表论文，利用相同的方法在肿瘤突变较少的脑瘤中也实现了突破。在肿瘤微生物研究领域，Greathouse 等对鳞状细胞肺癌患者的研究结果显示，携带 *TP53* 基因突变的肿瘤组织具有特异的细菌结合体，可损害上皮细胞功能，该结果为肺癌早期临床诊断提供了新的生物标志物。目前新生抗原及微生物领域研究成果尚未应用于临床，随着肿瘤临床研究的不断深入和技术手段的日渐成熟，其应用也将会随之增长。

2. 心血管疾病

目前，心血管疾病已成为全球首要致死病因，且该状况仍将持续。2004年世界卫生组织（WHO）报告称，世界范围内死于心血管疾病的人数占总死亡人口的 30.4%。预测到 2030 年，心血管疾病死亡人数将从 2004 年的 1780 万增至 2340 万，而此时期内心血管疾病治疗和预防措施将仍以"均一化医疗"的模式发展。随着基因组学、蛋白质组学及代谢组学结合大数据计算机分析技术的迅速发展，精准医学的内涵与范畴也日益深化。基因与基因组医学领域的发展可使每个患者在获得个体医疗获益的最大化的同时，也将医疗相关风险降到最低水平，这必将扭转未来心血管病学的发展趋势。

心血管疾病相关基因的多态性研究是近年来的研究热点。基因多态性是指人群中出现的先天的遗传变异，它可表现为高度重复序列拷贝数的不同（如短串联重复序列），也可表现为单核苷酸多态性。近 5 年，在 PubMed 数据库中以"心血管"和"基因多态性"为主题词的研究成果有 485 篇，涉及了心血管疾病的疾病易感性、疗效、预后、严重并发症、药物不良反应等与基因多态性的相关性的研究。以基因多态性与高血压的相关性研究为例，涉及编码包括血管紧张素原、血管紧张素转化酶、醛固酮合成酶、G 蛋白 β_3 亚单位、缓激肽 β_2 受体、低密度脂蛋白受体、转化生长因子 β_1 等蛋白的多个基因。此外，对不同种族和人群（包括高加索人以及我国的汉族、维吾尔族、哈萨克族）与高血压、左心室肥厚以及药物不良反应 [如血管紧张素转化酶抑制剂（ACEI）] 相关的咳嗽的相关性也进行了系列研究，结果显示在不同种族、不同基因的研究中所得到的研究结论并不一致，且基因多态性的突变率在不同种族人群中差异较大。同时，在心脑血管疾病个体化用药领域，常用药物如华法林、氯吡格雷、他汀类药物等相关药物基因组学研究也取得了快速的发展。

3. 精神疾病

精神疾病是一组表现在认知、情感和行为等多方面不同程度障碍的疾病，常见的轻型精神疾病包括强迫症、抑郁症等，重型精神疾病如精神分裂症、双相情感障碍等。60多年前，抗精神病药物的问世激发了人们对精神疾病的研究热情。近年来，得益于研究技术和方法的进步，特别是新型研究技术和手段应用于精神疾病研究中，在探索精神疾病病因及病理机制、研发有效抗精神病药物方面，有了很大进展。

随着现代医学的发展，抗精神病药的品种不断增多，许多难以治愈的精神病患者获得了更多的选择药物的机会，精神症状得到了很大程度的改善。然而，大部分抗精神病药物的副作用较多，且无特异性，如果不能做到个体化的医疗诊断，不仅不能改善精神症状，甚至有可能使病情加重甚至贻误治疗，对患者身体造成伤害。目前，精神疾病临床医师在药物治疗时机、治疗方案及药物副作用等方面面临许多实际问题，临床医师迫切希望解决这些问题。

目前，针对精神科常见疾病的基因组学研究、个体化医疗等，已取得飞速的发展。国际精神疾病基因组研究联盟或机构 [包括国际精神疾病基因组学联盟（PGC）、博德研究所（Broad Institute）等] 在研究成果上呈现部分垄断，我国国内学术机构及国际上其他机构难以企及。国际精神分裂症基因组学和药物基因组学大队列研究发现了大量与疾病发病机制、药物疗效及不良反应个体差异相关的遗传变异。随着药物基因组学在临床研究中的不断深入和发展，2005年，美国FDA批准了对*CYP2D6*和*CYP2C19*基因突变进行检测的基因检测平台，弥补了以往只根据血药浓度进行个体化给药的不足。未来，临床医师可根据患者个体基因特征优化给药方案，真正做到“因人而异、量体裁衣”，实现个体化用药，为精神疾病患者带来高效、安全、经济的最佳治疗效果。此外，精神分裂症易感基因的相关功能学研究方兴未艾。对这些遗传变异所在基因的信号通路调控等机制的研究还有待挖掘。阐明这些遗传变异的生物学功能，有助于发现精神疾病预防、诊断、药物治疗和预后的生物标志物以及药物治疗的作用靶点。

4. 糖尿病

在糖尿病高发的严峻形势下，通过实施个体化精准医疗提高糖尿病患者治疗效应，避免无效治疗或毒性治疗，降低或防止不良反应，改善预后，防治并举，已成为糖尿病防治领域基础研究人员和临床工作人员的共识。糖尿病个体化医疗基础研究的热点主要集中在探索糖尿病的易感基因和遗传机制，从而根据个体基因和遗传差异选择治疗药物，制订药物治疗方案，实施个体生活管理，预测并发症风险因子。过去的 20 年中，采用连锁分析、候选基因方法和大规模全基因组关联分析（genome-wide association studies，GWAS）已在世界主要种族群体中成功识别出 100 多个 2 型糖尿病的易感基因，大样本量、全基因组遗传分析数据结果也为开发更好的糖尿病治疗及预防药物、验证其并发症风险预测因子等提供了广阔的前景，药物基因组学研究有助于更有效、更具靶向性地定制疾病药物治疗方案。

目前，可采用生物标志物筛查和靶向基因检测的系统方法检测单基因糖尿病。Shepherd 等对 808 名、20 岁以下糖尿病患者胰岛自身抗体（GAD 和 IA2）检测发现，2.5%（20/808）为单基因糖尿病（由已知基因引起：8 个 *GCK*、5 个 *HNF1A*、4 个 *HNF4A*、1 个 *HNF1B*、1 个 *ABCC8*、1 个 *INSR*）；更值得注意的是，有相似比例（3.3%）的患者被诊断为 2 型糖尿病。该研究结果证明，糖尿病的生物标志物检测和遗传筛查切实可行，可区分单基因糖尿病与 1 型和 2 型糖尿病，从而可根据糖尿病类型采取不同的治疗方案。

与单基因糖尿病相比，1 型和 2 型糖尿病的遗传因素更为复杂。迄今，通过全基因组关联分析已经发现超过 60 个 1 型糖尿病的相关位点和超过 70 个 2 型糖尿病的相关位点。有研究发现，格陵兰因纽特人群 *TBC1D4* 基因突变可大大增加 2 型糖尿病的患病风险。Manousaki 等的研究也得到了相似结果，即 *TBC1D4* 基因突变与葡萄糖代谢异常和 2 型糖尿病发生相关。Dujic 等研究发现，*SERT* 基因功能降低与二甲双胍耐受性增强有关，且 *SERT* 基因与 *OCT1* 基因之间存在相互作用关系。另外，Dawed 等人对 833 例 2 型糖尿病患者的 *CYP2C8* 和 *SLCO1B1* 功能变异的基因分型研究发现，*CYP2C8*3* 突变与罗格列酮降血糖效应降低和体重增加显著相关，而 *SLCO1B1* 521T → C 突变与罗格列酮降血糖效应增强有关。这些研究结果表明，某些基因变异显著影响糖尿病药物治疗的有效性，基因检测可作为预测糖尿病临床治疗反应的重要手段。

此外，糖尿病的主要临床结局是心脑血管疾病和相关死亡率的增加。Shah 等实施"控制糖尿病心血管风险行动"（ACCORD）项目，通过对 2667 名 2 型糖尿病患者观察研究发现，两种糖尿病显著相关的遗传变异与心血管死亡风险有关，提出针对糖尿病心血管风险的强化治疗和标准治疗，这对开发 2 型糖尿病的精准医学疗法，同时降低心血管疾病的风险具有潜在意义。

5. 感染性疾病

感染性疾病是指由病原微生物（细菌、病毒、真菌、寄生虫等）引起的疾病，是一类严重威胁人类健康的重大疾病。感染性疾病具有不可预测性、遗传易感性、不同物种间交叉传播性等特点，根据其传染性可以分为传染性感染病和非传染性感染病，其中发病率高、威胁较大的感染性疾病包括乙型肝炎病毒感染、结核分枝杆菌感染、人获得性免疫缺陷病毒感染等。随着分子检测技术的不断发展和完善，目前分子检测已广泛应用于病原微生物感染的诊断及疗效评价，快速准确地鉴定感染微生物类型是指导临床合理用药及研发预防性疫苗的理论基础。临床实践表明，不同个体对药物的反应常存在显著差异，对同一药物不同个体可表现为有效、无效或出现药物不良反应。长期以来感染性疾病的诊断和疗效监测一直依靠患者表型评价、免疫学检测，以及病原体分离培养和药敏试验等方法，但临床表型评价受检测人员主观影响，易误诊，而免疫学检测、药敏试验和病原体分离培养的窗口期或检测实验周期较长，易错过最佳治疗时机。分子检测在病原体检测中优势明显，具有灵敏度高、特异性强、快速准确等特点。近年来，分子检测技术日益完善和丰富，成为临床治疗过程中不可或缺的重要工具，并被广泛应用于感染性疾病的个体化诊疗实践。

国际上感染性疾病个体化医疗的基础研究主要基于疾病易感基因分析、感染源分类分型检测、病毒滴度检测、与疗效相关的宿主基因型检测等方面展开。感染源基因组学研究已经在多种感染性疾病中展开，如将肠道细菌基因组学应用于感染性疾病流行病学分析；将高通量测序（如二代测序）筛选出的生物标记用于病原菌的鉴定与监测。与细菌相比，病毒基因组更简单，也更容易发生变异。目前，二代测序技术已经广泛应用于病毒的耐药性和流行病学研究。有学者利用传统的测序方法和二代测序技术鉴定了 65 株丙型肝炎病毒（HCV），并系统分析了它们的基因序列特征，验证了 HCV 血液传播的途径，结果证实二代测序可以用于研究 HCV 爆发和传播情况。一些学者尝试通过二代测序来获取人类免疫缺陷病毒（HIV）的全基因组，并用于准种分析，进而研究 HIV 的发病机制。有些研究着眼于 HIV 的耐药检测，希望更好地了解病毒在患者体内的变异情况，最终改善患者的预后。另外，有研究通过人流感病毒 A 的 H1N1 和 H3N2 两个亚型的全基因组分析，分别发现了 481 个和 533 个氨基酸突变位点，这不仅为人流感病毒提供了一些进化标记，也有助于疫苗株的选择。许多研究机构在疾病宿主的基因组学研究中也开展了大量工作，通过全基因组关联分析发现了结核、乙型肝炎等疾病的易感基因和 SNP 位点，可用于筛查潜在高风险人群；基因组学研究找到了结核耐药及药物不良反应的相关基因等。此外，相关基因和变异位点的功能学研究也正在广泛展开。例如，研究病毒基因突变导致感染能力的变化，探索宿主基因与其抗病毒机制的关系，药物代谢酶编码基因与药物疗效和不良反应之间的机制等。此外，基于细胞模型的高通量药物筛选、靶向病毒特异性位点和通路的 CRISPR/Cas9 基因编辑等方法也被用于 HIV 等病毒感染的清除与治疗研究。上述这些基因组水平和功能学水平的基础研究，从理论上为个体化医疗在临床上的应用奠定了基础，未来关于感染性疾病的基础研究将进一步结合大数据和多组学研究展开。

（二）临床应用与推广

1. 肿瘤

基础研究成果向临床应用转化是未来个体化医疗的发展趋势和重要目标。精准医学的临床应用包括基于基因检测的个体化药物治疗（包括代谢酶、转运体、受体的基因多态性的检测和临床应用）和基于治疗药物监测（therapeutic drug monitoring）的个体化药物治疗（药物浓度监测）。

目前已经有大量基于候选基因和全基因组水平分析的肿瘤药物基因组学位点被定位和应用于临床，包括美国 FDA、欧洲药品管理局等多个国家 / 地区的相关机构标识的肿瘤个体化药物相关易感基因和位点，被推荐在肿瘤临床治疗中使用。国际基因检测服务开展较早，目前市场已经较为成熟，广泛应用于肿瘤的临床诊断中。针对肿瘤药物遗传易感位点，美国组织了专业协会，如临床药物遗传学实施联盟（CPIC）、美国国立综合癌症网络（NCCN）等，制订各种药物的使用指南，在临床中得到了较好的应用。例如，在儿童急性淋巴细胞白血病治疗中根据 *TPMT* 基因型来调整巯基嘌呤用量，以避免发生严重骨髓抑制；梅奥医学实验室的 *UGT1A1* 启动子多态性检测通过了美国 FDA 认证，用于预测患者对结肠癌治疗药物伊立替康反应的安全性。在肿瘤体细胞检测方面，*EGFR* 的 L858R 和 19 号外显子缺失已经被要求在易瑞沙等一代 TKI 使用前进行常规检测；2015 年被美国 FDA 批准的第三代 TKI 泰瑞沙则要求在治疗前检测 *EGFR* 的 T790M 突变，用于治疗一代 TKI 无效或复发的转移性非小细胞肺癌。临床常规检测 *KRAS* 的突变则可以反向预测西妥昔单抗在治疗结直肠癌中的效果。值得注意的是，由于在血液中发现了循环肿瘤 DNA（ctDNA），近年来开发的检测技术可以利用 ctDNA 检测取代活检样本检测，从而实现了对特定肿瘤变异的无创诊断和跟踪。在免疫检查点抑制剂的标志物方面，默克公司基于 PD-L1 表达量分组的临床研究使其开发的单抗药物成为一线用药，实现了对施贵宝公司的超越，这足以证明药物基因组标志物的应用对药物治疗的重要性。在肿瘤突变负荷被美国 FDA 确定为免疫检查点抑制剂的标志物之后，越来越多的公司也着眼于利用高通量测序技术对其进行评估用于预测免疫治疗的效果。此外，目前在肿瘤新药/新疗法进行临床试验时就开始收集各种药效和各种药物不良反应数据，进行个体化差异的分析，以确定更好的适应证和个体化指标。

国外已在许多医院或医学中心对肿瘤患者进行标准化治疗，建立了系统规范的药物治疗相关的患者队列，对这些患者的不同治疗相关指标均有详细的临床记录和随访。在进行寻找肿瘤个体化药物标志物的基础研究时，可以综合考虑各种临床因素的影响，无论进行候选基因检测还是零假设的高通量基因组扫描，其分析过程更为可控，结果更为可靠。越来越多的研究发现，除了某些临床指标以外，影响肿瘤药物反应的基因组因素也是多方面的，如目前已经发现了多种影响免疫检查点抑制剂药物治疗效果的基因组因素（包括 PD-L1 表达、肿瘤突变负荷、肠道微生物等），而如何系统综合评估这些因素是将其转化到临床的关键问题。

2. 心血管疾病

目前，围绕心血管疾病不同基因多态性的研究已开展了很多工作。有研究报道，DD 型血管紧张素转化酶基因可能是冠心病发病的易感基因；编码载脂蛋白 E（ApoE）的 *ApoE* 基因第一内含子增强子 BspLI 位点的 G/G 基因型可能是冠心病的易感基因型之一，*ApoE* 等位基因也与冠心病痰瘀证密切相关。另外，研究发现脂联素基因 rs1063537 基因多态位点与高血压病患者脂联素的水平密切相关；*CYP2C19*2* 突变不仅与冠状动脉粥样硬化性心脏病患者氯吡格雷抵抗密切相关，且增加了介入术后再发心血管疾病的风险。

利钠肽家族的 A 型利钠肽及 C 型利钠肽等也与心血管疾病的发病、进展相关。利钠肽家族极有可能成为继肾素－血管紧张素－醛固酮系统（RAAS）之后心血管疾病研究领域的第二大"明星家族"，对这一系列生物标志物的研究意义重大，不仅可以在分子水平阐明心血管疾病的发病机制，在临床工作中也可协助疾病诊断、危险分层，更加重要的是与利钠肽家族分子相关的基因重组药物与基因治疗也将为心血管疾病的治疗打开新局面。随着基因组学的进展，对自然人群和疾病人群基因信息的了解会更深入，这将为疾病的精准诊断打下基础，与此同时，也为进一步开发相应药物、实现精准治疗提供可能。随着对发病机制的研究、理解不断深入，新的生物标志物将会不断涌现，多种生物标志物联合应用或将是未来医学领域的发展趋势，使得基础研究与临床工作的结合更加紧密，为人类健康提供更好的保障。为达到这一目标，需要我们对疾病的发病机制有更深入的认识，对于疾病的本质有进一步的理解；找到更加高效的生物标志物，实现对于疾病诊断与鉴别诊断、治疗选择以及预后预测进行精准判断；努力在全国范围内开展多中心、大样本的联合研究及队列研究，使研究结论更加具有说服力，使研究结论进一步得到验证；进一步加强临床医学与基础医学、药学等多学科的合作，实现心血管疾病的一体化研究，充分发挥生物标志物的作用，加强对疾病变化规律的理解，使针对疾病的个体化医疗成为可能并最终普及。

3. 精神疾病

随着现代医学的发展，抗精神病药物的品种不断增多，使许多难以治愈的精神病患者获得了更多选择药物的机会，从很大程度上改善了精神症状。但是，目前用于临床的抗精神分裂症药物主要以第二代、第三代抗精神病药为主，该类药物普遍具有多巴胺 D2 受体 /5- 羟色胺 2A 受体拮抗作用，对阳性和阴性症状均有效，但是对认知功能障碍的治疗尚不理想，且往往伴随心血管和代谢方面的不良反应。为了提高疗效及降低不良反应，近年来科研人员针对其他靶点（如多巴胺 D3 受体、谷氨酸受体、磷酸二酯酶 10A 和组胺 H3 受体等）研发抗精神分裂症药物开展了很多探索。

目前精神分裂症的发病机制尚不清楚，与常见的精神疾病，如抑郁症、焦虑症、强迫症和孤独症等有所区别，但也部分重叠交错。精神分裂症患者一般需要全程治疗，急性期药物控制症状极为关键；之后仍需长期巩固、维持治疗，以减少病情复发。而现状却是患者常因缺乏自知力拒绝服药，使该病成为治疗依从性最差的疾病。临床医生多采用经验化治疗方案，确认诊断后，经验性给予一种药物治疗 4~6 周后，评估疗效，如无效则试换第二种甚至第三种药物。在此试药过程中，患者常因不能及时控制急性期症状或不良反应从治疗中脱落，转为慢性病程，迁延不愈。所以，急性期治疗是非常关键的。目前尚无同时从疗效和不良反应两方面综合设计的个体化治疗方案，采用药物基因组学研究策略，有望在治疗初始阶段即为患者选择适宜药物种类或剂量，提高疗效，降低不良反应，使患者最大限度地保留在全程治疗中。目前市场上针对精神分裂症的新药研发缓慢，虽然第二代及第三代抗精神病药物数目繁多，但无某一药物能对精神分裂症整体谱系有广泛的改善作用，且往往伴随着轻重不一的不良反应如锥体外系症状、QTc 间期延长、体重增加乃至代谢综合征等。因此，开发治疗谱广、不良反应少的抗精神病药物仍具有重要意义。随着精准医学的兴起，精神分裂症个体化药物开发也将日趋成熟，最终实现个体健康效益的最大化。在临床应用方面，美国、欧盟的许多研究机构正在开展多中心协作研究，其结果将对精神疾病临床个体化医疗的开展有很大的推动力。

4. 糖尿病

糖尿病的个体化医疗主要为基于不同个体易感、突变基因或相关基因的药物选择及给药剂量、频率、疗程的个体化。据统计，长期接受抗糖尿病药物治疗的 5 年无效率罗格列酮为 15%、二甲双胍为 21%、格列本脲为 34%；已知抗糖尿病药物，如甲苯磺丁脲、格列美脲、苯乙双胍、罗格列酮、瑞格列奈、那格列奈、二甲双胍，其降糖疗效均受遗传因素影响。

以二甲双胍为例。二甲双胍是一种广泛使用的处方药，居美国处方量排名的第 15 位，但其治疗指数窄，疗效差异大，个别患者不良反应严重。有研究认为，*OCT1* 等位基因与二甲双胍的吸收、分布和降糖效果显著相关，即 *OCT1* 等位基因多态性存在显著的种族分布差异，欧洲人群和东亚人群存在 *OCT1* 等位基因分布不同，进而不同种族个体存在二甲双胍药代动力学和药效动力学的差异，导致不同种族人群对相同剂量、相同给药方案的同一药物存在效应的极大差异，导致部分（*OCT1* 突变型）个体的无效治疗，或部分（*OCT1* 野生型）个体的不良反应。

临床发现，10%～20% 接受磺脲类药物治疗的患者，尽管服用最大推荐剂量，血糖水平仍然难以"达标"，这种情况被称作"原发性磺脲类无效"；5%～10% 的患者，用药开始有效，但随着服药时间的延长逐渐无效，这种情况被称作"继发性磺脲类无效"。研究发现，*KCNJ11*、*ABCC8*、*TCF7L2*、*CYP2C9*、*CYP2C19* 等基因多态性一定程度上与磺脲类的原发性或继发性无效有关，某些相关性明确的基因临床已常规检测，并用于指导药物选择和治疗方案的修饰、调整。例如，可根据患者 *CYP2C9* 基因多态性调整口服磺脲类降糖药剂量，从而最大限度地避免无效治疗，减少不良反应发生。此外，亚洲人携带 *CYP2C9* 基因的弱代谢型为 10%～25%，而白种人为 2%～6%，因此中国人更易发生磺脲类降糖药因代谢改变相关的不良反应。

5. 感染性疾病

在临床检测中，HBV、HCV、结核分枝杆菌和 HIV 是目前个体化医学检测开展最广泛的病原体，分子检测主要包括病毒载量、耐药检测、基因分型等。研究发现，携带不同基因变异的病毒毒株对相关抗病毒药物的敏感性可存在巨大差异；同时，在抗病毒药物治疗过程中，病毒毒株也会产生相应的耐药突变，使药物敏感毒株成为耐药毒株。因此，抗病毒治疗前的基因型检测、用药过程中的耐药突变检测，对特定病毒感染个体的治疗用药选择与合理调整治疗方案具有重要指导意义。此外，研究也证实，在抗病毒治疗过程中，病毒载量的检测对评价抗病毒疗效和患者预后有重要现实意义。如果病毒载量随着治疗逐步或迅速下降，说明抗病毒治疗有效；反之则须重新考虑药物的选择。

美国 FDA 先后批准了一系列可用于病毒感染性疾病靶向治疗的药物。例如，西安扬森制药有限公司的 simeprevir、吉利德科学公司 sofosbuvir 及 sofosbuvir/ledipasvir 制剂对 1 型 HCV 具有显著治疗效果；吉得德公司的 sofosbuvir+velpatasvir（NS5A 抑制剂）等对难治性 3 型 HCV 感染者有良好的治疗效果，治愈率达 90%；默克公司的 grazoprevir/elbasvir 特异性治疗 1 型和 4 型 HCV 等。基于宿主感染的 HCV 病毒进行分类检测后即可用于个体化针对性的用药治疗。

应用二代测序技术或其他高通量基因分型技术检测病原微生物的基因组信息，并在分子水平对致病基因、耐药基因及其他重要的相关基因深入解读，有望部分实现精准医疗的目标，例如感染性疾病的早期诊断、控制传播、精准治疗、预后评估等。然而，如果要从疾病预防、诊断和治疗等方面对这些基因组信息进行注释，还需要大量的生物信息学数据分析和医学解读工作。

二、我国发展现状与趋势

（一）发展现状与趋势

中国个体化用药正处于不断发展中。2001 年，国际上第一张针对具体疾病的高血压个体化用药基因芯片研制成功；2004 年，个体化用药指导咨询中心成立；2006 年个体化治疗遗传分析中心成立；2008 年以来，我国在"重大新药创制"方面给予了很大关注，政策上大力支持个体化用药的实施。国家在"十一五""十二五""十三五"期间设立"国家科技重大专项"及"国家重点研发计划"，旨在：①发现疾病易感基因和各种药物的敏感基因；②鉴定特定的分子靶点，研发新药或老药新用，提出新的诊疗方案；③鉴定可用于预测个体化治疗的重要遗传信息、提高药物疗效、减少药物副作用等。2011 年中国药理学会药物基因组学专业委员会成立，2015 年中国个体化用药－精准医疗科学产业联盟正式成立。我国个体化用药研究成果正逐步走出"深闺"，让更多的患者实现个体化的、有针对性的合理用药。

1. 基础与临床研究

1）肿瘤

我国紧跟国际发展趋势，个体化医疗基础研究进入高速发展时期。2011年，国家 863 计划启动"肿瘤早期诊断、药物选择、疗效监测体外诊断试剂的研制"重大专项课题，旨在缩短与国际先进水平之间的差距，快速推动国产化肿瘤诊断试剂的临床应用进程。近年来，已有不少肿瘤诊断试剂盒研发出来并获得 CFDA 批准，如人类常用肿瘤类相关基因检测试剂盒（EGFR、KRAS）。目前，我国与世界部分发达国家在肿瘤个体化医疗的基础研究方面还存在差距，特别是在肿瘤药物基因组学研究方面一直处于跟跑状态，主要策略仍然是直接利用国外基础研究发现的位点进行中国人群的适应性研究。这样造成的后果是：①在中国人群中检测欧美人特异位点，导致资源浪费；②对中国人群特异药物基因组学位点忽视，无法达到精准用药的目的。因此，亟须进行基于中国人群的原创性基础研究。药物基因组学的研究对患者人群资料信息的要求较高，包括患者的基本信息和样本、药物使用情况和可量化的药物反应信息等均需要完整和准确。然而目前一方面国内患者基数大，流动性也大，用药情况复杂；另一方面医生的负担重，缺乏专门人员进行详尽用药相关资料的收集。因此亟待建设大规模和系统规范的人群队列，以寻找适合中国人的药物基因组学生物标志物和制订中国人版的精准用药方案。可喜的是，一些单位已经行动起来。国内多家大型三甲医院及研究机构已经开始进行肿瘤个体化用药的临床研究。

未来，我国肿瘤个体化用药将围绕药物反应差异相关基因与蛋白的筛选、鉴定及功能研究，从细胞水平、动物模型和整体水平三个层次全面阐明药物反应个体差异的遗传机制，分析单基因突变、多基因联合突变和表观遗传变异对药物疗效、毒副反应和预后的影响。同时，建立以基因为导向的肿瘤个体化药物治疗的疗效与毒副反应临床评价模型与评价体系，制定我国肿瘤药物基因组学研究和临床个体化药物治疗的标准化操作规程和指导性原则。此外，肿瘤个体化用药基础研究将在多组学水平对有质量保证的大人群队列开展多因素、多维度的研究。这一过程从临床样本采集、运输储存到规模标准化实验，再到数据分析和解释等，亟须多部门、多学科的协作，以及顶层的设计和统筹安排，最终实现对共享数据进行多维度、多因素的分析和挖掘，解释临床个体化差异，阐明相关的作用机制，为精准预防、诊断和治疗提供理论依据。

2）心血管疾病

人口老龄化加剧、城市化加快以及不良生活方式，导致国民心血管疾病发病数量显著增加。我国心血管疾病患病人数多达 3.3 亿人，其中脑卒中患病人数 1300 万，冠心病 1139 万，肺心病 500 万，心力衰竭 890 万，房颤 487 万，风湿性心脏病 250 万，先天性心脏病 200 万，下肢动脉疾病 4530 万，高血压 2.45 亿。早在人类基因组计划完成之前，通过连锁分析和基因关联研究，许多孟德尔遗传性即单基因心血管疾病相关基因便开始被发现，如家族性高胆固醇血症、早发心肌梗死、扩张型及肥厚型心肌病、长 QT 综合征（LQTS）和马方综合征等。其中，LQTS 是基因型与表现型关系研究的典型疾病，也是最早成为基因特异性治疗研究的对象。*LQT2* G1681A 突变能够将诱导多能干细胞（iPSC）成功诱导为特异的心肌细胞，而采用等位基因特异的 RNA 干扰（RNAi）将该突变基因敲除后，细胞功能重新恢复正常。目前，人心肌细胞等位基因特异性 RNAi 转导方案尚未见报道，其呈递方法、安全性和时效性还有待更多的实验验证。尽管如此，由于此类疾病中单个致病基因变异往往对表型造成很大影响，相关遗传学致病机制研究及新型治疗方法探索不仅改变了人们对心血管疾病的认识，更为揭示心血管疾病的遗传机制开辟了道路。

然而，更多的心血管疾病病因仍以复杂形式存在，通常由多基因、环境、饮食等多因素引起，人类基因组序列草图完成之前，多基因心血管疾病研究并不顺利。而之后，遗传检测技术飞速发展，尤其在高通量并行的下一代测序出现之后，测序时间极大缩短的同时测序成本也显著降低。随着越来越多心血管疾病致病基因、危险因素、亚临床指标和疾病终点等相关新型基因及基因修饰物质被发现，人们对心血管疾病生物学通路的了解也越来越深入。这些发现也正逐渐应用于心血管疾病的风险预测及防治。尽管基础研究与临床应用之间的转化仍处于不成熟阶段，但基因个体化治疗是未来心血管疾病防治的必然趋势。国内多家大型医疗机构已在陆续开展心脑血管疾病相关药物基因组学多中心研究，为心脑血管疾病的个体化用药奠定了基础。

3）精神疾病

现有多种对症治疗的抗精神病药物，按照正确选择、正确剂量、合理疗程及合理组合使用这些药物可以达到最佳的疗效并控制不良反应。但就目前状况来看，正确指导应用这些药物的科学研究远远落后于实际的临床需要，因而从某种角度来说，如何为患者选择合适的药物治疗方案是一种临床操作技巧。

近年来，国内多家公司陆续推出了基因检测项目，从基因层面入手设计个体化的药物治疗方案，以最终实现由"对症下药"到"对人下药"的个体化用药。例如，国内多家医院强制对卡马西平进行用药前基因型诊断，有效地降低了药物不良反应的发生。针对中国人群精神分裂症易感基因的研究仍需要完善，寻找中国人群精神分裂症的易感基因，将有助于指导靶向药物的开发，为精神分裂症的预防、诊断和治疗提供重要依据。与此同时，我国学者在器官芯片方面的努力也是可见的：Shao 和 Wang 等通过不同的方法构建了血脑屏障模型；Qin 等构建了包含多种脑细胞、细胞外基质和机械流体条件等关键要素的高通量动态三维的血脑屏障模型。此外国内大型精神及神经疾病药物基因组学研究也取得了良好的发展。未来，无论是精神疾病药物的研发、个体化用药分子标记物的探索还是研究模型的建立，都将更加体现精神疾病个体化医疗的优势。

4）糖尿病

过去的 30 年中，中国糖尿病患病率急剧上升。据国务院新闻办公室发布的《中国居民营养与慢性病状况报告（2020 年）》，我国 18 岁及以上居民糖尿病患病率为 11.9%，远高于全球平均水平。据国际糖尿病联合会发布的数据，2021 年我国 20～79 岁的糖尿病患病人数为 1.4 亿。根据 2010 年国际糖尿病联合会的报告，我国糖尿病治疗费用每年高达 1734 亿元，占医疗费用总支出的 13%，但治疗效果并不理想。根据中华医学会糖尿病学分会 2011 年的报告，以糖化血红蛋白（HbA1c）7% 为正常标准，有高达 65% 的接受标准口服降糖药治疗的 2 型糖尿病患者不达标。导致不达标的主要原因，是多种口服降糖药（包括 2 型糖尿病的一线药物二甲双胍）存在受遗传因素影响的药动学和药效学的个体化差异。

2 型糖尿病的药物基因组学研究发现，相同的抗糖尿病药物治疗方案，不同患者在药物体内处置过程、血糖反应、耐受性和不良反应发生率方面存在较大个体差异性。这可能是由生物和非生物因素造成的,包括与药物机体处置过程[即药动学(药物吸收、分布、代谢和排泄)和药效学(药物靶标、受体、药物作用机制和反应)]相关的遗传和非遗传因素,即药物代谢酶、转运体和受体的基因多态性。在日本、韩国、中国和新加坡人群中已证实,*KCNQ1*基因变异与2型糖尿病的发生与发展相关,被认为是东亚种族起源人群中与2型糖尿病关联最强的基因座。2013年,在汉族人群中发现了3个新的2型糖尿病易感基因位点,即*PAX4*、*GRK5*和*RASGRP*。尽管许多基因位点已被证实与2型糖尿病有较强的相关性,但这些基因座参与2型糖尿病发病的机制尚不清楚,想要应用于2型糖尿病的预测、预防、治疗,还有大量的工作要做。到目前为止,发现的基因座尚不足总估计遗传力的15%。为了进一步确定2型糖尿病的潜在遗传因素,需要使用新技术(如深度测序和全外显子组测序等)进行更多、更深入的研究,包括跨种族定位等。

5)感染性疾病

我国有超过9000万人携带乙肝病毒,近5.5亿人感染结核杆菌(1300万活动期结核患者),因而快速、准确的诊断及有效治疗是病情检测和控制疾病蔓延的重要前提,也是降低国家公共医疗负担的重要举措。在感染性疾病的个体化医疗方面,我国在基础研究和临床应用上均有着较好的积累,不仅针对我国人群基因组特征开展了一系列基础研究,发现了人群特有的疾病相关基因标记,还出台了感染性疾病分子诊断相关技术指南,为临床实践提供指导和规范。此外,我国充分利用国内外的一流检测技术,在疾病控制中心等部门的支持下,成立了一系列为医疗机构服务的感染性疾病分子检测机构。

2003年以来,我国在感染性疾病个体化医疗方面的基础研究水平逐年提高,不仅完成了严重急性呼吸综合征(SARS)病毒、H7N9禽流感病毒等的分子进化、病毒宿主变迁的研究,还实现了利用分子动力学模拟、人工智能等方法对流行性病毒的感染性和传播性进行预测和分析,对我国相关疾病的防控有重大的指导意义。有研究分析了2013~2014年浙江省活禽市场上的禽流感病毒的全基因组信息,鉴定出374种禽流感病毒,并重点研究了H9N2和H5亚型禽流感病毒的分子特性。中国科学院上海巴斯德研究所等多家机构根据生物信息学在病原微生物检测和抗药性突变评估等方面的潜在应用,建立了一批流行性病毒突变数据库和检索分析工具平台。在流行病学和药物基因组学研究层面，针对我国人群开展了感染性疾病易感基因研究、药物不良反应相关基因研究、相关基因的基因功能研究、药物筛选研究等，各项研究均达到国际一线水平。由于我国是乙型肝炎、丙型肝炎和结核病的发病大国，这些疾病的感染、进化、致病机制、治疗等方面的基础研究受到国家的高度重视，给予了大量资源支持，因此相关方面的研究也处于国际领先的水平。

2. 临床应用与推广

1）肿瘤

目前，我国对已知肿瘤靶向药物的临床检测已经普及，基于遗传位点的肿瘤个体化用药越来越受到重视，由临床药物基因组学实施联盟（CPIC）制订的国际指南正在进行临床推广。北京、上海、广州等大城市的三甲医院已陆续开展肿瘤的基因检测与筛查等个体化诊疗。北京的一些医院已将多种基因检测应用于临床，提出了肿瘤个体化的给药方案，也取得了良好的效果。上海一些综合性三甲医院也在采用肿瘤基因诊断与筛查技术，使治疗更加精准。国内其他地区的一些大型三甲医院也率先开展了肿瘤的基因检测与筛查等项目，并在肺癌、乳腺癌中得到普及。

影响临床治疗效果的因素存在多样性和复杂性，综合考虑多因素制订合理、规范和标准化的肿瘤个体化治疗方式是今后精准医学的趋势。随着高通量测序价格的下降，今后在个体患病之前就对其患各种肿瘤的风险及使用抗肿瘤药物可能发生的反应进行提前评估，制订有效的预防措施，实现肿瘤个体化预防和治疗将是未来肿瘤个体化医疗的发展方向。另外，得益于计算机性能的提高、互联网和机器学习／人工智能的发展，基于综合因素的个体化治疗方案的决策、共享和快速制订将促使肿瘤个体化医疗的临床应用发展到一个新高度。

2）心血管疾病

遗传药理学研究在心血管疾病领域较为活跃，主要研究对象包括抗凝药物华法林、抑制血小板聚集药物氯吡格雷以及他汀类降脂药物。作为全世界最常用的口服抗凝药，华法林被广泛用于治疗静脉血栓栓塞、心房颤动和机械性心脏瓣膜病。尽管华法林的临床使用已有超过 60 年的历史，但华法林相关的临床出血事件仍然是患者常出现的不良反应。遗传药理学研究发现，患者对华法林反应差异近 30%～40% 取决于参与药物代谢的细胞色素 P450 2C9 同工酶编码基因 *CYP2C9* 和维生素 K 编码基因 *VKORC1* 单核苷酸多态性。根据基因型指导用药能否成为未来华法林治疗的方向，还需要更多大规模的临床试验加以验证。

氯吡格雷作为治疗冠心病中常用的抗血小板聚集药物，临床疗效在不同个体间却存在较大差异。尽管在临床中已发现一些因素［如老龄（>65 岁）、高体重指数、药物相互作用抑制 CYP 酶、糖尿病和肾衰竭等］，可拮抗血小板对氯吡格雷的反应，但这些因素仅能解释少部分病例。研究发现，*CYP2C19* 至少存在 25 个变异体，多项荟萃分析一致认为 *CYP2C19* 功能丧失性等位基因（尤其是 *CYP2C19*2*）可显著增加经皮冠状动脉介入治疗术后支架内血栓形成风险，但是否增加主要心血管不良事件风险还存在争议。尽管如此，基因分型指导氯吡格雷治疗用药剂量仍将成为主导趋势。

目前已报道超过 40 个候选基因与他汀类药物的降脂效果相关，主要研究集中于他汀类药物致肌肉毒性相关的 *SLCO1B1* 基因变异。*SLCO1B1*5* 被发现与他汀类药物（尤其是辛伐他汀）致肌肉毒性强相关。该变异可干扰有机阴离子转运多肽 1B1（OATP1B1）在肝细胞膜上定位，降低其转运能力，从而升高血浆辛伐他汀浓度，增加药物在骨骼肌中的暴露时间。但由于体内他汀类药物暴露程度与肌性病变的关系并不明显，相关基因变异对临床他汀类药物应用策略的影响还需进一步明确。总之，基于基因分型指导下的个体化用药，目前在心血管临床治疗中尚未全面铺开，但是具有强大的临床前景，也将深刻影响临床实践。随着越来越多的致病基因和药物作用关键靶点基因的甄别，可以预见的是，在未来的心血管疾病药物治疗中，针对不同基因型的患者给予不同种类、不同剂量的药物，将成为新的临床规范。

3）精神疾病

我国精神疾病个体化医疗的临床现状与国际上基本相同。以精神分裂症为例，临床的抗精神分裂症药物主要以第二代、第三代抗精神病药为主，但是对认知功能障碍的治疗尚不理想，并且往往伴随着心血管和代谢方面的不良反应。在现在学术研究的热潮中，开展多组学、多研究机构、多中心协作的研究还需要加强。尽管精神疾病个体化用药基因检测临床推广速度相对较慢，但因精神疾病患者数量较多，未来个体化用药发展潜力较大，很多医疗机构及企业已开始陆续开展药物疗效相关药物代谢酶基因检测及一些不良反应相关基因检测。

4）糖尿病

中国人群糖尿病的发病机制与胰岛素分泌缺陷相关，导致较高餐后血糖水平的独特临床特征，因此我们应建立适合中国人群的特定治疗指南，而不是照搬使用西方国家的指南。根据中华医学会糖尿病学分会发布的《中国2型糖尿病防治指南（2020年版）》，生活方式（包括饮食和运动）干预，是糖尿病治疗的基础措施，应贯穿整个临床过程；只有生活方式干预无法帮助患者实现血糖控制的个体目标时，才实施药物治疗。临床实践中发现，我国的糖尿病患者普遍缺乏控糖意识，因此对患者的控糖意识教育也是个体化医疗的一个重要方面。总体来说，糖尿病防治需强化患者血糖的自我监测，让患者及时了解自己的血糖控制效果，进而督促其采取遵医行为；建立良好的医患、护患关系，增强患者对医生的信任，提高患者的依从性和就医效率，节约医生的时间成本；提供个体化治疗方案，建立微信、网络等有效沟通机制，医生、护士、药师通过线上途径讲解用药常识、注意事项，指导患者家属监督用药，指导患者规范用药；实现线上问诊答疑、线下控制病情的闭环管理。

基因信息可用于疾病预测及个体化用药指导，如基于遗传风险评分（GRS）早期发现2型糖尿病高危人群，并及时采取有效的生活方式和药物干预，从而有效预防或延缓2型糖尿病的发生。传统的2型糖尿病危险因素模型只能达到中等程度的预测，需要纳入患者基因信息，以提高模型的预测能力和预测准确度。但即便纳入患者基因信息，这类模型预测能力的临床应用仍然需要深入的糖尿病遗传机制的基础研究。

5）感染性疾病

在我国，感染性疾病的个体化医疗基础研究已经初具规模，并逐渐向基础临床应用展开。以乙型肝炎治疗为例，20世纪90年代以来，我国建立了乙型肝炎病毒（HBV）特异性T淋巴细胞功能及数量的检测方法。在分子水平上，HBV病毒类型、载量和耐药突变的检测已经成为乙肝治疗前的常规检测。HBV DNA载量检测是慢性乙型肝炎患者抗病毒治疗及疗效评价的重要指标，是直接反映HBV复制状态及传染性的最佳指标，在慢性乙型肝炎治疗的过程

147

中需持续对 HBV DNA 进行定期检测。HBV 基因变异与耐药变异检测，有助于医生及时调整治疗方案，提高抗病毒治疗的效果，改善患者预后。2010 年和 2015 年，我国先后发布了两版《慢性乙型肝炎防治指南》，即结合上述指标和患者肝脏表型提出了针对性的用药方案，以期在临床上取得更为满意的抗病毒疗效。为了规范临床的个体化医疗检测方法，2017 年 12 月，国家卫生计生委办公厅印发了《感染性疾病相关个体化医学分子检测技术指南》和《个体化医学检测微阵列基因芯片技术规范》，其中以 HCV 诊疗为例指出了需要进行分子检测的人群和方案，对分子诊断和基因检测行业具有重要的规范和指导作用。

（二）面临问题与挑战

我国精准医疗市场增速全球最快，已经涌现出包括华大基因、中源协和、诺禾致源等在内的一大批大型生命科技全方位布局的精准医疗企业，多数单家企业获批产品超过 5 个，在个体化医疗市场销售方面规模以上的企业也日益增多。然而，目前我国个体化用药还主要存在以下三方面的问题。

1. 研发投入不足，缺乏自主知识产权产品

在高通量测序成本的不断下降和庞大患者人群的背景下，我国个体化用药研究在寻找变异的方法和规模上已经处于世界领先地位，但对标志物的功能和作用机制的基础研究仍然相对落后，已发现的分子标志物上下游信号通路以及不同分子靶标之间的关联仍不明确，我国个体化医学在基础研究及其临床应用上仍然处于跟跑发达国家的阶段。在一类靶向新药的研发上，我国对全球市场的贡献率极低。美国 NIH 下属的国家医学图书馆临床试验注册库（NIH ClinicalTrials.gov）登记的临床试验所使用的靶向药物中只有极少部分为我国自主研发的新药。另外，分子标志检测技术需要进一步规范化、标准化，以真实反映靶标的表达情况。目前我国企业开发产品的技术门槛低，同质化严重，临床具体诊疗技术基本是整体从国外引进，自己小修小改，核心技术缺乏自主知识产权。

2. 基础研究与临床转化脱节

虽然我国关于个体化用药的科研成果已有很大突破，但其可应用的药品

数量与治疗各种疾病的一线药品相比仍存在巨大差距，一定程度上限制了个体化用药的广泛和深入发展。目前可供使用的个体化用药基因检测试剂盒较少，不能满足临床需要。与此同时，基因检测技术成本高，直接导致临床费用相对较高，给普通患者造成了沉重的经济负担。因此，基因检测的技术成本也是临床开展个体化用药的一个主要瓶颈。与此同时，各医院提供的个体化医疗服务，还大多停留在针对患者基因型用药上，对其他可能造成药物反应个体化差异的环境等因素，并未给予足够的考虑，致使最终治疗效果难如人意。此外，目前医疗机构的评估和奖励制度也在某些方面限制了跨单位、跨部门合作，相同领域个体化医疗的共享机制尚不完善。

3. 个体化诊疗模式不健全，缺乏个体化诊疗专业人员

基因诊断、个体化精准用药是今后的发展趋势，将成为新的医学模式。然而目前我国个体化医疗普及程度不高，检测项目覆盖面较少，大多数医生还没有形成个体化用药的思维模式，这是我国精准医学发展的最大阻碍。此外，我国的基因检测市场还主要被一些民营和个体小型医疗机构占据，这种架构与全面推广个体化用药的发展趋势是不相适应的，必须采取措施加以改善。指导医生进行个体化用药的个人基因图谱尚不够健全、可操作基因检测并进行相应遗传咨询的人员数量相对较少等，也是制约个体化医疗全面实施的重要因素。

三、我国发展战略与重点方向

（一）发展思路

随着药物疗效差异、药物不良反应、药物临床试验和新药开发的损失等问题日益严重，基因组学、蛋白质组学、代谢组学、微生物组学、人工智能、纳米技术等科学技术的迅速发展，国内外个体化用药诊疗纷纷启动，标志着个体化用药时代已经到来。然而，由于相关医疗体制及政策的不完善、个体化医疗基础研究及临床应用还有待探索等问题使得我国个体化用药之路充满了机遇和挑战。

通过以药物基因组学为依据的临床诊断进行个体化用药是推进个体化、

差异化用药理念，促进临床安全、经济、有效用药的重要手段。基因变异是个体出现各种表型变化的根本原因，遗传因素是导致药物反应个体差异的源头。因此，真正意义上的个体化用药是利用先进的分子生物学技术对不同个体的药物相关基因（药物代谢酶、转运体和受体基因等）进行解读，临床医生根据患者的基因资料实施给药方案，"量体裁衣"式地对患者合理用药，以提高药物疗效，降低药物毒副反应，同时减轻患者的痛苦和经济负担，促进药物基因组学与临床药物治疗相结合，最终实现基因导向的个体化用药。

（二）发展目标

随着人类基因组计划的完成和后基因组时代的到来，单纯从年龄、性别和健康状况等角度出发进行所谓的个体化用药已远远不够。药物基因组学的产生和发展为从基因水平研究药物反应的个体差异提供了理论和技术上的支持，利用实验手段进一步揭示基因变异与药物反应之间的关系，最终确定药物效应相关标记，通过检测与分析这些标记确定患者属于何种人群来选择疗效最佳的药物和最佳剂量，从而真正达到个体化用药的目的。

此外，在大力普及个体化用药相关理论知识、推广先进科学技术的基础上，我国仍需积极开展药物基因组学和个体化用药基因检测研究及成果临床应用经验、技术交流和资源共享；加强科研院所、企业和临床机构的联系；提高科研成果的临床转化和应用，以促进和监督个体化用药及精准医疗的健康发展。

（三）重点方向

个体化用药已经成为我国当前学术研究热点之一，越来越多的学者投入到这一研究领域。在基因组学及其他各类组学技术飞速发展的大环境下，如何整合和借力国际上的创新资源，实现与国际创新资源和先进经验的深度对接，是现阶段我国个体化用药研究领域重点借鉴和发展的方向。此外，迄今国际上个体化用药研究进展大多是以欧美人种为主要研究对象，由于基因谱、生活习惯、环境及种族差异等因素，将欧美人群的个体化用药研究成果直接照搬到中国人群是不合适的。因此，我国个体化用药研究需要基于中国人群开展，特别针对中国疾病谱进行新药及相关伴随诊断产品的研发，制订适宜中国人群的个体化用药方案。

1. 靶向药物的研发

通过对个体差异的研究，寻找针对中国人群的新型药物重要靶点，设计开发对应的靶向药物，将是未来我国个体化用药的重要研究方向之一。以克唑替尼（商品名"赛可瑞"）等为代表的药物研发过程已经充分证实这一领域的研究成果将大大加速新药开发的进程。

2. 药物耐药机制的研究

药物耐药机制研究可以帮助我们更为深入地了解药物耐药性的发生机制，解释个体差异对药物耐药的影响，有助于延缓药物耐药的出现，制订克服耐药性的策略，延长药物的治疗作用。

3. 联合用药方法的研究

研究表明，根据疾病发生和发展的机制和进程，联合应用多种药物可以延长患者的生存期，提高治疗效果，有望达到事半功倍的效果。目前，针对肿瘤发病机制已经开发出系列药物，其中包括各种靶向药物。

4. 多种个体化用药相关标志物的系统研究

随着大数据时代的到来，应进一步整合我国患者的生理病理信息、基因组及其他各类组学信息、环境信息、生活习惯信息等，采用生物信息学方法对不同患者的个体差异进行全面描述，建立中国人群临床数据库及相关个体化用药标志物数据库，并且形成反馈机制，全面指导我国的个体化用药。

5. 3D 类器官与人工智能个体化用药的系统研究

目前，多个国家正加速类器官及人工智能研究和应用的布局。使用类器官药敏技术、机器学习技术来预测和分析个体特异性治疗潜能，优化临床诊断和治疗方案是个体化用药领域的研究前沿。预计未来 10 年，健康测量移动应用及微生物传感器和设备的使用量将激增，这将提供丰富的中国人群个体特异性数据，进而有助于我国个体化药物的研发，帮助临床医生为患者制订更加全面有效的个体化治疗方案。

四、资助机制与政策建议

1. 加大研发投入力度，建立完整的技术创新体系

目前，经典的药物代谢酶、转运体、受体等方面的研究已都有了足够的科研成果，后续关于离子通道分子、信号转导通路、细胞周期与生长因子、转录因子等方面的研究成果必须乘势跟进，从而为全面推动个体化用药发展奠定科学基础。患者对药物的反应，常为多种因素作用的叠加，未来应针对不同疾病因果变异、表观遗传修饰、基因—基因相互作用和基因—环境相互作用进行深入研究，综合考虑多种因素。因此，个体化精准治疗方案的建立不仅有赖于基础研究结果的归纳总结，还要依靠综合基础—临床的科学研究，以发现对临床疾病治疗起到关键作用的核心因素及其对疾病的影响，这样才能建立像"华法林用药公式"这样的精准化的用药指导体系。另外，未来机器人技术可使基因芯片检测设备智能化水平大幅度提高，节省人力，降低成本，提高检测效率，提升检测需求。只有不断进行新兴技术的研发和使用才更有利于个体化用药的广泛推广，以造福人民。

2. 加强科研成果转化标准化、规范化，建立完善的共享合作机制

目前无论是基础科研人员还是临床工作者，均局限于自己的思维范式，双方应该尽可能多地进行沟通和交流，以实现"科研服务于实践，实践反哺科研"的目标，提出真正紧迫的问题，并获取在医学应用转化中有良好前景的成果。在全国范围内建立以基因为导向的个体化药物治疗的临床评价模型与评价体系，制定重大疾病临床个体化药物治疗的标准化操作规程和指导性原则，真正实现以基因为导向的个体化药物治疗，全面提升我国个体化用药的整体研发能力和药物治疗水平，使药物基因组学知识和个体化治疗真正服务于临床。另外，国家可匹配部分资金优先支持企业领投项目，一旦成果成功转化的产品上市，政府再追加补贴，从而有效促进科研成果产业转化。

3. 建立个体化用药基因诊断示范应用医院群

建设个体化用药集成应用示范体系，集中各医院相关疾病因药物基因类型不同、药物治疗窗窄、个体差异大等种种原因导致的治疗效果不佳、药物不良反应严重等问题，借助基因检测技术，协助临床医师针对性地判断不同

疾病相关药物的临床疗效，制订个体化给药方案，从而在提高临床疗效的同时降低药物不良反应发生率。在各示范医院设置专门的基础研究中心、随访中心等，实现临床样本检测、个体化药物调整、患者用药教育等面面俱到，制订兼顾最佳治疗效果和最优医疗成本效益比的治疗方案。目前，我国各地建立了超过 60 家三级甲等医院个体化用药示范单位，肿瘤检测量均超过 300 人次 / 月，为大面积推广积累了经验，树立了可以辐射更大区域的典范。

4. 对一线医疗工作者进行标准化培训，强化个体化诊疗观念

加大对个体化医疗从业人员的培养，完善相关的遗传咨询体系，将是实现个体化用药的重要举措。个体化用药基因诊断在临床上当属新生事物，需要建立强大的推广团队对医生进行培训引导，确保正确的检测结果被正确用于改善治疗，只有临床觉得有用，才有持续的需求。目前，我国很少有学校将遗传药理学及遗传咨询纳入本科生的培养体系中，故此建议教育及医疗卫生等部门增加开设此门选修课学校的数量，以确保有足够数量的学生、医生及临床药师了解个体化用药的基本理念，掌握个体化用药应用检测等手段，并建立规范的技能培训和考核标准，在临床实践中加以运用和完善。

第五章

精准医学与疾病研究应用

第一节　肿瘤精准医学

　　肿瘤精准医学是以个体化治疗为基础，应用基因组学、蛋白质组学、转录组学、代谢组学等生物信息学技术分析肿瘤患者的遗传学信息，综合各种诊疗技术和影响因素，对各类肿瘤进行精准诊断和分类分型，以实现个体化精准干预的学科。肿瘤精准医学是生物信息技术与肿瘤医学临床实践之间的交汇融合，是肿瘤医学发展的前沿方向。

一、领域发展状况与趋势

1.发展现状与趋势

　　肿瘤精准医学的理念最早由美国国家科学院提出，旨在通过分析肿瘤患者的基因组学信息，建立肿瘤特征的信息知识网络，结合生物医学和临床研究，制订肿瘤个体化的治疗方案。2006 年，美国 NIH、NCI 开始推动大型的肿瘤基因测序项目，建立了各类肿瘤的基因图谱，深化了人类对肿瘤特征的认识。2012 年，英国政府资助 3 亿英镑开展大型基因测序研究项目"十万人基因组"计划，对英国国民医疗保健制度记录中的 10 万名患者进行完整的基因组测序，为癌症和罕见疾病制订精准治疗提供基因组学的依据。2013 年，美国 MD 安德森癌症中心率先宣布实施"癌症登月计划"（Cancer Moonshot），涉及基础研究和临床应用研究，努力实现基础科研成果转化应用于临床实践。

作为"癌中之王"，胰腺癌对治疗不敏感，预后极差，被列为美国"癌症登月计划"的首选顽症。国际各大肿瘤研究中心通过全外显子测序，基因组学、转录组学或代谢组学等多层次、高通量检测手段，对胰腺癌的癌细胞特征、间质微环境性状和机体免疫状态进行精准分类，依据相关基因的多态性差异，基因表达差异及差异性代谢物确定分子预测指标，选择特异性药物。因此，基于胰腺癌的多组学的特征谱，综合生物信息学挖掘分析，转化应用于临床实践，达到精准治疗，可成为改善胰腺癌"难治性"的重要手段。

2. 关键科学问题

（1）加快高通量、高精度组学技术的发展，通过多学科协作的方式从多维度组学数据中挖掘出有效信息，使其产生临床价值。

（2）建立完善的生命大数据体系，包括电子病历、健康档案、仪器设备采集的生理数据、海量组学数据、大量临床试验和基础研究产生的数据等。建设国家级大数据存储及交换平台，促进大数据的融合与协作。

（3）发现多层次的肿瘤生物标志物，开展大规模、前瞻性的肿瘤生物标志物队列研究验证其应用价值，加快分子生物学向临床应用的转化进程。

（4）推动定制医疗模式的开展，即以患者基因组信息为基础开展个体化诊断，并根据诊断结果为患者设计治疗方案，建立个体化的疾病状态描述体系和靶标治疗体系。

3. 重点发展方向

基因测序技术与靶向药物研发及其相关的监管政策与数据标准问题成为肿瘤精准医学的部署重点。基于此思路，针对胰腺癌应该重点关注以下几个方面。

（1）在"百万人基因组计划"的大背景下，做好胰腺癌队列及对照，建立与临床有关的大型生物样本库。

（2）在国际多中心继续癌症基因组研究计划的大背景下，寻找引发胰腺癌高发的遗传因素。

（3）完善政府监管政策与机制，包括基因检测技术研发、知识产权保护以及精准医学科创对监管政策的新需求。

（4）由国家层面制定和协调一系列标准和政策，以保护隐私和跨系统数据交换安全。

二、我国发展现状与趋势

1. 发展现状与趋势

以胰腺癌为例。近年来，国内胰腺癌的发病率和死亡率呈上升趋势。2014 年对上海市常住居民的流行病学调查资料的分析发现，上海地区胰腺癌发病率由 2002 年的 9.86/10 万上升至 15.23/10 万。胰腺癌的整体疗效虽未有突破性进展，但历经一系列艰苦的研究后，新发现及新的治疗模式在近年来已逐渐开始显示新的希望之光。胰腺癌治疗由单纯倚重外科手术的模式已逐渐转向以分子分型为基础的"术前干预＋个体化手术＋术后辅助治疗"综合治疗模式，并被证实是提高手术疗效、改善患者生存的有效途径。依据胰腺癌的特殊生物学图谱，探索有效生物标志物，甄别敏感 / 耐药人群，寻找有效治疗靶点，是胰腺癌精准治疗的大势所趋。

2. 发展基础与优势

近 10 年来针对胰腺癌诊疗的基础研究及临床试验数量远超既往 40 年间所有项目的总和。肿瘤的基因组测序技术、发病机制、分子分型、依据分型探索有效的靶向药物治疗，以及生物医学大数据分析等方面在我国都有了相当的积累和发展，这为胰腺癌精准治疗提供了依据。

各类组学测序技术经历了几代技术变革与发展，测序成本大幅度下降，临床应用越来越广泛。基于各类肿瘤患者组织样本的组学测序数据大量产生，我国已成为各类组学数据的生产大国，各大医院建立了包括胰腺癌在内的各类肿瘤档案、随访资料、电子病历、医学影像等医疗信息数字化数据库，一批有实力的基础与临床科研团队的形成，这些均为精准医学奠定了人才和技术基础。

3. 面临问题与挑战

目前国家在肿瘤精准医学科研方面的投入仍显不足，资金的投入以及政策的统筹规划有待进一步加强。我国的肿瘤精准医学科学研究还相当薄弱，肿瘤相关的基因检测只有在国内大型城市的科研机构能够开展，相关的政策、法律、人员培训、技术监管、数据安全等各项配套措施还没有正式出台。肿瘤相关基础研究与临床精准治疗之间的联系割裂显著，高通量的测序数据缺乏有效的整合分析，大量数据未得到有效解读和利用，难以转化应用于临床。各个研究中心医疗数据库和生物资源库缺乏规范统一的数据标准，统合和共享机制缺如，各自为战，缺乏攻关合力，导致重大课题研究薄弱。

三、我国发展战略与重点方向

（一）发展思路

以我国常见高发恶性肿瘤（如胰腺癌）为主要对象，采用新一代的组学测序技术，以国内大规模的临床肿瘤样本为基础，建立各种恶性肿瘤的转录组学、表观基因组学、蛋白质组学、免疫组学及代谢组学等生物信息，结合临床病理特征数据，绘制出各种恶性肿瘤的多组学图谱。探寻恶性肿瘤的关键驱动基因及信号通路，挖掘分析恶性肿瘤的多系统分子相互作用和网络调控作用，描绘出恶性肿瘤的分子生物学特征，并结合临床病理信息，寻找与肿瘤的精准预测、早期诊断、分类分型及预后判断相关的组学特征谱，达到肿瘤的精准分类和分型，为我国肿瘤患者精准诊断和治疗的个体化提供依据。

（二）发展目标

肿瘤精准医学的核心发展目标就是个体化治疗，主要体现在以下三个方面。

（1）建立各种恶性肿瘤的基因组、转录组、代谢组、表观基因组等高通量测序的数据库。

（2）依据基因组、转录组、代谢组的信息和影像学诊断，探讨肿瘤的分类分型，实现对恶性肿瘤的早期诊断、检测、恶性行为、转移潜能和预后进行预测。

（3）实现基于肿瘤分类分型的个体化治疗，详细分析肿瘤标本中的癌症相关基因，依据肿瘤细胞的基因突变信息，筛选出最有效的针对性的用药方案，做到"量体裁衣"式的个体化治疗。

（三）重点方向

1. 完善发展肿瘤组学测序技术

深入发展基因组、转录组、表观基因组高通量测序技术和方法，加强基础领域的探索，深入了解肿瘤发生、发展的分子机制和生物学特性。探索用于表观遗传学研究的创新型工具和技术，包括 DNA/RNA 甲基化修饰的全新测序方法、组蛋白修饰和非编码 RNA 技术等。全面推进和完善单细胞分离、提取和精准组学测序技术。推广单细胞组学技术在肿瘤检测和诊断、肿瘤恶性机制、肿瘤个体分型研究中的应用。

2. 建立大规模肿瘤人群的队列研究

建立规范化操作流程，制定人群队列的建设标准，在国家临床医学研究中心或疾病协同研究网络的基础上，建立健康人群和肿瘤人群的大型队列。构建肿瘤人群的样本库，整合肿瘤患者的临床病理特征、治疗信息、长期随访、预后的数据库和知识库框架体系，并建立各种恶性肿瘤的样本和数据共享机制。在此基础上，建立大数据标准化体系与建设共享平台。建立生物大数据表述、组织与整合的标准化体系，制定大数据信息安全规范和技术架构，构建大数据平台的基础架构和技术体系。整合恶性肿瘤的生物组学数据与临床病理特征数据，构建多组学大型数据库体系及其综合数据分析系统，开发大数据搜索引擎和跨库检索分析技术系统。研发基于开放式架构上的"标准元数据规范"，开发数据访问、数据搜索、安全隐私、知识检索、规则创建等共性服务组件，研究制订数据的规范化和标准化的接口技术，实现生物信息数据和临床病理特征数据的广泛数据源的互联、互通、互操作等共享机制。

3. 开展临床精准治疗，以解决临床实际问题为导向，注重转化医学研究，更好地将研究成果运用于临床

结合恶性肿瘤的基因序列改变、表观遗传修饰、基因表达谱、分子调控

网络等多级水平的特征图谱，开展疾病诊断、药物治疗和多学科综合治疗、预后判断的研究，制订疾病诊断、治疗、预后预测的新标准和新规范；针对恶性肿瘤，强化、布局单病种临床研究多中心协作组和转化中心，开展疾病人群预防、有效治疗方案的大规模前瞻性临床研究，创新重大疾病精准防诊治方案。优化恶性肿瘤的精准医学多学科融合策略，形成高效、系统的临床应用解决方案。

（四）战略举措

（1）将我国常见高发恶性肿瘤（如胰腺癌）作为突破对象，完善发展针对单一类型肿瘤的组学测序技术，建立针对单一类型肿瘤的各种层次的分子生物学信息分析模式，构建针对单一类型肿瘤的不同分子分型，明确相关有效靶点，筛选特异性靶向药物，指导临床实践。

（2）基于基因组、转录组、代谢组、表观基因组等高通量测序结果，利用生物信息学技术分析和阐释多种恶性肿瘤分子特征，构建人类恶性肿瘤的分子表型数据库和分子分型网络，建立各类肿瘤的特征分子分型。

（3）将上述基因或细胞层次的分子信息进行临床转化，结合临床血清学、影像学、病理学等多种诊断手段，对恶性肿瘤的早期诊断、检测、恶性行为、转移潜能和预后进行预测。开展关键靶点分析，靶向药物的临床研究，进而实现基于肿瘤分类分型的个体化治疗。

四、资助机制与政策建议

1. 资助机制

（1）建议优先资助具有临床应用前景的转化性研究。

（2）建议优先资助具有明显创新性，阐释未知现象，改变生物认知的基础研究。

（3）建议优先资助具有丰富前期工作积累，具有科学性及可行性的研究项目。

（4）建议优先资助具备较强的科研实力和设备条件的科研创新团队。

2. 法规体系

开展监管机制及政策法规研究，包括开展基因诊断、患者数据安全、临床新技术新产品监管、肿瘤医学伦理等政策法规体系的研究。

3. 人才培养

（1）建立精英化、多样性的医学专科教育培养模式，完善国际化的专科医师制度，提高医师的核心能力，如医学知识、专业素养、诊治能力、交流能力、基于实践的学习和提高的能力、基于医疗系统的实践，提升肿瘤专科医师的诊疗思维。

（2）开展精细化的亚专科培训，培养肿瘤专科医师或基础研究人员对胰腺肿瘤的遗传特征、早期筛查、分子病理诊断、个体化治疗、疗效评价和随访管理等多个环节的掌握理解，规范胰腺肿瘤的研究模式及临床治疗规范。

（3）培养专科医生或研究人员的科研能力，尤其培养其开展大数据库挖掘分析等能力；利用目前各种生物信息学技术，包括人工智能技术培养精通医学与大数据分析的人才。

第二节　代谢性疾病精准医学

一、国际发展状况与趋势

（一）发展现状与趋势

1. 糖尿病精准预防

糖尿病是全球性公共卫生问题，随着现代膳食和生活方式快速转型，2型糖尿病及相关心血管疾病等慢性非传染性疾病的患病率和过早死亡率等在我国和全球许多其他国家迅速攀升。如何预防这类慢性疾病给整个社会带来巨大的挑战，需要新型的预防策略来迎接这来势汹汹的慢性病风暴。尽管2011年9月联合国大会以通过决议的形式要求各成员国制定政策于2025年前遏制糖尿病流行，但 2016 年国际慢性病联盟在分析相关数据后于《柳叶刀》刊文指正：实现联合国 2011 年关于遏制糖尿病流行目标的可能性低于 1%。

大数据（big data）的出现催生了精准医疗的发展，使得糖尿病的预防和个体化治疗成为可能。

精准医疗是指考虑到个体间基因、环境和生活方式等差异而进行疾病预防和治疗的新型医疗模式。与传统临床医学以症状主导的诊疗方式相比，精准医疗模式结合了遗传、环境、生活方式等多个因素，充分考虑到个体间差异和疾病异质性，具有典型的可预测性（predictive）、可预防性（preventive）、个体化（personalized）和参与式（participatory）的"P4 医学"特点。精准医疗强调对疾病的预测和预防，例如，精准营养通过整合传统流行病学和多组学相关新观念和新技术，对特定群体和个体进行量身定制的膳食和生活方式的干预和指导，以便更为有效地防控疾病。

目前糖尿病精准预防研究主要集中在糖尿病遗传标志物及免疫标志物方面。例如，国外进行了多项包括 2 型糖尿病及其相关表型（如高血糖、胰岛素抵抗等）的全基因组关联分析，获得了多个易感基因；1 型糖尿病较明确的预警标志物有 C 肽、胰岛自身抗体、人类白细胞抗原（HLA）主效易感基因及其易感和保护等位基因和单倍型，以及 40 多个非 HLA 易感基因等。这些发现为糖尿病早期预防、个体化诊断和治疗，阐明发病机制提供了新认识和新思路。今后，糖尿病精准预防将着重于医疗大数据和多组学大数据支持下的预警标志物、危险因素的筛选等方面。

2. 精准分型诊断与治疗

糖尿病是异质性较高的疾病，需要细化疾病分型，并根据分型采取相应的治疗措施和判断预后，这依赖于遗传学与表型基础。前期研究较为成熟的为单基因糖尿病的分子诊断这一领域。例如，青少年起病的成年型糖尿病（MODY）目前确定了 15 个致病基因，其中以 MODY1-3 为主要致病基因，并明确了 MODY1-3 突变的功能、临床特征与预后转归，并从机制出发制定了治疗方案；又如新生儿糖尿病明确了 KCNJ11、ABCC8、GCK 等 20 多个致病基因，并从机制出发明确了口服磺脲类药物个体化治疗方案在 K-ATP 通道突变型新生儿糖尿病患者中的有效性和安全性。对于具有复杂性状的糖尿病，精准诊疗才刚刚起步，瑞典隆德大学糖尿病中心 Leif Groop 教授提出基于糖尿病异质性的糖尿病精细分类，将糖尿病分为 5 种类型，并且不同类型糖尿病的患者特征和并发症的风险显著不同，新的分型可以帮助更好地预测并发症高危人群并采用个体化治疗方法。

（二）关键科学问题

（1）在生命起源阶段哪些营养因素、表观遗传因素等导致未来糖尿病发病风险提高？

（2）在婴幼儿阶段和青春发育阶段哪些环境因素（包括内暴露和外暴露）和遗传因素导致未来糖尿病发病风险提高？

（3）哪些生物标志物提示糖尿病患者发病机制是以胰岛素抵抗为主，哪些是提示以胰岛 B 细胞功能缺陷为主？

（4）建立整合遗传因素和环境因素的糖尿病预测风险模型。

（5）糖尿病慢性并发症的预警模型。

（6）糖尿病的药物基因组学研究。

（三）重点发展方向

（1）多组学糖尿病及其慢性并发症防治标志物开发与预警系统。

（2）大数据引导下糖尿病发病机制探讨、分子分型与精准治疗。

（3）基于人工智能的糖尿病辅助诊疗系统开发。

（4）精确营养预防和治疗 2 型糖尿病。

二、我国发展现状与趋势

（一）发展现状与趋势

近 20 年来，中国糖尿病研究无论在量还是质上均得到了显著提升。随着国家经济高速增长，科研经费同样水涨船高，带动了糖尿病领域论文数量的不断攀升（图 5-1），近 20 年总共发表 SCI 论文 8182 篇，其中临床研究总计 3524 篇，大部分集中在 2 型糖尿病领域。5 次全国性大规模糖尿病流行病学调查摸清了我国不同时期糖尿病患病率、流行趋势及血糖控制情况；大庆糖尿病预防研究、新诊断 2 型糖尿病患者短期胰岛素强化治疗研究、探索 2 型糖尿病发病机制与诊断方法的肠道菌群及 miRNA 研究都在中国糖尿病研究与临床实践之路上树立了里程碑。基础研究领域同样"百花齐放"，总计 4628 篇论文，数量上超过了临床研究。其中，3/4 的论文是关于药物与治疗，代谢、遗传学 / 基因组学 / 蛋白质组学 / 代谢组学以及并发症。

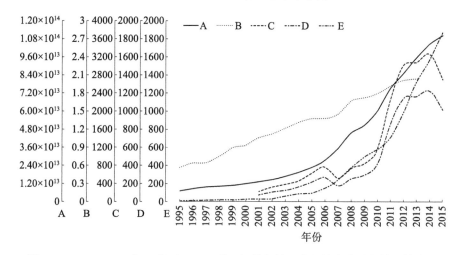

图 5-1　1995～2015 年，中国 GDP、科研经费与糖尿病领域发表论文数量趋势图

A：GDP/ 元；B：研发支出占 GDP 的比例 /%；C：国家自然科学基金资助金额 / 百万元；D：国家自然科学基金生命科学与医学科学部分资助金额 / 百万元；E：中国糖尿病领域 SCI 论文数量 / 篇

精准医疗在我国发展迅速，"精准医疗计划"在 2016 年启动，旨在筹建中国人群全基因组数据库和样本库，为精准医疗奠定基础。

迄今，已鉴定出 100 多个 2 型糖尿病易感位点。就个体而言，大多数 T2D 基因变异的影响较小（每个危险等位基因增加 10%～20% 的 2 型糖尿病风险）；结合多个 2 型糖尿病位点的遗传风险评分可以用于预测 2 型糖尿病的风险和识别高危个体。此外，个体化抗糖尿病治疗应该以防治并发症、延长寿命和提高生活质量为目的。

总体而言，我国糖尿病较大规模（5 万～10 万人群以上）的遗传学研究缺失。对已知欧洲人群中发现的糖尿病易感基因进行研究发现，只有 *PPARG*、*KCNJ11*、*CDKAL1*、*CDKN2A/B*、*IDE-KIF11-HHEX*、*IGF2BP2*、*SLC30A8*、*HNF1B*、*DUSP9*、*ZFAND3*、*FTO* 和 *TCF7L2* 附近的变异与中国人群 2 型糖尿病相关。2013 年，在中国汉族人群中发现了 3 个新的 2 型糖尿病的易感位点，

即 *PAX4*、*GRK5* 和 *RASGRP1*。尽管许多基因位点已证明对 2 型糖尿病具有易感性，但这些位点参与 2 型糖尿病发病的机制仍不清楚，这些遗传基因如何与环境因素（包括饮食和运动等）相互作用从而参与 2 型糖尿病的发生的研究还比较少。

近年来，肠道微生物与 2 型糖尿病的关系研究是国内热点，上海交通大学宁光院士等在《自然－医学》期刊上发表的研究表明，肠道共生菌群可以影响降糖效能，该研究也为靶向肠道共生菌胆汁酸代谢的新型糖尿病药物提供了新思路。宁光团队还首次描绘了中国青少年肥胖患者的肠道菌群组成，发现一系列丰度显著异于正常人群的肠道共生菌，并且通过多组学分析证明肠道菌群的改变与宿主代谢物水平显著相关，进一步通过动物水平干预研究证明多形拟杆菌（*Bacteroides thetaiotaomicron*，简称 BT 菌）能够降低普通饮食和高热量饮食状态下脂肪含量，延缓体重增长速率。此外，上海交通大学赵立平教授与彭永德教授合作研究发现通过提供丰富多样的膳食纤维，可以使人体肠道内特定有益菌群增多，进而改善 2 型糖尿病的临床症状。在菌株水平，该课题组鉴定出了一组有利于增加胰岛素分泌和提高胰岛素敏感性的短链脂肪酸产生菌，这可能是恢复和维持人体健康必需的"生态功能群"。这些研究结果或可成为未来糖尿病个体化营养治疗的新途径。

上海、广州和香港等地多个团队研究均证实于欧美人群中发现的单基因糖尿病（MODY1-6）致病基因不是中国人单基因糖尿病的主要易感基因，仅能解释不足 10% 的中国单基因糖尿病病例。在 1 型糖尿病遗传学研究领域，尚缺乏中国人群 HLA 易感和保护性 HLA 分型（位点分析）的高质量研究；对中国 1 型糖尿病早期预警标志物（如 mi-1225-5p 及 miR-320c）的研究取得了一些进展，开发了基于 miRNA 联合 BMI 和 HbA1c 的 1 型糖尿病早期辅助诊断模型，但需要在更大规模的和前瞻性队列中验证。

在 2 型糖尿病个体治疗方法层面，我国临床科学家引领了以早期胰岛素强化治疗为核心的"胰岛 B 细胞休整"治疗新方案，该方案业已被美国、加拿大和欧洲多国指南所引用。

在 2 型糖尿病防治领域，上海形成了以医院为单元基础（hospital base）的代谢病诊治一体化、管理网络化和跨区域联盟的模式（代谢病管理中心）；还形成了卫生管理部门引领的三甲医院联合区中心医院和社区卫生服务中心的"医院—社区糖尿病一体化管理模式",提出将血糖控制达标率、糖尿病知识知晓率和慢性并发症检查率等"三率"提高 10%～30%。

关于 2 型糖尿病队列,值得关注的是来自上海的自然人群队列研究,即中国 2 型糖尿病患者恶性肿瘤发生风险的流行病学研究[Risk Evaluation of Cancers in Chinese Diabetic Individuals:A Longitudinal(REACTION)Study]。该研究始于 2010 年,研究人群是 40 岁以上中国社区人群,拟通过对糖尿病相关代谢指标、并发症、心血管事件及肿瘤发生情况进行调查,从而探究糖尿病与恶性肿瘤发生的相关性,提出了对中国不同地区人群代谢状况的评估及诊断切入点,分析了糖尿病患者及糖耐量异常人群胰岛素抵抗与胰岛 B 细胞功能的相关性,同时也揭示了糖代谢异常人群骨质疏松、肾脏损伤、甲状腺结节等疾病的流行现状及相关危险因素。该大型队列研究为肥胖、糖尿病等代谢性疾病的高危因素、发病机制、早期诊断、并发症管理等诸多重要问题的研究提供了一个资源丰富的探索平台。

关于 1 型糖尿病队列研究,来自广东的"广东省 1 型糖尿病转化医学研究"项目同样始于 2010 年,是广东省大型公益项目。该项目通过对 1 型糖尿病患者的治疗、监测、教育、营养、生活等各个方面进行长期的系统管理,从而达到改善血糖、减少并发症、提高生存质量,最终延长寿命的目的。在此基础上开展的由中华医学会和中国医师协会共同发起的"中国 1 型糖尿病纵向队列项目"将从中国 1 型糖尿病血糖及并发症等的长期控制出发,致力于探索适合中国 1 型糖尿病患者的管理模式,并为帮助 1 型糖尿病患者如何像正常人一样走向社会摸索出有效模式。该项目通过"互联网＋"的形式,从 2015 年开始累计登记了 29 968 例 1 型糖尿病患者,成为国际上大型 1 型糖尿病研究队列之一。

东西方人群在饮食因素和遗传背景这两方面存在较大差异,近期研究揭示肠道菌群特征也存在较大差异;同时,在 2 型糖尿病发病的病理生理机制方面也存在明显不同,如胰岛 B 细胞功能和胰岛素抵抗这两个糖尿病发生发展的主要环节存在人群差异。未来这些领域需要更大规模和更深入的研究。同时,如何应用中国国人的大数据及目前一些新的组学技术,加上中国在人工智能、可穿戴设备和 5G 技术等领域的发展优势,进行中国人群精准营养在预防 2 型糖尿病方面的研究具有重大意义。

（二）发展基础与优势

（1）巨大样本资源。我国是糖尿病患病率最高的国家，人口基数大，患病人群接近 1 亿。

（2）医疗资源集中，这有利于与精准医疗的数据共享。中国可以以相对较少的资源投入，迅速建立起医院之间的数据共享网络，收集、存储、分享、分析肿瘤精准治疗大数据。

（3）体制优势。在国家强大的支持推动之下，中国精准医疗发展迅速，有望在未来 3 年之内跨越美国在过去 5 年所走过的发展历程。

（三）面临问题与挑战

1. 缺少符合要求的糖尿病大样本队列

人群队列研究是精准医学的重要内容。人群队列研究是一种系统的病因学研究方法，队列规模设计的主要参考依据是检出阳性的统计效率。糖尿病发生是基于生活习惯、环境、遗传的复杂因素相互作用所致。但是，这种相互作用方式往往都太过复杂，短时间内很难了解疾病的病因结构与发展规律。随着人们对健康与环境、经济、社会等相互作用关系的认识日渐深刻，建设大型人群队列战略意义日益凸显，队列研究的广度与深度也大大增加。目前在糖尿病精准医学领域各队列资源分散又缺少共享机制，缺乏大样本队列，特别是 10 万级及以上队列。

2. 生物信息人才不足

大数据分析的需求量是很大的，但我国在这方面的人才积累还非常有限。此外，多组学数据的整合分析缺乏标准化分析方法与流程，不同项目组迥异的分析策略使得信息获取的重复性和可溯性不佳。能够较好地理解生物学和临床科学问题的高水平、高质量的大数据挖掘及生物信息分析专业技术人才的匮乏是当前精准医疗大数据分析的最重要障碍。

3. 尚缺乏数据共享机制

数据共享是获取大数据的重要途径。但目前数据标准不统一、归属权不明确，数据共享面临多重阻碍，尚无完善的利益激励机制打破旧利益格局，这将是精准医疗发展的巨大阻碍。

4. 表型组和组学联系融合尚未建立

精准医学临床决策支持系统的数据来源不仅包括院内临床信息，同时还包括来自于基因组、转录组、代谢物组、糖组、人体微生物组等生命组学的数据及生物样本信息，基于医疗和多组学大数据的精准医疗是未来医学进步速度的重要体现。目前，美国已有 eMERGE 等临床表型与生命组学信息深度融合的协作网络技术平台，并产生了重要的科研成果。而我国，中文自然语言处理、语义映射转化、临床与组学数据规范化、临床与组学关联分析、机器学习等众多关键技术问题尚未解决，表型组和组学联系融合尚未建立，这直接影响了糖尿病相关大数据的系统分析及数据挖掘，不利于全面认识糖尿病的发生发展。

三、我国发展战略与重点方向

1. 发展思路

以大样本糖尿病和糖尿病前期人群营养干预随访队列为基础，采用食物频率问卷等有效问卷，使用可穿戴设备和移动应用程序提供客观和实时的饮食和体力活动测量，应用各种组学技术（如基因组学、代谢组学、肠道微生物的元基因组和元转录组学分析，以及表观基因组学分析），建立规范完整、开放共享的表型组和多维组学大数据库，开展糖尿病精准防治研究，最终为糖尿病个体化营养指导、诊疗与预防提供依据与指导，形成指南和临床路径，最终显著提升糖尿病防治水平。

2. 发展目标

（1）近期目标：建立与完善法规和标准，建立大样本糖尿病和糖尿病前期人群营养干预随访队列，依托于糖尿病大数据和智慧医疗，预测糖尿病风险，探索糖尿病发生机制，指导糖尿病精准饮食与精准用药。

（2）远期目标：建立国家级协同共享机制，形成我国定制、国际认可的疾病诊疗指南、临床路径和干预措施，显著提升糖尿病防治水平。

3. 重点方向

（1）人群营养干预随访队列、临床医疗大数据、生物样本库和多维组学数据信息建设。

（2）糖尿病精准防控技术及模式的建立，包括危险因素检筛查与人群验证、可靠及可推广的预防模型。

（3）糖尿病分子标志物发现与应用（大数据分析与机制研究并行），用于早期筛查、早期诊断、精准分型和预后评估等。

（4）临床精准治疗，包括基于精准分型的个体化营养与药物治疗、基于大数据的营养指导和合理用药、针对糖尿病发病机制的精准治疗等。

4. 战略举措

（1）建立国家层面的精准营养干预大队列、临床医疗大数据、生物样本库和多维组学数据信息整合平台。

（2）建立国家层面的数据共享机制。

（3）建设医疗大数据标准化体系。

（4）推动大数据处理分析技术研发。

四、资助机制与政策建议

1. 资助机制

建立若干国家级研究中心，按照华南区、东北区等行政区域建立若干区域研究中心，每个区域研究中心再与本区域的下级医院建立联盟。按照国家级研究中心和区域研究中心承担的不同任务给予经费资助。这样可以避免重复研究，由国家层面进行统筹安排。

2. 法规体系

从顶层设计建立共建共享机制，如学术委员会评价体系，所有申请的项目均要经过学术委员会评审；项目过程和结题监督体系；经费审计体系。建立奖惩制度。

3. 人才培养

建立国家级糖尿病学院培养精准医学人才，包括对生物信息学领域的人才进行糖尿病相关知识的培训，使之成为糖尿病领域的生物信息学专家，建议开设一些通识课程，如高级统计学、生物信息学、系统生物学等课程，可以应用"互联网+"技术进行培训，修完一定学分后准予毕业。

第三节　呼吸系统疾病精准医学

呼吸系统疾病发病率高，患者数量巨大，往往导致严重疾病负担，是威胁我国人民健康及社会稳定的最严重的系统疾病之一。然而，相较于心脑血管疾病、恶性肿瘤、糖尿病及代谢性疾病，呼吸系统疾病长期以来在政策制定上未得到国家、医务界与民众的足够重视，防治能力与疾病负担严重不相匹配，导致呼吸系统疾病成为我国疾病整体防控中"既短且宽"的短板甚至是底板。呼吸系统疾病种类繁多，其中多种疾病的防治工作与精准医学息息相关。肺癌作为呼吸系统恶性肿瘤的代表，是最早应用精准医学技术指导临床诊疗的恶性肿瘤之一。慢性阻塞性肺病（简称慢阻肺）与哮喘作为慢性气道疾病的代表，其发病及发展过程中涉及环境因素与遗传因素的复杂长期交互作用，如何根据患者基因型差异采取相应的慢性病管理策略已成为精准医学研究的热点。肺血栓栓塞症（简称肺栓塞）作为肺血管疾病的代表，溶栓抗凝治疗过程中根据患者基因型调整华法林用药方案已成为精准医学药物基因组应用的经典案例。因此，重点部署呼吸系统疾病精准医学研究，以科学证据指导呼吸系统疾病精准化、个体化防诊治，对于减轻呼吸系统疾病造成的巨大疾病负担，整体提升我国呼吸系统疾病防诊治水平，推动"全民健康"战略实施具有重大意义。

一、国际发展状况与趋势

长期以来，由于其导致的重大疾病负担，呼吸系统疾病在全球范围内均受到重点关注。2018年世界卫生组织发布的最新全球前十位死亡原因中，呼吸系统疾病占据四位，分别为慢阻肺（第三位），下呼吸道感染（第四位），气管癌、支气管癌及肺癌（第六位）及结核病（主要为肺结核，第十位）。以慢阻肺和哮喘为代表的慢性呼吸系统疾病，与心脑血管疾病、癌症、糖尿病被世界卫生组织列为全球"四大慢病"。由于呼吸系统疾病的巨大患者人群与重大危害，全球各卫生健康组织、医学研究机构及医药企业均将精准医学在呼吸系统疾病诊疗中的科学研究、技术研发与应用普及作为工作重点。

1. 现状与趋势

自 2015 年美国提出"精准医学计划"，精准医学研究一直依据两条主线推进：一是基于大型队列研究，揭示疾病发生发展过程中起关键作用的基因及其与外界因素的复杂交互作用，筛选可指导临床诊疗的潜在靶点；二是基于已知及新发现的靶点基因及生物标志物开展的药物基因组学研究，包括新药研发及以药物基因组学为基础的临床诊疗指南的制定及应用。聚焦到呼吸系统疾病，现有国际主要大型队列研究，如美国"百万自然人群队列项目"、英国生物样本库（UK Biobank）等，均将呼吸系统疾病及相关基因和生物标志物作为重点纳入研究内容。具体呼吸系统疾病方面，以国际肺癌研究协会（IASLC）为代表的国际肺癌研究组织及机构，针对以液体活检技术开展的早期肺癌精准诊断技术及肺癌靶向治疗药物研发开展了系列研究工作。针对慢阻肺及哮喘等慢性气道疾病，美国与欧洲分别开展了 COPD Gene、ECLIPSE等大规模研究，以大规模病例对照研究结合新一代测序技术寻找慢性气道疾病发病关键基因及潜在治疗靶点基因与生物标志物；首个哮喘治疗靶向药物奥马珠单抗也已进入国际哮喘诊疗权威组织全球哮喘防治创议（Global Initiative for Asthma，GINA）指南。肺血管病方面，国际肺血管病研究院（PVRI）等国际研究组织及机构针对全球多人种肺血管病发病基因、易感基因，基于基因组学的肺血管病发病及诊疗风险评估，以及传统及新型抗凝药物的药物基因组学开展了系列研究。总体看来，在精准医学起步阶段，呼吸系统疾病精准医学研究与临床应用即成为国际研究重点与热点，并取得了系列成果，未来亦将在各系统疾病精准医学研究中愈受关注。

2. 重点发展方向

基于呼吸系统疾病的疾病特征及现有研究基础和成果，预期未来呼吸系统疾病精准医学研究的重点发展方向包括以下方面。

（1）呼吸系统疾病临床及多组学大数据存储及分析平台建设。基于现有及未来大型人群队列及专病队列所收集危险因素、临床表型及生物样本多组学检测所收集数据，建立标准统一、整合共享的呼吸系统疾病大数据存储分析平台，以进一步寻找呼吸系统各疾病发病及疾病发展过程中的关键基因。

（2）利用遗传和功能证据揭示呼吸系统疾病关键基因对于疾病发生发展的作用机制及其与环境因素的复杂交互作用，以机制研究进一步明确可转化为临床诊疗技术的靶点基因及生物标志物。

（3）基于基因及生物标志物的新型诊断技术及靶向治疗药物研发。研发适用于呼吸系统疾病的新型诊断技术、预防工具及风险预测模型，加速靶向药物研发速度。

（4）开发可准确评估精准诊疗药物及技术的临床诊疗结局的新型工具，以实证证据多角度明确呼吸系统疾病精准医学诊疗方案对减轻疾病负担、改善患者预后的实际作用。

3. 关键科学问题

围绕关键基因与生物标志物的发现与作用机制阐明、精准诊疗技术与治疗药物的研发与效果评估、精准诊疗方案的制定与普及推广这一精准医学发展主线，呼吸系统疾病精准医学研究将聚焦于以下主要科学问题。

（1）利用生物信息学及大数据分析技术，发现新的疾病发生发展关键基因及生物标志物，结合动物实验及人体生物样本检测明确其作用机制。

（2）基于关键基因及生物标志物筛选诊疗技术及药物干预靶点，研发精准诊疗技术与靶向治疗药物并以临床前研究及各期临床试验评估其临床效果。

（3）以大规模真实世界研究数据为依据，制订呼吸系统疾病精准医学诊疗方案，并以临床实证效果及卫生经济学指标评估普及推广的可行性。

二、我国发展现状与趋势

1. 现状与趋势

我国呼吸系统疾病的流行状况与疾病负担长期以来被严重低估，近年来随着最新流行病学数据的发布，呼吸系统疾病逐步得到社会各界重视。以与精准医学关系较为密切的呼吸系统疾病为例。数据显示，我国每年新发肺癌 78.1 万例，因肺癌死亡 63.1 万人，发病人数与死亡人数均居各类癌症之首；流行病学调查数据显示，我国慢阻肺患者总数约 1 亿，20 岁及以上人群哮喘患者总数 4570 万，其疾病负担已与高血压、糖尿病等量齐观。上述数据一方面明确了我国呼吸系统疾病的严重疾病负担，另一方面也凸显了呼吸系统疾病精准研究的巨大需求与良好的发展及应用前景。自"十一五"以来开展的我国肺栓塞注册登记研究以坚实数据纠正了肺栓塞在我国为少见病的错误观念，肺栓塞防治作为疾病防控与医疗安全的重点问题逐步得到各界重视。基于我国现阶段呼吸系统疾病诊疗能力与巨大疾病负担严重不相匹配的现状，开展系统性精准医学研究并迅速将成果转化为实际诊疗方案，将对迅速提升我国呼吸系统疾病整体防诊治水平起到重要作用。"十三五"重点研发计划"精准医学研究"重点专项中，针对呼吸系统疾病重点布局了"呼吸系统疾病专病队列研究""肺癌专病队列研究""呼吸疾病个体化治疗靶标发现与新技术研发"等系列项目，为我国呼吸系统疾病精准医学研究明确的整体框架与重点方向，并引导科研机构、医药产业重点投入呼吸系统疾病精准医学研发工作。以此为基础，预期我国呼吸系统疾病精准医学研究将进入快速发展阶段。

2. 基础与优势

我国各类疾病患者人数众多，且相对集中于国家及区域级医疗中心，对于精准医学研究最为重要的临床数据与生物样本获取收集的可行性与便捷性显著优于欧美国家，这是我国开展包括呼吸系统疾病在内的各系统疾病精准医学研究的最重要的基础与最主要的优势。除此之外，我国在精准医学研究关键共性技术平台，如百万级大型人群队列、各级医院医疗信息化系统建设、高通量集成式测序中心等方面，亦具备了较好基础。聚焦至呼吸系统疾病，依托"十三五"重点研发计划"精准医学研究"重点专项中本领域项目，我国现已建立慢阻肺、哮喘、肺癌、肺栓塞等重点呼吸系统疾病专病队列，数据与生物样本采集存储标准已初步建立，临床数据与生物样本收集与存储量初具规模。针对肺癌早期筛查这一关键疾病防控问题，已初步形成产学研结合的液体活检技术研发共同体，多项基于关键靶点基因及生物标志物的液体活检研发项目已开展实施。以全基因组测序技术为核心的慢阻肺、哮喘等慢性气道疾病大规模病例对照研究已正式启动，测序规模已接近现阶段国际领先水平，有望筛选出基于国人特征的慢性气道疾病易感基因与致病基因，为后续干预靶点确定奠定基础。肺血管疾病相关分子流行病学研究已初步明确国人相关易感与致病基因特征，华法林及新型抗凝药物在国人人群中的药物基因组学研究已取得初步成果。上述研究工作显示呼吸系统疾病精准医学研究具有良好的发展前景，以此为基础有望将我国呼吸系统疾病精准医学研究规模及水平进一步提升至国际领先地位。

3. 问题与挑战

在具备前述较为良好的工作基础的同时，我国呼吸系统疾病精准医学研究亦存在以下关键问题。

（1）国家级呼吸系统疾病精准医学研究数据平台尚未建立，数据标准尚未统一。现阶段来源于人群队列、专病队列、医疗信息系统的多源异构数据难以以统一标准在国家平台进行汇集整合，"信息孤岛"现象的普遍存在使我国丰富的呼吸系统疾病精准医学研究资源难以得到充分利用。

（2）专注于呼吸系统疾病精准医学研究的生物信息学、信息技术、计算科学高水平人才严重缺乏，且尚未与临床研究团队形成良好对接，专业化大数据分析团队的缺如使大量精准医学研究数据无法及时分析应用。

（3）多组学研究成果产业转化（尤其是呼吸疾病靶向药物研发）集中于外资或合资企业，由我国企业牵头开展、具有自主知识产权的呼吸系统疾病精准诊疗技术与靶向药物基本处于空白状态。

（4）我国幅员辽阔，地区发展程度及医疗水平差异巨大，如何依据我国具体情况有效开展呼吸系统疾病精准医学诊疗方案的推广与普及，尚无明确的实施方案。

以上关键问题能否得到有效解决，将成为决定能否通过精准医学研究切实提升我国呼吸系统疾病诊疗水平，降低疾病负担的关键因素。

三、我国发展战略与重点方向

1. 发展思路

切实满足我国呼吸系统疾病巨大疾病负担及重大防治需求，充分利用我国呼吸系统疾病丰富临床资源，依循关键基因与生物标志物的发现与作用机制阐明、精准诊疗技术与治疗药物的研发与效果评估、精准诊疗方案的制订与普及推广这一精准医学研究主线，制定并逐步完善"呼吸系统疾病精准医学研究"国家发展战略。制订统一标准，整合现有资源，建立国家级呼吸系统疾病精准医学研究全组学数据库及生物样本资源库，组织多学科背景专业化团队结合大数据分析技术，重点揭示主要呼吸系统疾病发病及疾病发展分子机制，明确一批国人特征性干预靶点。引导组建产学研密切结合的联合体，整合各方资源优势促进研究成果高效转化，研发一批具自主知识产权的呼吸系统疾病精准医学诊疗技术与产品并对其临床效果进行综合评估，制定适合我国医疗体系的呼吸系统疾病精准防诊治系列指南与方案。建立完善相应法律法规和监管体系，制定医学中心与基层医疗机构联动的普及推广方案，促进呼吸系统疾病精准防诊治技术与方案落地实施。

2. 发展目标

（1）近期目标：建成具统一标准、整合现有各来源临床资源的国家级呼吸系统疾病精准医学研究全组学数据库及生物样本资源库，并组建相应专业化分析数据团队；基于筛选发现的国人特征性干预靶点完成一批具自主知识产权的呼吸系统疾病精准医学诊疗技术与产品研发，并选择其中效果明确、成本效益比较好的技术与产品进行推广，在重点呼吸疾病防诊治水平提升上取得显著效果。

（2）远期目标：建成全球最大规模的呼吸系统疾病精准医学研究全组学数据库及生物样本资源库，完成各呼吸系统疾病国人特征性易感基因及致病基因图谱并阐明其作用机制；建立多方协同、具良好内部驱动力的精准医学研究成果转化机制及联合体，呼吸系统疾病精准医学诊疗技术与产品研发能力达到国际先进水平，自主研发产品占据国内市场主流地位并具国际竞争力；建立政府主导、覆盖各级医疗机构的呼吸系统疾病精准医学防诊治技术普及推广联盟，精准化方案广泛应用于我国呼吸系统疾病防诊治各领域，显著降低我国呼吸系统疾病巨大疾病负担及医疗花费。

3. 重点方向

（1）国家级呼吸系统疾病精准医学研究全组学数据库及生物样本资源库

建设。制订呼吸系统疾病临床及多组学数据标准，整合现有各类资源，形成国家级全组学数据库及生物样本资源库，经数据汇集、清理后进行综合分析，系统认识我国重点呼吸系统疾病流行状况、临床表型及遗传特征，筛选国人特征性干预靶点。

（2）具自主知识产权的呼吸系统疾病精准医学诊疗技术与产品研发。基于筛选出的国人特征性干预靶点，组织科研机构、临床医疗机构、药械器械形成精准医学成果转化联合体，重点布局基于新一代测序技术的肺癌早期筛查液体活检技术、肺癌靶向治疗药物、慢阻肺及哮喘等慢性气道疾病靶向治疗药物、肺血管病风险预测技术及新型靶向溶栓及抗凝药物等呼吸系统疾病临床诊疗关键技术及药物研发工作，并对临床效果进行评估。

（3）呼吸系统疾病精准医学防诊治指南制定与普及推广。基于以国人数据为依据的实证性研究证据，综合评估各精准医学防诊治技术的临床实际效果及成本效益，制定符合国人遗传特征及我国医疗体系的呼吸系统疾病精准医学防诊治指南，并建立医疗中心与基层医疗机构联通的普及推广机制。

四、资助机制与政策建议

1. 整体构架

在"十三五"重点研发计划基础上，完善呼吸系统疾病精准医学研究整体战略布局，进一步加强对呼吸系统疾病精准医学研究的支持力度，尤其是对呼吸系统疾病专病队列及呼吸系统疾病精准医学数据平台等基础性工作的持续支持，为后续延展性研究奠定坚实基础。将精准医学研究纳入现已设立的国家呼吸系统疾病临床医学研究中心、呼吸疾病国家重点实验室及未来设立的国家呼吸中心的重点职能，负责牵头国家级呼吸系统疾病精准医学研究全组学数据库及生物样本资源库建设、呼吸系统疾病精准医学诊疗技术与产品研发、呼吸系统疾病精准医学防诊治指南制定与普及推广等重点工作的具体实施，以国家级平台统筹全国呼吸系统疾病精准医学研究资源，协同各方推进呼吸系统疾病精准医学研究及成果转化进程。

2. 资助机制

采取多种资金来源结合的资助机制，充分调动国拨资金及产学研各方自有资金协同支持呼吸系统疾病精准医学研究。其中，国拨资金应重点支持战略研究、平台建设、人才培养等公共基础性项目开展，以体现其强有力的引导作用。技术产品研发、效果评价及普及推广等工作应在国拨资金作为引导性资金的基础上，充分调动产业资源，形成多方投入、共享共赢的资助机制，尤其应重点引导支持具自主知识产权及较好研发转化能力的企业对呼吸系统疾病精准医学研究加大投入，并制定相应激励政策，以充分调动企业研发及产业化积极性，改变现有精准医学防诊治技术产品主要依赖外资或独资企业的现状。

3. 法规体系

相关政策法规的完善对于呼吸系统疾病精准医学研究及成果转化起到重要的指挥棒作用。一方面应以政策推动促进呼吸系统疾病精准医学防诊治技术在临床的普及推广；另一方面应以完善的法规体系规范其应用，避免相关技术滥用导致的医疗风险和资源浪费。尤其应注意严格规范人类遗传物质及组学检测数据的采集、存储、分析、应用，从根本上避免患者隐私信息泄露及国人遗传信息外泄所导致的恶劣后果。

4. 人才培养

因应于现阶段我国专注于呼吸系统疾病精准医学研究的生物信息学、信息技术、计算科学高水平人才严重缺乏的现状，组织综合型高校、医学专科院校、医学科研机构协同建立本领域复合型人才培养机制，从本科教育起始，分阶段引导、培养未来专注于呼吸系统疾病精准医学研究的专业型人才。同时，应在国家级及区域级呼吸系统疾病精准医学研究平台设置专门部门开展大数据管理及分析工作，充分发挥人才特长，为相关领域人才提供良好的发展平台及机遇。

5. 国际合作

了解国际研究现状与重点方向是参与各领域国际竞争的基本条件，因此在强化自身研究能力的同时，积极开展国际合作，是我国呼吸系统疾病精准医学研究追赶并最终超越国际先进国家的必经之路。在保证遗传信息安全的前提下，与欧美本领域权威研究组织及机构开展多角度合作，共同迎接呼吸系统疾病防诊治的全球性挑战，对于明确我国研究方向及重点、充分利用自身优势资源具有重要指导意义，也将为我国自主研发的呼吸系统疾病精准医学防诊治技术与产品走出国门、走向世界奠定重要基础。

第四节 免疫性疾病精准医学

免疫性疾病大致可分为两种。一种是自身免疫性疾病（autoimmune disease，AID），指自身细胞和体液对自身抗原发生免疫反应而导致自身损害的一类疾病，如系统性红斑狼疮（systemic lupus erythematosus，SLE）、类风湿性关节炎（rheumatoid arthritis，RA）、自身免疫性甲状腺病（autoimmune thyroid disease，AITD）及自身免疫性肝炎（autoimmune hepatitis，AIH）等。另一种则是获得性免疫缺陷综合征（acquired immuno-deficiency syndrome，AIDS，又称艾滋病），该病由人类免疫缺陷病毒（human immunodeficiency virus，HIV）感染引起，可导致患者的免疫功能部分或完全丧失，$CD4^+T$ 细胞数目减少，继而发生机会性感染、肿瘤等；该病传播速度快、病死率高，且现无法治愈，引起了各国政府和社会的关注。

采用精准医学模式对免疫性疾病患者个体化用药，挖掘新的诊疗策略、研制分子靶向药物、探索更为精准的检测技术等，是目前基于精准医学理念亟待解决的重大问题。本部分将主要聚焦国内外精准医学在免疫性疾病（系统性红斑狼疮、类风湿性关节炎、艾滋病）诊治领域的发展与应用。

一、国内外精准医学在免疫性疾病诊治领域的发展与应用

（一）系统性红斑狼疮

系统性红斑狼疮（SLE）是一种由遗传易感性、基因组的表观遗传学改

变、内分泌因素和一个或多个诱因相互作用导致的复杂疾病，影响可涉及多种器官。其确切的病理生理学仍不确定。其病理学的一个核心概念是凋亡细胞的产生与处理凋亡物质的效率不平衡。包括产生 I 型干扰素（IFN）的树突状细胞的先天性免疫系统、补体系统、包括 T 淋巴细胞和 B 淋巴细胞在内的适应性免疫系统，均被认为在 SLE 的发生中产生作用。SLE 的特征是丧失自身免疫耐受，产生自身反应性抗体，形成免疫复合物（IC）在组织中沉淀，从而引发慢性全身性炎症和器官损害。

SLE 的全球发病率为（40～70）/10 万，发病者以育龄期女性为主，女性与男性发病比例约为 9∶1。这是一种与遗传具有重要关系的疾病，呈现家族聚集性，约有一成的患者具有同样患病的一级亲属。通过全基因组关联分析等手段，目前已经有至少 40 个与 SLE 相关的基因得到鉴定。然而，同卵双胞胎比异卵双胞胎的同时患病率高 10 倍，同卵双胞胎的同时患病率也仅有 20%～30%，说明发病机制中还可能存在重要的表观遗传作用。除了内源性因素（性别、年龄、激素），环境因素（心理压力、病毒感染、吸烟、化学药物、营养等）也会影响疾病的进程，且可能成为疾病的诱因。针对 SLE 的精准诊断与治疗是实现 SLE 研究突破的重点内容。

1. SLE 诊治的国内外研究进展

SLE 在病理生理学方面的高度多样化，导致皮肤、肾脏病变的内在因素也大不相同。在实际治疗过程中，专家共识中的药物治疗方案一般根据受累脏器、临床表现来决定，英国风湿病学会给出的用药指导标准根据病情严重性来确定。常用的治疗药物包括非甾体抗炎药、抗疟药、糖皮质激素、免疫抑制药等。对于轻度病情，典型的给药及剂量为泼尼松龙外用 < 20 mg/d、1～2 周；肌内注射或关节注射甲基泼尼松龙 + 羟氯喹≤6.5 mg/kg ± 非甾体抗炎药［如氨甲蝶呤（methotrexate，MTX）］；对于中度病情，典型的给药及剂量有泼尼松龙≤0.5 mg/（kg·d）或静脉/关节注射甲基泼尼松龙 + 硫唑嘌呤 2 mg/（kg·d）或 MTX 10～25mg/ 周或霉酚酸 2～3 g/d；重度病情的给药及剂量有泼尼松龙≤0.5mg/（kg·d）和/或静脉注射甲基泼尼松龙 500 mg ×3 + 硫唑嘌呤 2～3 mg/（kg·d）或霉菌素 2～3 g/d 或静脉注射环磷酰胺 + 羟氯喹 200 mg/d。

尽管以上诊断和给药方案在临床实践中取得了一定成功，使得 SLE 从 1950 年 50% 的 4 年生存率提高到 90% 的 10 年生存率。然而，要实现更长期的临床和免疫学缓解、改善疾病控制和预后，使用有针对性的药物治疗和改善临床评估标准仍然至关重要。

2. SLE 的精准诊断

由于 SLE 的临床表现复杂，涉及多种器官，且在不同患者间甚至同一患者的不同时期都可能存在较大差异，其诊断鉴定具有相当大的难度。我国的诊断标准依照 2009 年美国风湿病学会（ACR）会议修订，提出临床诊断标准11 条，为：①急性或亚急性皮肤狼疮表现；②慢性皮肤狼疮表现；③非瘢痕性秃发；④口腔或鼻咽部溃疡；⑤炎性滑膜炎；⑥浆膜炎；⑦肾脏病变；⑧神经病变；⑨溶血性贫血；⑩白细胞或淋巴细胞减少；⑪血小板减少。免疫学诊断标准 5 条，为：① ANA 滴度高于实验室标准；②抗 -dsDNA（双链DNA）抗体滴度高于实验室标准；③抗 -Sm 抗体阳性；④补体降低；⑤狼疮抗凝物阳性或梅毒血清试验假阳性或抗心磷脂抗体为正常水平的 2 倍以上。其中，如果肾脏病理证实为狼疮肾炎且伴有免疫学指标①或②，或上述临床及免疫指标中有 4 条以上符合（至少包含 1 项临床指标和 1 项免疫学指标），则确诊为 SLE，其敏感性为 94%，特异性为 92%。此外，还要与类风湿性关节炎、各种皮炎、原发性肾小球肾炎等疾病相鉴别。

3. 精准医疗在 SLE 治疗中的应用

有效且标准化的方案是生物标志物临床应用于精准医疗的关键。使用急性期标志物的评估方法，如红细胞沉降率（ESR）和 C 反应蛋白（CRP）以及抗 -dsDNA 抗体，敏感性和特异性都很有限。全血或靶向免疫细胞的转录组分析是一种具有良好前景的确定基因表达生物标志物的方法，已在发现与疾病活动、疾病亚型或未来复发密切相关的基因方面取得了一些成功。通过结合质谱或单细胞转录组测序（RNA-seq）与大量转录组分析，将可能获得更深入的免疫分型，从而对造成转录组变化的疾病相关细胞亚群进行全面的描述。这些表型如果得到验证，在预后性和预测性生物标志物方面取得进展，将能够改善 SLE 的评估和临床管理，有助于诊断、评估疾病活动和治疗决策。预后性生物标志物可有助于对疾病活动进行精确的生物学评价，定量评估未来复发或器官损伤的可能性。预测性生物标志物将有助于预测临床反应和可能出现的不良反应，并根据现有的治疗方案做出临床决策。

科学家在传统治疗基础上，发现了一些有助于实现精准给药的线索。目前，已证明种族是影响药物有效性的因素之一，环磷酰胺对黑种人 SLE 患者的治疗效果要弱于白种人患者。然而，基于生存率难以进一步提升的治疗现状，寻找能够靶向特定分子的药物迫在眉睫。目前，有抗肿瘤坏死因子（TNF）、抗 CD20、抗原呈递细胞与 T 细胞联系阻断剂、抗 IL-6 或 IL-6 受体，以及 JAK-STAT 抑制剂的 5 种生物药物和小分子药物被批准用于类风湿性关节炎的治疗，但治疗 SLE 的生物药物则局限得多。美国 FDA 仅批准了贝利尤单抗（Benlysta）；英国国家医疗服务系统允许使用利妥昔单抗。此外，阻断 α 干扰素的阿尼鲁单抗（anifrolumab）和阻断 B 细胞激活因子（BAFF 和 APRIL）的阿塞西普（atacicept）等药物，被认为在治疗 SLE 方面具有良好的应用前景。

（二）类风湿性关节炎

类风湿性关节炎（RA）是一种常见的慢性全身性炎症性自身免疫性疾病，全球发病率约为 0.5%～1%，我国发病率为 0.42%[①]。RA 在女性中更常见，可能发生于任何年龄段，发病高峰期在 50～60 岁；患者主要表现为手、手腕、脚和膝盖对称性疼痛和肿胀（多发性关节炎）；一些患者还可能出现或后来发展为其他器官的病变表现，如间质性肺病（ILD）、心包炎、胸腔积液或支气管扩张。如果及早发现疾病并及时、持续地治疗，则许多患者病情可以得到缓解；如果不加以治疗，则可导致慢性炎症和不可逆转的关节和器官损害，严重影响患者的日常活动能力和生活质量，增加致残率和死亡率。

1. RA 诊治的国内外研究进展

RA 的发病机制复杂，现今认为致病因素包括遗传、环境、感染及免疫等。目前类风湿性关节炎治疗主要使用非类固醇抗炎药、抗风湿病药物、免

---

① 未包含港澳台地区数据。

疫抑制剂、炎症因子抗体或拮抗剂、中药等生物制剂及糖皮质激素抑制免疫炎症反应，缓解临床症状，延缓病情进展。然而，RA 患者具有的临床表型不同，且对不同的治疗有不同的临床反应。尽管目前有系列可选择的治疗方案，但普遍效果平平。因此，治疗方案的选择只能是基于尝试不同的药物疗法，直到确定一种导致疾病活动减少或缓解的药物。例如，MTX 作为最常用的治疗 RA 缓解病情的抗风湿药物（disease-modifying antirheumatic drugs，DMARDs），但面临的关键挑战是，不同患者之间疗效差异较大，且 MTX 疗效预测须在 MTX 达到血药浓度稳态即服药 6 个月左右。多种无效药物花费的时间不仅影响患者的生活质量，还可能导致不可逆的关节损伤甚至器官损害，同时使患者暴露于潜在的药物不良事件。

2. RA 的精准诊断

对于 RA 的治疗，及时准确的诊断非常重要，因为早期诊断可以抑制病情，从而预防或显著减缓疾病进展，避免发生不可修复的关节损伤及由此导致的残疾。RA 患者血清中可检测出类风湿因子（rheumatoid factor，RF）、抗瓜氨酸蛋白类抗体（anti-citrullinated protein antibodies，ACPA）和包括环氨酸化肽抗体（anti-cyclic citrullinated peptide antibody，抗 CCP 抗体）等在内的多种自身抗体，其中 RF 和 ACPA 类抗体因其良好的诊断性能被纳入 2010 年美国风湿病学会（ACR）和欧洲抗风湿病防治联盟（EULAR）分类标准。尽管许多 RA 患者的 RF 和 ACPA 实验室检测异常（血清学阳性），但部分 RA 患者检测正常（血清学阴性）。而近年来逐渐发现 RA 诊断新指标（如抗 Carp 抗体、抗 PAD4 抗体、抗 CEP-1 抗体等自身抗体，以及 14-3-3η、MMP3 等蛋白生物标志物）可结合症状、体格检查和影像学表现帮助 RA 的临床早期诊断。例如，抗 Carp 抗体可在早期鉴别诊断 RA 与非 RA 患者。当抗 CCP 抗体与 RF 联合检测鉴别 RA 与非 RA 患者时，特异度为 65% ～100%，敏感度为 59% ～88%；然而当抗 Carp 抗体、抗 CCP 抗体及 RF 三者联合检测鉴别 RA 与非 RA 患者时，特异度可达 98% ～100%，比值比超过 100。因此，在诊断早期 RA 时，3 种抗体联合检测可以提高预测发展为 RA 的可能性。基于生物标志物的 RA 预测及诊断将有利于 RA 的预防及趁早治疗，改善预后以及提高患者生活质量。

3. 精准医学在 RA 治疗中的应用

基于患者对不同的治疗有不同的临床反应，研究人员将研究重心转移至了预测药物反应的生物标志物的研究，以便更合理地选择针对不同个体进行治疗的有效药物方案。以 MTX 为例，鉴于 MTX 仍然是新诊断 RA 患者的治疗选择，一些研究已经开始关注参与影响 MTX 吸收、代谢或其靶酶的关键分子通路的基因作为反应的预测生物标志物。基溶质载体家族 SLC19A1 蛋白是允许 MTX 进入细胞的几个运输载体之一。研究表明，*SLC19A1* 基因上的 rs1051266 变异与细胞内 MTX 的活性代谢产物多聚谷氨酸氨甲蝶呤（MTXPGs）水平相关，12 项研究的荟萃分析报告了与 MTX 治疗反应相关。在研究 MTX 通路基因的同时，也对 RA 的主要易感基因 *HLADRB1* 进行了研究。由于该基因与更严重的疾病相关，推测该风险等位基因的携带者对 MTX 单药治疗的反应较差。在一项 309 例早期炎症性多关节炎患者的研究中，*HLA-DRB1* 等位基因的存在与 MTX 单药治疗 2 年无效相关。RA 可能经过连续的进展阶段，表现为不同的免疫调节紊乱和临床表型，或在每个患者属于不同免疫介导的炎症通路，新的生物标志物可帮助实现临床医师对 RA 患者的个体化精准用药和靶向治疗，但目前仍需通过基因组学、代谢组学等一系列手段进一步研究生物标志物及其具体机制，它们在临床实践中的应用需要比目前更可靠和可重复性的证据。

精准医疗和大数据是一个快速发展的领域，尽管目前 RA 的精准医学仍停留于生物标志物的研究，在实用性方面存在局限性，但可能会在未来几年改变 RA 的治疗方式和预后。

（三）获得性免疫缺陷综合征

迄今，获得性免疫缺陷综合征（AIDS，俗称艾滋病）仍然是严重危害人类健康的全球重大公共卫生问题。依据瑞士日内瓦联合国 AIDS 规划署（UNAIDS）的年度报告，截至 2020 年底，全球 HIV 感染人数 3800 万，其中 2019 年新增感染病例约 170 万。目前，全球已有 67% 的 HIV 感染者正在接受抗逆转录病毒治疗（antiretroviral therapy，ART）。ART 可以很好地控制 HIV，使感染者血液中 HIV 保持在检测不到的极低水平，从而大大降低了 HIV 的传播机会。但由于 ART 不能治愈 AIDS，患者需要终身服药来抑制病毒复制。近年来，精准医学概念在 AIDS 领域的检测与治疗中实现新的突破，有望达到 AIDS 的功能性治愈。

1. 针对 AIDS 治疗的国内外研究进展

自 1982 年美国发现第一例 AIDS 病例以来，科学界便开始了寻求针对这种在现代医学中从未见过的疾病的治疗方法。直到 1987 年，美国 FDA 批准了第一个抗逆转录病毒药物齐多夫定（Azidothymidine，AZT）。随后，又相继批准了六类抗逆转录病毒药物：核苷/核苷酸逆转录酶抑制剂（nucleoside/nucleotide reverse transcriptase inhibitor，NRTI）、非核苷逆转录酶抑制剂（non-nucleoside reverse transcriptase inhibitor，NNRTI）、蛋白酶抑制剂（protease inhibitor，PI）、融合抑制剂（fostemsavir inhibitor，FI）、CCR5 拮抗剂和整合酶链转移抑制剂（integrase strand transfer inhibitor，INSTI）。目前，国际指南推荐使用三联药物疗法，基于 NRTI 的治疗方案作为治疗基础，再联合第三种药物 PI 类或 NNRTI 类或 INSTI 类用于推荐治疗。

尽管药物治疗在抗 HIV 过程的早期取得了突破，但由于病毒抗性、药物依从性、药物分布差异以及 HIV 感染者伴有其他机会性感染等情况，患者之间可能存在 HIV 遗传学突变，从而引起 ART 作用下的副作用和耐药性产生，最终可能导致抗病毒治疗失败。

2. AIDS 的精准检测

精准医学时代在推动 AIDS 诊治领域发展的同时，也推动了临床精准检测技术的升级与进步，也就是说，精准检测应为精准医学的基础。新兴的精准检测技术的变革涉及的方面十分广泛，包括由低通量测序向高通量测序技术的变革、由组织活检到液体活检的变革、由多细胞混杂检测到单细胞精准测序的变革，以及基于基因组学、转录组学、蛋白质组学多维度联合检测的变革。正是以上精准检测技术的变革，推动了精准医学时代新技术、新靶点、新药物的产生和进步，推动了医学前沿科技及医学健康产业的发展。通过精准的医学检测技术，可为每位 HIV 感染者提供"量身定制"服务，制订个体化诊疗方案，提供科学全面的效果评估。

3. 精准医学在艾滋病诊治中的应用

1）基于精准医学的抗病毒治疗

针对 HIV 感染者的遗传学特征，以精准医学理论为指导，制订针对不同 HIV 感染者的治疗方案，是目前 ART 的主要思路。对于大多数患者而言，最初始的抗逆转录病毒治疗的主干方案是：阿巴卡韦（abacavir，ABC）/ 拉米夫定（lamivudine，3TC）、替诺福韦艾拉酚胺（tenofovir alafenamide，TAF）/ 恩曲他滨（emtricitabine，FTC）、替诺福韦（tenofovir，TDF）/ FTC。基于精准治疗模型，根据每个患者的特定医疗状况，应联合不同的第三种抗逆转录病毒药物。例如，对于同时感染 HBV 和 HIV 的患者，由于 TAF 和 TDF 对这两种病毒都有效，因此建议采用基于 TAF/FTC 或 TDF/FTC 的方案。如果由于 HIV 感染者病毒载量较低导致无法进行耐药性检测，则推荐使用基于多替拉韦（DTG）的治疗方案。当患者的药物依从性或耐药性测试结果无法预知时，推荐使用 NRTI 联合 PIs 治疗方案。由于 DRV/r 具有较高的抗药性遗传屏障和较低的耐药风险，因此是目前应用最广泛的抗病毒组合之一。对于合并结核感染的 HIV 感染者，推荐使用 EFV，因为 EFV 与抗结核药物利福霉素间相互作用极小。然而，当 HIV RNA> 100 000 拷贝 / mL 时，则不建议使用 ABC / 3TC 联合 EFV 方案。

近年来，为降低药物副作用，提高患者的依从性和生活质量，越来越多的二联简化治疗方案不断涌现。目前的研究初步显示，二联简化疗法在病毒抑制方面不逊于传统的三联鸡尾酒疗法。因此，近年的国内外指南均提出可根据患者的个人情况，在标准的三联疗法的基础上，制订适合患者个体化的治疗方案，包括二联简化方案。例如，DTG + 3TC 可作为初治患者二联简化治疗的首选方案，该方案在病毒载量 < 50 万拷贝 /mL 的初治患者中疗效不劣于 TDF + FTC + DTG 三联 ART 方案，同时避免了 TDF 引起的肾脏损伤和骨代谢指标异常等问题。但由于二联简化方案中不包含 TDF 或 TAF，因此不具有足够抑制 HBV 的抗病毒能力，因此，二联简化方案在 HIV 合并 HBV 感染者中并不被推荐。对于存在心血管疾病的患者，选用二联简化方案时，需避免使用含有增效剂的 PI，可考虑选择 DTG+3TC 或 DTG+RPV；针对 2 型糖尿病患者，应避免使用 LPV/r+3TC 或 LPV/r+RAL 的二联简化方案。此外，

长效可注射 ART 药物在药物依从性和耐药性方面存在潜在优势，因此在精准医学模式下应该会有良好的应用前景。

2）基于基因编辑靶向治疗的精准医学

HIV 以具有复制能力的 DNA 整合入受感染的细胞基因组中形成 HIV 储存库，重新激活之后会再度生成完整的 HIV。研究显示，$CD4^+$ T 细胞亚群中中枢记忆（central memory，TCM）和过渡记忆（transitional memory，TTM）细胞为 HIV 的主要储存库。由于其长期处于静息状态，且寿命较长或具有自我更新以维持稳态的能力，难以被机体免疫完全清除。因此，HIV 感染者只有终身服药，才可控制病毒。但药物带来的副作用、耐药反应等提示着传统的艾滋病诊治方法已不能满足当前患者需求，近年来，基于精准医学理念，针对 HIV 的靶向基因治疗亦成为研究热点。

HIV-1 主要通过识别细胞表面 CD4 分子及其辅助受体（CCR5）来进入人体免疫细胞，若基因编辑敲除编码辅助受体 *CCR5* 基因，则会使得 HIV-1 无法识别 CCR5 受体，从而阻止 HIV-1 病毒株入侵。"柏林病人"和"伦敦病人"的治疗正是利用这一原理，通过移植携带纯合子 *CCR5-Δ32* 突变基因的异基因骨髓，实现了停用抗病毒药物后病毒无反弹的目标。近年来，科学界利用基因编辑技术在清除 HIV 储存库研究方面取得了诸多进展，例如：2008年，Perez 等使用锌指核酸酶（ZFN）基因编辑技术在自体 $CD4^+$ T 细胞中介导 CCR5 的敲除并在体外鉴定抗病毒效果；2010 年 Holt 等使用 CCR5-ZFN 破坏了来自胎儿脐带血的 $CD34^+$ 造血干细胞（HSC）中 *CCR5* 等位基因，敲除效率达 17%；2014 年，复旦大学朱焕章教授团队在国际上率先提出了基因编辑靶向切除 HIV 的"斩草除根"策略，并首次使用 ZFN 基因编辑技术在 HIV 感染及潜伏感染细胞上成功切除了整合在基因组中的 9.8 kb 长度的 HIV-1 前病毒，其切除效率约为 45.9%，且无细胞毒性；2019 年，邓宏魁研究组联合中国人民解放军总医院第五医学中心陈虎研究组及首都医科大学附属北京佑安医院吴昊研究组合作在顶级医学期刊《新英格兰医学杂志》（*The New England Journal of Medicine*）发表论文，建立了一种基于 CRISPR 在人成体造血干细胞上进行 *CCR5* 基因编辑的技术体系，实现了经基因编辑后的成体造血干细胞在人体内长期稳定的造血系统重建，初步证明了基因编辑的成体造血干细胞移植的可行性和在人体内的安全性。此外，2019 年 7 月 2 日，美国坦普尔大学刘易斯·卡茨医学院和内布拉斯加大学医学中心（UNMC）的研究人员发表在《自然–通讯》（*Nature Communications*）上的一项研究，有史以来第一次从活体动物基因组中消除了具有复制能力的HIV-1的DNA。基于以上关键性的研究结果，相信基因编辑技术在未来针对HIV的精准治疗中会取得突破性的研究进展。

3）基于免疫疗法的精准医学

（1）广谱中和抗体的应用。目前，针对AIDS的免疫疗法中，直接阻断HIV感染的广谱中和抗体（bNabs）疗法最受关注。bNabs通过与HIV表面的Env蛋白结合，实现阻止HIV感染人类细胞。2020年3月9日，美国国立卫生研究院过敏和传染病研究所（NIAID）的研究人员在2020年度逆转录病毒和机会性感染会议（CROI 2020）上口头报道了一项重磅的针对AIDS的长期缓解或功能性治愈的研究，引起了极大反响。在这项I期临床试验VRC 603中，研究人员使用了一种腺相关病毒（AAV8）将抗体（VRC07）基因传递到人体细胞中，引导人体产生这种针对HIV的特异性抗体VRC07，这种新方法能使人体在长时间内产生抗HIV抗体。研究人员表示，随着进一步的发展，这种策略可以应用于预防和治疗各种各样的传染病。这是基于腺相关病毒的抗体基因递送技术首次在血液中产生了安全、持久的抗体水平。希望这项技术的进一步发展将产生一种适用于多种传染病的药物传递策略。

（2）免疫检查点抑制剂（ICI）。研究发现，HIV感染者患癌症的风险增加。在AIDS患者中，肺癌、肛门鳞状细胞癌、霍奇金淋巴瘤、口腔或咽喉癌等非HIV相关恶性肿瘤已成为HIV感染者死亡的主要原因之一。近年来，ICI因改变了癌症的治疗而广为人知。ICI已在感染HIV的癌症患者中进行了一定程度的测试，一些结果表明ICI可能在治疗HIV感染中起作用。目前，已确定的HIV感染特异性检查点包括细胞毒性T淋巴细胞相关蛋白4（cytotoxic T-lymphocyte-associated protein 4，CTLA-4）、PD-1及其配体蛋白PD-L1，针对这三个免疫检查点的靶向药物正在推广研究，具有广阔的应用前景。

（3）免疫细胞治疗与ART联用。免疫疗法与ART相结合应用是当前艾滋病研究的重点内容。中国人民解放军总医院王福生院士团队针对严重免疫抑制的AIDS患者，开发了一种基于人类白细胞抗原（HLA）错配的同种异体适应性免疫治疗（AAIT）的方法。该方法入组了 12 例合并机会性感染的严重免疫抑制感染者，通过收集分离健康捐献者外周血单个核细胞对受试者进行回输。该研究发现 AAIT 联合 ART 疗法在所有 12 例患者的检查剂量和输注方案中都是安全的且耐受性良好。近日，在美国基因与细胞治疗学会（ASGCT）年会上，Seraph 研究所报告了一项新的研究，提示了免疫疗法联合 ART 治疗 HIV 的新希望。该报告介绍了一名 54 岁感染了 HIV 的男性患者，该患者在抗逆转录病毒疗法（ART）的作用下并未实现完全抑制，当其接受了源自于健康捐赠者 NK 细胞和 γ δ T 细胞（gamma delta T-cell）的新型过继性细胞治疗后，表现出令人鼓舞的结果。CAR-T 细胞治疗作为一种新兴的免疫细胞治疗方法，已在血液肿瘤等方面取得一定的成功。近年来，研究人员也将 CAR-T 细胞治疗应用于 HIV 领域。2020 年 11 月，Maldini 研究团队展示了一种双重 CAR-T 细胞，可以有效地帮助人体抵抗 HIV 感染。2021 年 4 月，Zhen 研究团队在 *PLoS Pathogens* 期刊上发表了一篇研究论文，展示了一种 CAR 细胞治疗对于 HIV 治疗具有良好的有效性和持久性。基于免疫治疗联合 ART 策略，可为实现艾滋病的功能性治愈提供新思路。

二、发展战略与方向

精准医学在免疫性疾病患者个体化治疗中显示出了巨大潜力。未来，应以高通量测序技术、单细胞测序技术、蛋白质组学、代谢组学检测技术为依托，建立精准检测的技术平台，同时借助生物信息学技术，开发针对免疫性疾病新的特异性用药靶点，探索新的临床救治方案，优化基因治疗和免疫治疗体系，高灵敏度评估临床干预效果是精准医学在免疫性疾病救治中的重要研究领域。面对最终实现精准医学的时代要求，我们任重而道远。

第五节　心血管疾病精准医学

一、国际发展状况与趋势

2021 年我国心脑血管疾病的死亡占比在城市和农村分别高达 44.26% 和 46.74%，居各类疾病之首，且还在呈不断升高之势，与西方国家的下降形成对比。这里重点阐述冠心病、心肌病、心力衰竭和猝死的相关内容。

1. 冠心病

当前，冠心病的治疗有了显著进步，但是冠心病的预防还主要是基于 20 世纪 Framingham 研究基础上的传统危险因素，即降低血压、血脂水平和治疗糖尿病。基于这些危险因素所作的风险评估是人群的十年发病风险，对更长远没有推荐，不能早期预测和预防，因此还远远不够。现在人们开始注意到这个问题并提出了 30 年风险预测问题。与此同时，随着技术进步和研究进展，遗传学尤其是冠心病的全基因组关联分析获得了极其大量的信息，证明遗传变异（多态性）与冠心病密切相关。然而，这些遗传信息绝大部分没有被解读，更没有用于预防和治疗实践。

学科发展趋势为：一级预防，找出新的危险因素，进行有针对性的预防，即精准预防。重点方向：①长期（30 年）风险评估；②将遗传风险用于风险评估，但是还远未实现；③多组学（代谢组、蛋白组、基因组和肠道菌代谢物）结合研究确定风险因素、致病机制和干预靶点。

2. 扩张型心肌病

扩张型心肌病的结局和危害是心力衰竭和心律失常或猝死。关于病因，现在认为主要系遗传（心肌骨架蛋白）和病毒（心肌炎）所致。目前已经明确一些致病基因（60 余个），能解释不到 40% 的病例，但仍然有更多致病基因有待发现和认定，而已知致病基因中的还有大量致病突变也没有被发现。

此外，除了认定 *JPH2* 基因与细胞功能紊乱有关外，其余基因的致病机制均有待研究阐明。

学科发展趋势为：明确病因和病理生理。重点发展方向：①高通量遗传学研究，以明确致病基因；②研究发现致病基因中大量未被发现的致病突变；③多组学（基因组、蛋白质组、转录组、代谢组）分析和多组学整合分析，以阐明致病机制和关键可干预环节；④经过选择性人工生殖预防、通过基因编辑和表达调节进行治疗研究。部分研究已经启动和取得进步。

3. 肥厚型心肌病

肥厚型心肌病基本上是遗传因素致病，目前已明确近90%家系患者的致病基因，主要包括心脏肌小节蛋白基因突变（占70%）和作为综合征（即作为全身疾病的一部分）基因突变。存在的问题包括：①家系患者已知基因中有很多突变没有被发现和认定；②相当部分患者（包括家系和散发患者）新的基因和突变待认定。目前的治疗包括梗阻心肌的外科切除或内科酒精消融治疗，药物使用被他受体阻断剂治疗，后者效果不确定；微创消融治疗和微创手术治疗显示出前景；基础研究较少，针对其机制开发治疗药物前景，因此，需要加强突变致病机制的研究。

学科发展趋势和重点方向，目前主要是从临床角度评价猝死风险和预防心衰研究，发病机制的研究已在少数基因中开展，治疗靶点研究需要同步加强；需要继续明确致病基因和未知的致病突变。

4. 心力衰竭

心力衰竭疾病的分期由原来的心脏功能分级（Ⅰ级、Ⅱ级和Ⅲ级）改为分期（A期、B期、C期、D期），将预防心力衰竭提到更高；心肌能量代谢研究寄希望于通过整合能量应用予以治疗；药物干预靶点研究，如发现通过抑制 PDE-9 提高 cGMP 水平可能成为治疗新策略。

学科发展趋势和重点方向为：发现新的治疗靶点研究，如上述抑制 PDE-9 提高 cGMP 水平；多组学（基因组、蛋白组、代谢组和肠道菌代谢物等）与心力衰竭及其预后、心肌能量代谢的关系等。

5. 猝死

猝死指突然的、非意外的死亡，在我国占总死亡的 1.0%~3.6%，其中

50% 以上为心脏性。病因方面分为继发于心脏疾病（如急性心肌梗死、暴发性心肌炎、心肌疾病等）的，以及原发性的（即遗传性的）。临床上治疗重点是通过不同的评分方法找出猝死的危险因素，植入人工心脏起搏装置或心脏复律装置预防猝死。近年来，精准医学专家意识到，即使是所谓的继发性心脏猝死患者也是有遗传基础的。

学科发展趋势和重点方向为：继续研究发现猝死风险因子，效果非常有限；遗传危险因素确定，实现精准预防和治疗，同时实现优生。

6. 暴发性心肌炎

暴发性心肌炎主要由感染（病毒等）和肺感染因素（如过敏和药物毒性）所致心肌急性炎症损伤，发展迅速，致死率极高。据估算，我国 14 岁以上成年人每年发病 3 万~5 万例，加上儿童可能翻倍。根据我国提出的《成人暴发性心肌炎诊断和治疗中国专家共识》，有效降低了急性期死亡风险，但是还有系列科学问题需要解决。其学科发展趋势和重点方向为：①暴发性心肌炎发病的使动机制；②过度免疫激活和炎症风暴的特点及关键环节；③疾病的慢性化机制和防治方法。

二、我国发展现状与趋势

1. 冠心病

在我国，由于社会经济发展和物质条件改变等原因，冠心病发病率和死亡率明显增高。临床治疗方面城市和农村差距较大。大城市和发达地区治疗方法和效果与发达国家相当。临床研究方面处于跟跑状态。我国自主研发的药物缺乏。

我国在该领域发展的基础与优势：①中国有大样本人群，为相关研究提供了基础；②目前已经开始了一些自主设计的临床试验；③中国已经有王擎、顾东风教授完成了以中国人群为基础的全基因组关联分析（虽然用的是西方人群为基础的 SNP 芯片，但有新的发现）；④我国已经积累了大样本病例 - 对照治疗和生物样本，并建立了多个大样本队列；⑤中国人遗传学和多组学研究有了基础并有许多新发现，正开始建立起包括遗传变异在内的新的、长时间的风险预测体系。

我国在该领域发展面临的问题与挑战：①目前我国的各类治疗指南基本沿用西方指南，而没有或没有正确使用中国人的证据；在没有证据的情况下按照国外指南给中国心肌梗死后心脏功能低下的患者植入心律转复除颤器以预防猝死，长期随访证明88%以上系过度医疗。②中国人猝死的遗传风险因素没有完全被认定、遗传诊断也没有被医生认识和医疗保险所认可。③建立在全新的多组学基础上的精准风险预测和一级、二级预防系统需要依据中国人自己的资料建立。④基层卫生机构针对心血管疾病危险因素开展防治应该作为扶贫的一项工作内容进行考核。

2. 扩张型心肌病

扩张型心肌病在我国心力衰竭中占有相当比例（近50%），也是猝死的重要原因，因此是一类重要的疾病。目前，在治疗方面，除了药物治疗（转换酶抑制剂、β受体阻断剂等）外，广泛开展了心脏移植和三腔起搏治疗，两者虽然有一定效果，但耗费巨大，且疗效有限。对扩张型心肌病的病因即遗传和炎症、免疫致病机制有了初步认识，但是仍然未获得完整的信息和认定病因；对于不同病因的疗效和预后缺乏认识。

我国在该领域发展的基础与优势：①建立了国人大样本队列和组织样本库（含移植受体心脏、血液的信息）；②开始建立起了临床随访系统，将其与基因组学和代谢组学结合，即结合病因帮助确定不同基因变异对代谢影响和对治疗的反应；③开始了多组学研究，这为认识病因和发病机制提供了基本条件。

我国在该领域发展面临的问题与挑战：①扩张型心肌病病因较复杂（包括较多的致病基因待认定、炎症致病机制认定和研究困难等）；②对于治疗效果的确定，需要大样本、长时间随访；③研究投入不足；④基因诊断系统还未建立，或者有了分子诊断但没有相应的治疗方法；⑤需要多组学研究共同发展，尤其是开发和利用新的算法和新工具，除认定新基因、新突变以确定病因外，还要确定致病机制和关键共同通路及干预靶点，研究新的治疗策略，包括基因编辑治疗。

3. 肥厚型心肌病

我国肥厚型心肌病的患病率为0.2%～0.5%，家系患者近80%的患者基因明确，为单基因遗传性，但是大量散发病例的病因还不清楚。已知基因中大部分致病基因为肌小结（sarcomere）蛋白基因突变，10% 左右心肌肥厚为全身性疾病或综合征的一部分。但是，仍有相当多的患者基因型不清楚。

我国在该领域发展的基础与优势：①已经积累了大样本人群和遗传家系（至少有了 2 个大的队列）；②已经建立基因诊断体系，并开始了常规检查；③开始了随访研究并得出一些有临床意义的结果；④发现和认定了新的致病基因和新的突变。

我国在该领域发展面临的问题与挑战：①在突变基因如何致心肌肥厚的机制研究方面缺乏，更不明确关键可干预节点；②明确了致病基因诊断后除指导优生外，在治疗上还不能给患者提供帮助，需要研究新的治疗策略；③需要发展新工具帮助明确未知基因和进行基因编辑治疗等，如扩张型心肌病。

4. 心力衰竭

我国心力衰竭人群约为 1000 万，病死率高（年死亡率约为 20%）。国际上形成了规范的治疗流程和方案，但一部分患者疗效不佳。我国没有权威的国人循证医学数据，精准治疗的局面更没有形成。

我国在该领域发展的基础与优势：①国内开始有大样本人群的积累；②建立了随访体系；③在 β 受体阻断剂治疗心力衰竭方面确定了中国人的有效人群，为精准用药提供了依据；④我国长达 20 年的基础研究揭示花生四烯酸代谢途径是心力衰竭治疗重要的潜在靶点，有望开发出创新药物。

我国在该领域发展面临的问题与挑战：①大量临床记录缺乏精细分类；②需要多中心大队列人群和长期随访信息；③需要多组学研究与临床信息整合分析，从中找到预防、干预和治疗靶点。

5. 猝死

猝死是我们国家和社会的一个重要问题，死亡率极高。我国的一些猝死防治完全跟踪国外指南，导致大量医疗资源浪费。

我国在该领域发展的基础与优势：①我国人群基数大，便于积累数据和总结规律；②初步积累了较大量人群队列研究数据；③已开展基因诊断和分型研究，部分成果用于临床实践、指导治疗；④已经初步明确了一些心肌病的致猝死原因（约20% 扩张型和肥厚型心肌病猝死基因）和部分心肌炎相关，这也为其他猝死病因学研究提供了借鉴；⑤国内细胞电生理和抗心律失常药物研究方面，陈义汉院士在源头上有了突破。

我国在该领域发展面临的问题与挑战：①当前我国猝死问题相当严重，但还没有引起全社会和政府的高度重视，需要在全社会广泛开展自救教育和人工心肺复苏技能培训；②需要对医务人员加强猝死相关知识教育培训；③还有大量猝死病因不明确，尤其是致病基因不明确，需要经基因组测序确定致病基因；④需要以病因为基础的模式动物和进行多组学结合研究明确发病机制和研究新的治疗手段；⑤需要开发能够广泛使用简易可穿戴设备协助疾病的发现和诊断。

三、我国发展战略与重点方向

1. 冠心病

（1）发展思路：实现"治未病"的理想目标，也即针对危险因素进行早期一级预防。

（2）发展目标：尽可能早发现冠心病的危险因素，并实现早期精准预防。

（3）重点方向和战略举措：①分别在前瞻性和疾病队列人群进行基因组学、代谢组学和肠道菌群代谢组学等研究，整合分析，确定个体危险因素，制订个体早期预防策略；②对于一些目前没有干预方法的危险因素如一些基因，进行基础研究，寻找干预方法；③引入人工智能帮助生物大数据分析处理，实现新的突破。总之，要将传统危险因素与新的危险因素和遗传因素结合，预测远期风险，实现早期一级预防。

2. 心力衰竭

（1）发展思路：①通过人群研究明确病因（包括遗传和非遗传的），通过随访确定不同病因所致心力衰竭患者对治疗的反应、不同基因变异对药物的反应，实现精准预防和精准治疗；②通过基础研究发现新的治疗靶点，发展新的治疗药物和治疗方法。

（2）发展目标：①延缓心力衰竭的发生，减轻疾病负担；②明确有效治疗药物人群，提高治疗效果和减少药物副作用；③根据新的靶点发展新的治疗药物和治疗策略，其中心肌保护机制应该作为新的靶点。

（3）重点方向和战略举措：①完善全国多中心大样本疾病队列（300~5000例），长期随访；②明确病因和机制，实现精准预防和精准治疗；③建立以病因为基础的心力衰竭模式动物，进行发病机制研究；④发展以新的干预靶点为基础的新的治疗药物；⑤根据以国人为基础的治疗反应研究成就，推广精准药物治疗。

3. 肥厚型心肌病

（1）发展思路：①通过多中心大样本人群测序，明确致病基因和不同基因的临床表型、对药物的治疗反应，确定最佳治疗方案；②研究阐明重要基因突变的致病机制，找出关键节点研究防治策略；③实现早期诊断和预防不良后果，对危重或致死性突变推荐进行植入前遗传学检测（PGT）和人类辅助生殖阻断突变下传。

（2）发展目标：①明确致病基因，早期诊断和干预，减少心力衰竭和猝死；②通过人工辅助生殖技术阻断突变下传实现优生；③积极推广临床有效治疗技术（梗阻微创切除和消融）；④研究阻断肥厚发展药物和基因编辑治疗。

（3）重点方向和战略举措：①完善大样本人群（2000~3000例）深度测序明确致病基因，包括发展全新计算工具发现新基因和新突变；②通过模式动物和诱导多能干细胞（iPSC）技术认定突变基因的致病性（指新发现的可能致病基因或位点，为临床诊断提供明确依据）；③通过临床随访确定每种致病基因的临床表型和治疗反应，以及开展新的治疗试验，探索新的治疗方案；④通过多组学等研究阐明突变致肥厚和猝死的机制；⑤推广基因诊断应用和疾病及猝死风险预测，尤其是对于特种职业者（如竞技运动员）进行体格检查，对高风险人群运动前提出安全警示；⑥对病情严重的患者，生育采取人工辅助生殖手段，以阻止致病因素下传。

4. 扩张型心肌病

（1）发展目标：①明确病因（遗传、病毒）；②阐明新的发病机制和关键病理生理节点和干预靶点；③降低病死率和实现早期预防。

（2）重点方向：①明确疾病遗传、表观遗传和病毒致病病因；②寻找新的治疗靶点和新的治疗药物。

（3）战略举措：①构建全国多中心、大样本疾病队列（3000～5000例）和建立随访系统；②完成多组学检测和综合大数据分析，发现新基因/新突变、新机制和新治疗靶点；③在确定遗传病因基础上，建立病因（基因）临床诊断和预测方法；④建立以遗传和人体检测发现为基础的模式动物，进行机制和新药开发研究。

5. 猝死

（1）发展思路：①通过系统研究确定心脏猝死的遗传因素和诱发因素；②建立风险预警系统和诊断方法；③对高风险人群和高风险职业通过基因筛查和可穿戴设备使用系统筛查，及时发现和做出诊断，预防猝死。

（2）发展目标：大幅度提高对猝死风险的预测性，精准防控，显著降低猝死风险；减少不必要的医疗支出（如不必要的心律转复除颤器植入）。

（3）重点方向：确定遗传性心脏猝死的致病基因和致病突变，建立遗传诊断和预警体系。

（4）战略举措：①需要完善全国多中心疾病队列人群；②建立和完善高风险人群的预测体系，也即基因检测体系和疾病诊断系统，提高预测预警水平；③对于高风险职业和部队服役人员，实施强制性预警性基因检测；④对于心肌梗死和心肌病患者，建议做心脏猝死风险基因检测，以预测其遗传和猝死风险。

6. 其他重大疾病

（1）主动脉疾病，主要包括主动脉夹层和主动脉瘤。该病在我国的患病率约为（1～2）/1000。该病发病极其快速、凶险，死亡率高。识别出高风险人群，可以进行有效预防；一旦发生血管破裂，早期救治可以获得良好效果。目前，已经基本认定了约70%患者的致病基因和可能致病基因，可以用于高风险人群（有家族史等）检测和风险评估。建议将基因诊断筛查用于临床检测，并结合影像检查进行预警，同时加强发病机制和药物干预靶点研究。

（2）暴发性心肌炎。该病为散发性，每年致数万青壮年和儿童死亡。需要研究其病理生理及发病机制，研究发现关键干预靶点和治疗新药。

四、资助机制与政策建议

1. 资助机制

（1）在严格确定精准医学内涵的基础上，集中财力，分步、分病种资助，以实现相应的防治目标。近阶段应该将冠心病、肥厚型心肌病、扩张型心肌病、暴发性心肌炎、主动脉夹层和猝死的病因、危险因素和发病机制作为攻坚目标，应特别强调跨学科和多组学新技术联合应用。

（2）充分利用社会资源，将企业资本纳入，促进项目成果尽快转化应用。

（3）被资助主体必须在相应领域有扎实、令人信服的工作基础。

（4）将资助成果记入主体单位和个人的信用记录，并应建立相应的惩处制度。

（5）评审人员应该是领域专家，并建立相应的信用档案。

2. 法规体系建设

目前我国精准医学的实际转化应用中存在明显的法规或制度上的障碍，表现为：①大量公司在做基因诊断，但是对结果的解读存在明显缺陷，或者根本就解读不了（因为不能与临床相契合），因而负不了责任，起不了作用；②国家行政部门不允许收费或者医疗保险不予报销，因而限制了成果的转化应用，并且助长了违规违法操作。

建议：①建立起基因诊断和遗传分析及咨询为基础的资质体系，由此确定基因诊断条件和临床应用资质；②在上述基础上开放基因诊断和分型的临床应用；③尽快确定和设立人类健康遗传咨询师职业，而且对这一职业需要分级、分类；④将遗传诊断贯穿于医学教育之中。

3. 教育和人才培养

（1）我国的医学科学已经进入全新的时代，强烈呼吁将疾病的遗传规律、遗传性疾病诊断等新的概念及临床应用加入医学生培养的课程体系中。

（2）现阶段在精准医学科学研究人员和医生之间在专业知识结构上存在较大的差异，需要培养一批既懂临床又懂遗传的"双栖"人才，如培养现代的遗传咨询师，要从政策上承认该职业。

（3）需要一大批生物计算人才走向临床一线，为临床预防和预测服务。

（4）需要从临床一线走向相关岗位的管理人才，避免政策脱离实践和违反规律。

第六节　脑血管疾病精准医学

一、国际发展状况与趋势

（一）主要进展

精确医学在过去 20 年中取得了重大进展，包括高通量技术的实质性改进、生物学和医学领域的合作、多模式脑成像技术的发展，以及电子病历和大数据的广泛使用。而在脑血管疾病领域，精准医学尚处于起步阶段，迫切需要进一步弥合精准医学研究与临床实践之间的差距。目前，主要研究方法涉及基因组学研究、蛋白质组学研究、精准影像学研究、大数据研究等方面。

1. 基因组学研究

科学研究，显示一些卒中的发生与单个基因的缺陷有关。对致病基因的检测是单基因卒中诊断的金标准。新一代测序技术可以直接区分潜在的致病基因。单基因卒中较为罕见，在所有卒中病例中占比 1%，但对单基因卒中的了解有助于进一步揭示散发性卒中的病因和病理生理学。

全基因组关联研究对卒中遗传学研究产生了重大影响，证实了缺血性卒中的遗传性。研究表明，所有患者的遗传率为 37.9%，不同的卒中亚型差异显著，大动脉粥样硬化型为 40.3%、心源性卒中型为 32.6%、小血管疾病型为 16.1%。国家神经疾病和卒中遗传学网络研究所（NINDS-SiGN）是一个国际联盟，采用系统的方法进行表型分析，已生产出迄今最大的缺血性卒中全基因组关联分析数据。全基因组关联分析在确定缺血性卒中的基因组学基础方面存在两个挑战：一是识别牵连基因座内的因果基因，二是识别多基因性状的因果变异。全基因组关联分析数据的网络分析是一种新方法，它利用蛋白质 - 蛋白质和蛋白质 -DNA 相互作用网络中的信息来解决上述两个问题。

2. 蛋白质组学研究

1994 年，在意大利锡耶纳举行的题为"二维电泳：从蛋白质图谱到基因组"的研讨会上，Marc Wilkins 创造了"蛋白质组"（proteome）一词。近年来，蛋白质组学的理论和方法已被应用于探索卒中的风险因素和了解药物的反应变异性。例如，MITICO 研究评估了炎症标志物与血管疾病复发的风险的预后价值，结果表明，在症状出现后的前 1～3 个月，桥粒斑蛋白 I（desmoplakin I）水平升高可能是他汀类药物对心血管事件反应的生物标志物；再如，血小板碱性蛋白（PBP）已经通过质谱鉴定为小样本蛋白质组学研究中短暂性脑缺血发作（TIA）的候选血清生物标志物。蛋白质组学方法在寻找新的生物标志物、开展更精确的预测、诊断和治疗缺血性卒中方面，是比较有前景的方法。

3. 精准影像学研究

在临床实践中，成像技术在卒中评估、诊断、病因、管理、治疗和预防中起着至关重要的作用。长期以来，时间窗内的溶栓治疗是急性缺血性卒中的特异性治疗之一，血管内干预治疗也是有前景的急性期治疗选择。以往关于血管内干预的随机对照试验（RCT）研究结果均为阴性；而近期几个大型 RCT 研究显示，血管内干预技术是除了溶栓之外治疗急性缺血性卒中潜在的有效选择。主要原因之一就是现在利用了多模式影像学技术（如通过血管检查），识别了大血管病变的患者，选择可以获益的亚组人群，从而证实了该治疗方法的有效性。脑成像提供了关于基线病理生理学的丰富信息，是选择符合条件的患者进行新型治疗和预测患者预后时的必备技术。

4. 大数据研究

精准医学的实施产生了大量数据，大数据已经出现在生物医学研究的最前沿，并且正在改进精准医学。电子病历在医疗实践中发挥了至关重要的作用。美国国家人类基因组研究所（NHGRI）启动了电子病历和基因组学网络计划（eMERGE），包括 10 个基于电子病历的 DNA 库和超过 35 万名受试者的信息。eMERGE 计划对基因组学和信息学领域产生了巨大影响。基于精确医学和电子医学记录这些"现实世界"数据基础上的发现将很快转化为临床实践，从而推动更安全、更有效的处方、指南，增强一级和二级预防策略，增强对疾病的认识，从而改善医疗保健。

（二）发展关键问题

目前，基因相关的脑血管疾病研究越来越多，但阳性结果较少，可能的原因主要包括：①基因相关性研究阳性结果难以重复（样本量小、检验效能不足）；②生物学表型的复杂性；③研究者与研究人群的异质性；④环境暴露不同；⑤基因标志物的差异性。因此，多数基因相关的脑血管疾病研究成果暂未实现临床转化。

二、我国发展现状与趋势

1. 国内发展现状

我国学者在脑血管疾病精准医学领域已经开展了一些探索研究，并取得了一定进展。通过大样本的脑血管疾病药物基因组学研究发现，氯吡格雷在人体内代谢与 *CYP2C19* 基因的表型显著相关，且极具亚洲特色，携带失功能等位基因者比例高达 58.8%，远高于欧美人群。表型为正常代谢者，氯吡格雷可发挥良好作用，氯吡格雷 – 阿司匹林双抗治疗获益可额外增加 17%；而表型变异为慢代谢 / 中间代谢型者，则存在氯吡格雷"抵抗"，其氯吡格雷 – 阿司匹林双抗治疗的效果则显著降低或无效。该研究提出以基因分型指导氯吡格雷治疗可更为精确地筛选适宜人群，提高疗效、降低无效治疗比例，具有重要的临床应用价值。该研究作为脑血管疾病领域首个精准研究成果发表于《美国医学会杂志》（*The Journal of the American Medical Association*）杂志，被当年《自然评论 – 神经病学》（*Nature Reviews Neurology*）（IF: 18.4）评为全球脑血管疾病领域五大进展之一。

通过对 *CYP2C19* 基因功能缺失与脑血管疾病复发风险间关系进行 Meta 分析发现，携带 *CYP2C19* 功能缺失等位基因的患者，与未携带者相比，脑血管疾病风险显著升高 92%。在亚洲人群中可以观察到基因变异的"量效"关系,仅携带 1 个失功能等位基因的患者脑血管疾病复发风险增加 79%,而携带 2 个失功能等位基因的患病风险增加 152%。研究成果发表后,*Circulation* 杂志刊登了欧洲药学会前主席 Simon 教授的同期述评,高度评价了研究结果,称其临床意义在于中国高危脑血管疾病患者,尤其准备启动氯吡格雷联合阿司匹林抗栓的患者,应重视 *CYP2C19* 基因型检测,强调"在脑血管疾病领域开展基因指导个体化治疗研究时机已经成熟"。在此基础上进一步分析发现,编码影响氯吡格雷肠道吸收的 *ABCB1* 基因 SNP 位点变异的患者脑血管疾病复发风险增加,与 *CYP2C19* 功能缺失等位基因具有联合效应。

2. 国内发展基础与优势

"十三五"期间,我国布局了"精准医学研究"重点专项。作为一项重要的支持方向,专门为精准医学研究设计的脑血管疾病专病队列已经初步建成,采集了高质量的临床诊疗数据、高分辨影像数据,建立了符合国际标准的生物样本库,可为未来的精准医学研究提供优质的数据来源,为探究脑血管疾病发生、发展和转归机制提供具体研究对象,开展有针对性或突破性的研发,将极大地促进精准医学的临床实践转化。

3. 国内发展面临问题与挑战

综观我国目前脑血管疾病领域的精准医学研究,仍面临着以下问题。一是数据维度局限,缺乏统一的数据采集标准和具有代表性的国家级数据库。充分利用已有的优质队列,加强多源数据的整合和利用是当前面临的挑战。多个来源的数据存在固有偏差,标准化数据元对于控制偏差是必不可少的。美国国家神经疾病和卒中研究所(NINDS)启动了"卒中公共数据元"(CDE)项目,旨在建立协调统一临床和人群研究的数据标准。CDE 能够缩短处理数据所需的研究时间,加快数据共享,为使用多个来源的大数据创建稳固的基础。二是我国现有的多元数据库和生物样本资源库,缺乏有效的协作和共享机制,导致资源利用率低下。需要从国家层面建立研究共享和利益分配机制,促进资源的有效整合利用和结果发布。三是基于现代遗传学、生物信息学、分子影像学、管理科学等技术的临床转化科学研究平台搭建工作仍未完成。精准医学的发展,重点需要将组学技术、数字影像、系统生物学、信息科学等现代科学的手段和传统医学进行融合与创新,最终形成精准医疗的体系和模式。四是在信息爆炸的时代，医疗数据也呈指数爆发式增长，传统的数据库和工具无法及时完成存储、组织和分析。临床实践中，大数据和人工智能技术被认为是未来处理庞大数据的唯一方法。

三、我国发展战略与重点方向

（一）发展思路

以国家战略需求为导向，以解决研究和应用的瓶颈问题为重点，以新兴生物医学技术、脑网络连接分析技术、生物信息分析技术与大数据处理技术为支撑，脑血管疾病预警、诊断与干预研究衔接部署，基础研究、临床转化、循证评价、示范应用、新业态孵育一体化布局，以精准医学研究催化脑血管疾病新型医疗模式。逆转我国脑血管疾病高发生和高死亡的趋势，优化医疗费用／收益比；在惠及民生的同时，孵化催生精准医疗新业态，造就新的经济增长点。

（二）发展目标

以精准脑血管疾病防控需求为导向，充分利用已有的优质大型队列，加强生物数据、临床信息、样本资源的有机整合，建立临床数据采集和样本库建设标准，建成数据多维、标准统一、质量可靠的大型脑血管疾病研究队列，实现长期随访，建立具备完善临床表型信息的国家级标准化生物样本库。

形成疾病风险评估、预测预警、早期筛查、分型分类、个体化治疗、疗效和安全性预测及监控等精准防诊治方案和临床决策系统，建立起多层次精准医疗知识库体系和安全、稳定、可操作的生物医学数据库平台，实现从大样本到大数据再到大知识体系的建立，最终实现脑血管疾病精准筛查、精准预警、精准诊断与精准干预。

（三）重点方向

图 5-2 以卒中为例，展示了我国脑血管疾病精准医学发展路线图。

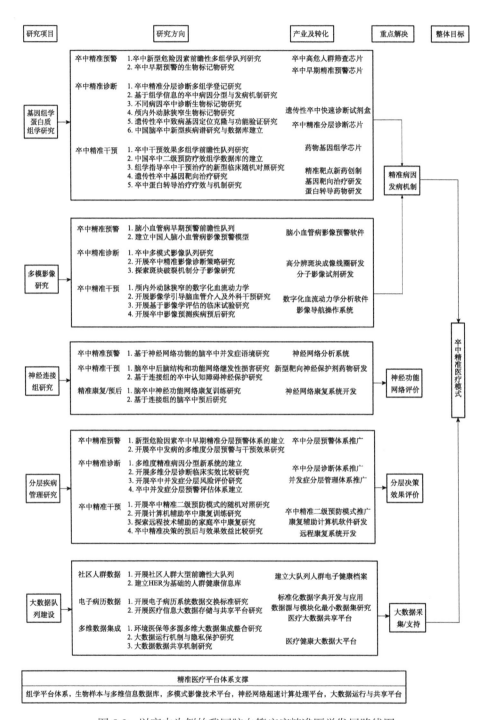

图 5-2 以卒中为例的我国脑血管疾病精准医学发展路线图

1. 脑血管疾病基因组学和蛋白质组学研究

组学研究的快速发展为解决脑血管疾病防控的"瓶颈"带来新契机。单纯基因组学不足以解释疾病全貌，还需要从基因修饰（表观遗传组）、基因转录（转录组）、蛋白表达（蛋白质组学）、蛋白功能代谢（代谢组学）等多层面整体精准认识病因，探索病理生理机制，寻找最佳干预治疗方法。统筹脑血管疾病基础前沿、创新性关键技术、临床应用示范推广及平台体系建设布局，推动多组学、临床生物信息学、大数据处理与云计算的跨领域合作。

2. 脑血管疾病多模影像研究

通过研究开发一站式、高度特异性和高时空分辨率的成像方法及相关软、硬件设备，精准定位、定性和定量脑血管责任病变和脑部病损，为精确制订脑血管疾病的个体化诊断、治疗和预防策略提供影像学依据。

3. 脑血管疾病神经连接组研究

欧美与我国相继启动脑计划，其核心内容是脑连接组，探讨脑部不同区域以及神经细胞之间的连接，诠释人类脑功能和脑部疾病发生机制，为神经系统疾病的诊断和治疗提供基础。脑血管疾病的局部脑损伤可通过神经连接继发性全脑网络损害，影响疾病的转归。目前基于白质纤维连接的结构网络和基于功能连接的功能网络构建技术已成熟，可从网络规模上扩展对脑血管疾病后早期相关功能损害机制的理解。

4. 脑血管疾病分层疾病管理研究

脑血管疾病精准医学研究的证据和相关理论知识必须与科学管理的理念、模式和技术相结合，实现精细分层脑血管疾病管理，才能真正转换成有效降低脑血管疾病发病率和改善脑血管疾病预后的现实生产力。目前全球尚缺乏公认的安全、有效、节约的脑血管疾病精准医疗管理模式。

5. 脑血管疾病大数据与大队列平台建设研究

目前国内外开展的前瞻性队列研究覆盖人群和收集信息的维度较为局限，缺乏代表性，使得结论外推性较差。我国临床资源丰富，随着信息技术的发展和医疗信息化进程的快速推进，全国三级甲等医院几乎均已采用电子病历。建立心脑血管疾病大数据平台，开展基于多维、多元数据合成分析技术的流行病学研究，不仅可以为经济、高效、准确地获取疾病流行情况和变化趋势的信息，为政府决策提供科学依据，还可以大大促进信息的高效利用，推动数据共享，为精准医疗提供广阔的平台和强有力的支撑。

6. 脑血管疾病组学精准医疗产业孵育

研发多组学高危人群筛查、早期预警、基因诊断、病因分层、药物疗效的基因与蛋白芯片，根据新型危险因素、发病机制的精准干预靶点进行新药创制，开发基因靶向治疗，研发新型蛋白转导药物；在政府监管、学术支撑框架内实现精准医疗的快速产业转化。

（四）战略举措

脑血管疾病领域的精确医学的全部实施可以根据以下三个阶段进行战略部署。

第一阶段为"发现"阶段。利用病例对照或队列研究方法，对潜在的新型组学、成像和表型生物标志物与脑血管疾病之间的关联进行研究和记录。

第二阶段为"复制"阶段。对于第一阶段鉴定的生物标志物，利用定制的随机对照试验给予"复制"研究和验证。

第三阶段为"翻译"阶段。通过使用即时检验方法或移动医疗设备将上述研究成果转化为临床实践。

四、资助机制与政策建议

1. 资助机制

国家应持续加大投入支持大型疾病专病队列的建设，并把对数据库建设的支持和对具体研究的支持分列，并根据不同的立项，采取不同的考核指标，如对于数据收集类项目的考核，应注重数据的数量和质量，以及数据共享的范围。对于具体研究的考核则应注重成果的临床转化和实践推广。

2. 法规体系

精准医学研究作为国家科技发展战略的重要组成部分，应尽快完善相关的法律法规建设。建议重点推动建立数据共享的相关法规法律，促进各领域精准研究数据的全面共享。同时，需要考虑相关伦理学问题。通过立法保护个体基因组信息不被泄漏和滥用，以及防范精准医学可能加剧健康不公平的问题。

3. 人才培养

加强人才培养，特别是跨学科人才培养，促进精准医学多学科的交叉和融合。通过人才培养和人才引进相结合的方式，凝聚一批国际一流的医学科技高层次人才，重点支持能够承担国家重大项目的领军人才和创新团队，尤其注重对转化医学、医学交叉科学、预防医学、临床医学、医学工程、医学发展战略研究等新型创新团队的培养。同时，营造良好的人才成长环境，促进我国医学研究队伍水平的整体提高，并注重青年人才团队的培养。

第七节　儿童神经系统疾病精准医学

神经系统疾病是严重影响人类健康的重大疾病之一，病种复杂，包括癫痫、神经发育障碍、神经退行性疾病、神经肌肉病和神经精神疾病等。全世界有数亿人受到神经系统疾病的影响，其致残率、致死率高，疾病的社会负担和社会心理负担严重，占全球总疾病负担的10.2%。神经系统疾病的病因学复杂，包括遗传、代谢、感染、免疫、结构和肿瘤等。神经系统疾病的早期筛查和预警、精准诊断和治疗、药物疗效评估、可靠疾病预后预测等方面存在诸多难题，其关键问题在于临床上缺乏诊断及预后预测的生物标志物和分子分型指导。随着人类基因组计划的完成和二代测序技术的快速发展，明确遗传学病因、建立基因型－表型关联是神经系统疾病诊断和治疗的转折点。近年来，神经系统疾病相关研究在针对基因突变机制和靶向治疗方面取得一定成效，使之具备了可精准化的优势和条件，成为继肿瘤之后又一类最有希望实现精准化医学的重要疾病。表观遗传、转录组、蛋白质组、脂质组、微生物组和代谢组等多个层面进行的分子和细胞生物学研究，推动神经系统疾病基因组学的研究步入后基因组时代。多组学数据和大规模临床数据的积累和整合，为神经系统疾病的精准诊疗提供了新方向。神经系统疾病精准医学的发展将推动人类重大疾病的个体化诊疗研究的快速发展，从而进入精准医学与个体化医疗的新时代。

一、国际发展状况与趋势

神经系统疾病种类繁多，病因复杂，从分子层面剖析疾病的发病机制为个体精准化治疗提供了突破口。目前，国际上对神经系统疾病发病机制、诊断、治疗及预后的研究已经从细胞层面转向分子层面。

研究发现，70%~80%的癫痫与遗传相关，大多数遗传性癫痫与离子通道、神经递质受体、信号转导通路、DNA 和 RNA、细胞器和细胞膜、生长发育等相关基因缺陷有关。靶向二代测序、全外显子测序和全基因组测序等基因检测技术的进步推动了癫痫的遗传学发展，促进了癫痫分子机制及分子分型研究的开展，为婴儿严重肌阵挛癫痫［又称德拉韦综合征（Dravet syndrome）］、吡哆醇依赖性癫痫、葡萄糖转运体 1 缺陷综合征（glucose transporter 1 deficiency syndrome，GLUT1-DS）的精确诊疗提供了依据。此外，宏基因组测序是神经系统感染性疾病诊断方面极具前景的新兴检测技术，可在 22% 的脑脊液常规微生物学检测阴性患者中检测出可疑病原体，为识别潜在病原体及病原体分型提供精准指导。二代测序技术的广泛应用为儿童神经系统疾病更为精细的分析和更为精准的分类提供了依据。

组学技术的兴起带来了儿童神经系统疾病研究中分子数据的爆炸式增长。多组学研究路径旨在将基因组学、蛋白质组学和代谢组学等多组学数据相结合，通过计算机深度学习，将分子特征与患者的临床特征相整合，可识别用于临床诊断的生物标志物，监测疾病进程，探索病理分子机制及靶向治疗方法。多组学研究已在孤独症方面取得初步成果，研究发现与孤独症核心症状密切相关的蛋白质和代谢物主要涉及突触功能和可塑性、氧化应激、离子通道功能、免疫和炎症反应及脂质代谢等生物学过程。基于孤独症关键基因和共同通路的研究，血清素、戊酸、己酸和硬脂酸等血浆脂肪酸及线粒体能量代谢相关氨基酸等孤独症相关生物标志物得到初步探索。组学研究有助于探索遗传变异与临床精细表型的内在关联，全面系统地建立有效分子分型体系框架。

近年来，基于神经网络层面剖析神经系统疾病的发病机制为精准诊疗提供了新方向。神经影像学方法的革新使细化脑结构和完善神经功能网络成为可能。随着多模态技术的应用与成熟，越来越多的神经系统疾病被定义为神经网络疾病。颞叶癫痫（temporal lobe epilepsy，TLE）是神经网络研究中开展最多的癫痫综合征，神经影像学的研究揭示了其广泛的结构和功能改变，主要影响颞边缘回路和脑干上行网状激活系统等神经网络。通过对颞叶内侧癫痫（mTLE）患者进行功能磁共振神经网络分析，发现癫痫发作导致的皮层下网状激活系统的损伤与神经认知功能障碍相关，该发现填补了mTLE神经认知功能障碍潜在网络机制的空白，为临床治疗决策提供了证据。近年来研究证据表明，继发于皮质畸形的癫痫，尤其是局灶性皮质发育不良相关癫痫，会发生广泛的脑网络连接重构。神经网络的刻画对实现精准癫痫术前评估、明确致痫灶、界定手术切除范围及手术效果预测具有重要意义。

随着基因检测、组学技术和多模态技术的发展，神经系统疾病分子分型和脑网络特征日益精细化。从基因突变、转录RNA/非编码RNA突变、蛋白质突变、代谢或分子通路改变及临床表型等层面，老药新用、药物改造及小分子药物、酶替代治疗、基因编辑治疗等靶向药物研发不断开展。在老药新用方面，芬氟拉明作为传统减肥药物已被证实其对Dravet综合征患儿惊厥的治疗作用。神经系统代谢性疾病精准治疗日趋成熟，如环吡喃蝶呤补充治疗钼辅因子缺乏症，生酮饮食治疗GLUT1缺乏症。基因编辑药物的研发与临床试验，展示了治疗神经系统疾病的潜力。1型脊髓性肌萎缩症（SMA1）作为一种进行性的单基因运动神经元疾病，在婴儿期发病，有较高死亡率。单次静脉输注含有编码运动神经元存活基因1（SMN1）的DNA的腺相关病毒载体导致更长的生存期、更好的运动里程碑和更好的运动功能。诺西那生作为治疗SMN的反义寡核苷酸药物，通过可修饰 *SMN2* 基因的前信使RNA（pre-mRNA）的剪接，从而促进全长SMN蛋白的产生，可延长SMA1婴儿的生存期并改善其运动功能。此外，Dravet综合征（早期又称作婴儿严重肌阵挛性癫痫）基因编辑治疗也已进入临床试验阶段。STK-001是一种反义寡核苷酸，可提高SCN1A信使RNA（mRNA）的水平，提高钠通道Nav1.1蛋白的表达。目前，针对 13～18 岁和 2～12 岁年龄组的德拉韦综合征患者招募工作已经开始。

目前国际研究成果的临床应用与实践，使二代测序技术、组学技术和多模态跨平台大数据集成技术成为指导临床病因诊断、早期预警、精准治疗、预后预测和再发风险的重要工具，开启了儿童神经系统疾病精准诊治的新篇章。

二、我国发展现状与趋势

我国是一个地域辽阔、经济发展不平衡、人口众多、文化习俗多元的国家，因此某些神经系统疾病的危险因素和谱系不同于其他国家和地区。随着经济的急速发展和生活方式的重大转变，神经系统疾病的流行病学和谱系正在发生潜在的变化，并对我国的神经病学实践提出了巨大挑战。随着精准医学技术的飞速发展，我国神经系统疾病的诊断和治疗取得了重大进展。

我国已深入开展国家重点研发计划"基于组学特征谱的癫痫分子分型研究"（课题编号 2016YFC0904400），进行癫痫的遗传变异筛选和鉴定，绘制我国癫痫的致病基因突变谱，在发现癫痫新的致病突变方面取得重大突破：率先发现了 *GABRE*、*MYH1*、*CLCN6* 等新的癫痫候选基因，在国际上首次报道早发性癫痫脑病新致病基因 *CDK19* 并被 OMIM 数据库收录；提出癫痫性脑病患者基因新发变异的致病性评估指南，完成在线基因致病性数据库评估系统（GDP）框架；进一步进行癫痫精准诊疗框架构建与分子标志物鉴定，筛选出 8 个 mTLE 特征性甲基化生物标志物，参与的离子结合、骨代谢、药物代谢等相关通路与 mTLE 发病机制密切相关。此外，我国还进行了多组学分子网络机制研究，绘制颞叶癫痫的甲基化图谱；构建颞叶癫痫的 miRNA 相关单核苷酸多态性网络，成为确立甲基化参与颞叶癫痫发病机制的重要依据；通过对人和大鼠大脑白质和灰质的能量代谢预算分布，构建胶质细胞 - 神经细胞网络和能量消耗数学模型，揭示皮层兴奋性神经元和抑制性神经元放电模式特征的钠钾离子机制。同时，通过对人脑在静息态和在认知行为状态的耗能效率进行研究，揭示神经网络兴奋性和抑制性突触电流存在最佳平衡，可促进高效编码和能量效率的普适性机制，为癫痫网络构建和针对神经网络的精准诊疗提供支撑。

我国在孤独症谱系障碍的精准诊疗和生物标志物研究方面也取得重大突破。在卫生行业重大专项"儿童孤独症诊断与防治技术和标准研究"（项目编号：201302002）中，通过对14万人的筛查及诊断，首次报道了我国儿童孤独症患病率为1/142，为后续孤独症诊治研究奠定了基础，通过孤独症谱系障碍系统的临床中心研究与转化研究，引入和创新国际前沿技术（ESDM、ASRS、ADR-I、ESDM、MINI-KIDS），探索和建立了我国首个18月龄的儿童孤独症早期三级筛查与早期干预新模式，为中国儿童孤独症治疗提供了可靠的干预策略；率先进行了儿童孤独症合并癫痫的临床表型和遗传学研究，首次形成了儿童癫痫共患孤独症谱系障碍诊断治疗的中国专家共识，并制订了癫痫治疗以综合干预为主的诊疗方案，提出癫痫共患孤独症患儿的治疗应以综合干预为主，遵循早发现、早诊断、早干预、制订系统化和个体化的训练方案、依据干预效果随时调整教育训练方案等原则。此外，在孤独症发生机制研究方面也进行了深入探索，首次开展孤独症发生风险与金属和重金属（如砷[①]）的暴露相关机制研究，发现Hipk2-p53途径在砷暴露于环境污染物诱导的孤独症发育中的作用；进行大样本孤独症儿童血液、尿液代谢组学研究，发现尿氨基酸代谢产物发生明显改变。我国在孤独症研究方面取得的重大成果，显著提升了我国神经发育障碍重大疾病的诊断、评估与早期干预水平，为建立我国神经发育障碍的诊治规范与临床路径奠定了基础。

目前我国神经系统疾病发展方向主要为整合多组学研究，筛选新的特异靶向分子表型集群，进行神经系统疾病的精细分型，探索疾病预警标志物和靶向药物的候选通路。我国开展的"难治性癫痫表型组研究"（项目编号：2017SHZDZX01），作为"国际人类表型组计划（一期）"示范项目，整合宏观和微观多组学与表型组学的研究，可以更加深入地揭示疾病的分子机制，从而为疾病早期诊断、干预、预后评估、临床用药、临床咨询以及个体化治疗提供更精准的思路和策略。

近年来，我国在儿童神经系统疾病精准治疗方面发展迅速。2019年4月28日，中国SMA诊治中心联盟正式成立，首批纳入全国25家成员单位，至今SMA诊治中心网络在全国已覆盖74家单位。联盟单位相继出台了SMA

---

① 砷为非金属元素，但性质类似金属，在环境污染物中通常归类于金属。

治疗药物使用规范与流程，并参与中国初级卫生保健基金会患者援助项目。2019 年 10 月 10 日，复旦大学附属儿科医院神经科，完成国内首批诺西那生钠鞘内注射治疗。中国 SMA 诊治中心联盟积极参与国际多中心研究，同时致力于制定符合我国国情的 SMA 标准化临床诊治路径和分级诊治方案，为实现 SMA 患儿的精准诊疗做出贡献。同时，针对临床诊断明确的疾病应用靶向药物等治疗手段，例如对果糖 -1,6- 二磷酸酶缺乏症、癫痫性脑病患者给予精准特殊饮食、奎尼丁等的靶向治疗，显著了改善患者预后。尽管我国已积极开展国际合作和新药引入，但目前我国在儿童神经系统疾病靶向治疗新药研发方面的能力仍待提升。

我国在儿童神经系统疾病精准诊疗方面取得诸多突破性进展，但目前仍存在诸多困难与挑战：①神经系统疾病以疑难、复杂、危重症为主，病因复杂，目前主要为症状学诊断，缺乏疾病分子分型、疗效及预后的生物标志物和预警指标；②神经系统疾病具有特异性的神经网络，但缺乏智能化诊断方案与定量评估；③神经系统疾病多为难治性，多种治疗方案（药物、手术、神经调控、特殊饮食等）缺乏个体化选择方案和靶向干预策略。

三、我国发展战略、重点方向及发展的政策建议

精准医学将在未来十年继续改变医疗行业，面向 2035 年，精准医学未来发展有 7 个亟待解决的问题，包括：①缺少大规模、可解释、长时间跟踪的人群队列；②更多样的人群队列；③大数据和人工智能技术；④普遍的临床基因检测；⑤电子健康记录助力基因研究；⑥更加精细化的表型收集；⑦隐私保护，参与过程中信任的构建与收益分配。

我国儿童神经系统疾病精准诊疗的发展目标，包括：①通过推广和落实遗传学检测的应用规范，推动神经系统疾病的早期病因学诊断、疾病预测与筛查、疾病再发风险评估与遗传咨询的发展，为治疗方案的选择提供系统性指导，从而减少不必要的医学诊疗，降低疾病费用和社会负担，减少出生缺陷和并发症，改善疾病预后，降低致残率；②提升儿童神经系统疾病后续新型靶向药物的研发水平；③推动神经系统疾病精准医学的临床规范化诊疗方案的制定及推广。

基于以上发展目标,我国儿童神经系统疾病精准医学的重点发展战略主要包括以下四个方面。

1. 立足临床,鼓励创新

临床实践中的神经系统疾病相关科学问题的探索研究,既是实现从基础研究到改善临床实践转化的重要路径,也是提出重大医学科学问题的源泉。从儿童神经系统疾病临床诊疗实践出发,基于临床发现的新现象,针对神经系统疾病的发生、发展、诊断与防治,开展创新方法研究,发现新规律、阐释新机制,提升神经系统疾病诊疗创新水平,实现针对发病机制的精准诊疗。借助于脑组织、脑脊液、血液、尿液等临床组织样本,深入探讨和发现神经系统疾病的发生发展机制,有助于实现对疾病诊疗、预后预测和早期预防等的精准指导。通过结合临床实践与基础研究、学科交叉及研究方法创新,推动我国儿童神经系统疾病的临床研究和神经科学发展。

2. 提升科研质量,促进科研成果转化

目前儿童神经系统疾病仍然面临着机制不清、技术发展缓慢、疗效有限等多方面挑战,进一步提升基础研究和临床研究的质量,实现神经系统疾病的精准诊断、治疗及预后判断正成为国际前沿领域的研究热点。通过二代测序技术,绘制我国不同类型神经系统疾病突变谱,发现并验证分子分型的生物标志物,为后续功能研究和新的靶向药物的研发提供线索和途径。建立儿童神经系统疾病分子分型理论和框架体系;为早期诊断、治疗选择、预后判断提供指导策略。基础研究成果推动临床诊疗的发展,实现基础研究成果向临床实践转化,具有十分重要的价值。

3. 加强多中心合作,建立高质量大规模人群队列

搭建我国儿童神经系统疾病精准医学的全国合作研究平台、全表型数据库和生物样本库,系统建立数据共享平台和神经系统疾病全表型数据采集与精细化测量的标准化方案与路径。充分发挥大样本队列的优势,推进癫痫持续状态、快乐木偶综合征(Angelman syndrome)、Dravet 综合征等神经系统疾病国际大队列的研究,完善表型组与基因组的整合与数据深度挖掘,刻画疾病分子遗传突变谱和相关表型特征,结合基因组学、多模态分子影像技术

及电生理技术，进一步开展新的靶向药物治疗。同时，建立基于队列的生物样本库，借助活体脑组织标本库的独特优势，通过脑组织标本确定特异性体细胞突变机制，为创新性研究体细胞突变机制创造条件，同时利用脑组织进行分子表型谱测定，提供更为精细的表型数据。加强对意义未明的遗传突变进行功能研究和验证，并为精准医学下一步的全链式前瞻性研究创造条件。开展基于队列的神经系统疾病共患病研究，为研究神经精神疾病神经网络机制差异创造条件。

4. 增强多学科协作，提高多组学、大数据人工智能融合水平

以基因组学为基础的多组学大数据整合是精准医学实现和发展的基础，实现个体化精准诊疗需要实现不同学科、不同层级数据的整合，推动跨学科、跨领域合作，前瞻布局、引领儿童神经系统疾病领域在理论、技术与临床研究中的协同发展，助力前沿科研成果向临床转化应用。进行神经网络表型集群分析和关联分析建模，实现对神经系统疾病特征性分类，并精细刻画基于不同脑区的神经环路特征，为神经调控提供新的靶标；开发人工智能辅助脑电读图与评估软件，助力提升基层脑电影像智能分析报告系统。

四、结语

党的十八大以来，以习近平同志为核心的党中央把保障人民健康摆在优先发展的战略地位，作出了实施"健康中国"战略的决策部署，印发《"健康中国 2030"规划纲要》（以下简称"纲要"）。纲要提出要"推进医学科技进步"，"启动实施脑科学与类脑研究、健康保障等重大科技项目和重大工程，推进国家科技重大专项、国家重点研发计划重点专项等科技计划"。纲要同时提出要"加强慢病防控、精准医学、智慧医疗等关键技术突破，重点部署创新药物开发、医疗器械国产化、中医药现代化等任务，显著增强重大疾病防治和健康产业发展的科技支撑能力"。脑计划是精准医学模式的一个具体体现，儿童神经系统疾病作为脑科学的重要组成部分，促进儿童神经系统疾病精准医学的发展及个体化诊疗的实现是"健康中国"战略的重要组成部分，为推进"健康中国"建设，提高人民健康水平做出贡献。精准医学能提升儿童神经系统疾病的诊疗效率和效果，并引导疾病诊疗的新模式，实现儿童神经系统疾病的精准诊疗，需要实现临床、基础研究、多学科合作、大数据多组学多模态融合技术的有效结合。

第八节　精神疾病精准医学

精神疾病（mental disorders）是一类具有诊断意义的精神方面的问题，特征为认知、情绪、行为等方面的改变，可伴有痛苦体验和（或）功能损害。随着经济的发展和社会的不断进步，人们的精神健康日益成为全社会关注的焦点，且精神疾病的种类越来越多，精神疾病的患病人数也呈上升趋势，当前我国约有 1600 万重性精神疾病患者，约占总人口的 1.14%。WHO 最新调查数据显示，全世界范围内约有 10 亿人受到各类精神疾病的影响，精神疾病所造成的经济负担呈加速上升趋势，预计到 2030 年将增加一倍以上。精神疾病的致残率较高，给家庭和社会造成了严重的负担，因此对精神疾病的防治显得尤为关键。目前精神疾病的诊断主要依赖量表评定，治疗主要为抗精神病药治疗，缺乏精准诊断及治疗效应评估的客观指标，药物选择仍处于“经验化”或“试错法”治疗阶段。精准医学是充分考虑患者在临床、基因、环境中存在的个体差异以达到最有效的疾病诊断、治疗和预防的医学。如果将精准医学广泛应用于精神疾病领域，利用现代技术手段建立基于分子标志物的精神疾病精准诊断模型、研制新型的可治愈难治性精神疾病的药物，并根据患者个体特点选取药物的最佳剂量在最精准的时间给药进行治疗，则可以最大限度地提高药物的疗效，减小药物的副作用。精神疾病的精准医学有望改善当前诊断、治疗现状，打造临床实践和科学研究无缝对接的新型医疗模式。

一、国际发展状况与趋势

精神疾病的分类是将纷繁复杂的精神现象，根据拟定的标准加以分门归类。疾病分类的基轴有多种，对疾病按照病因、病理改变进行分类是医学各科所遵循的基本原则。但在精神医学实践工作中，只有 10% 左右的精神障碍病例的病因、病理改变比较明确，而 90% 左右的病例则病因不明。因此，精神疾病的分类无法完全贯彻病因病理学分类的原则。目前，国际上存在两种分类标准：第一种是 WHO 编写的国际疾病分类第 10 版（ICD-10），基本上遵循病因病理学分类和症状学分类兼顾的原则；第二种是由美国精神病学会编写的《精神障碍诊断与统计手册》（*Diagnostic and Statistical Manual of Mental Disorders-V*，DSM-V），主要按照症状学原则进行分类。由于两种分类系统都存在一定的局限性，还无法适应精神疾病精准医学的发展，因此另一种分类方法脱颖而出，即由美国心理健康研究所（NIMH）开发的研究领域标准（Research Domain Criteria，RDoC）。它作为一种全新的分类方法而非分类系统，通过整合遗传、神经生物学、行为、环境等因素进行分类，主要应用于精神疾病的研究领域。相比 DSM-V 和 ICD-10，RDoC 的分类依据更加微观，更加个体化，表型的界定对于精神疾病的研究更加精准。精神疾病的分类标准的制定改善了诊断不一致的问题，有利于临床实践以及基于此开展的精准医学研究。精神疾病常用的辅助诊断技术是功能磁共振成像（fMRI），它作为一种新兴的神经影像学方法，在脑功能分化与脑功能整合方面得到了广泛运用，为精神疾病的临床诊断从单一的形态结构学研究到形态结构与功能分化、整合相结合的系统性研究提供了一种新的技术方法，为精神疾病的诊断提供了重要的参考依据。随着电生理技术的不断进步，更加先进的磁源成像技术脑磁图（MEG）也逐渐开始应用于精神疾病的临床诊断。脑磁图的检测过程融合了超导技术、图像融合技术及计算机电子技术等，具有高灵敏度、高时间分辨率和高空间分辨率等特征，可以更加深入地探索脑功能障碍及脑网络异常联系的机制。此外，精神疾病的诊断开始探索通过多种组学的方法寻找生物学标志物，如基因组学、转录组学、蛋白质组学、代谢组学、影像组学、肠道微生物组学等。精神疾病的基因组学研究在国际精神疾病基因组学联盟的推动下取得了多项世界瞩目的成就，一直引领着国际精神疾病基因组学方向的发展，通过与 30 多个国家合作汇集了约 10 万份精神疾病相关研究数据，通过大样本分析，发现了 108 个与精神分裂症相关的基因标记，并基于此建立了多基因风险评分模型（polygenic risk scores）和 44 个与抑郁症相关的基因标记。这些均是精神疾病研究史上重要的研究进展。此外，近年来精神疾病肠道微生物组学研究逐渐成为当前的研究热点，研究发现人类体内存在的脑肠轴可能是脑与胃肠道之间的关键调控通路，肠道菌群是这条通路的重要参与者。肠道菌群可能会通过肠道神经系统、神经内分泌系统及神经免疫系统调控脑功能，进而影响精神疾病的发展。鉴于精神疾病的复杂性，国际上还未能实现精神疾病的个体化精准诊断，精神疾病相关生物学标志物研究仍需要长期探索。

随着现代医学的发展，抗精神疾病药的种类不断增多，虽然精神病患者获得了更多的选择药物的机会，但是大部分抗精神病药物的副作用较大，且无特异性。为了促进精神疾病个体化精准医疗的发展，国际药物基因组学多中心合作项目陆续涌现，所开展的大型队列研究已经发现了大量与药效、药物不良反应个体差异相关的遗传变异。美国现已批准了第一个基因检测平台，可对 *CYP2D6*、*CYP1A2*、*CYP2C19*、*CYP3A4*、*HLA-A*、*HLA-B* 进行检测，弥补了以往只根据需要浓度进行个体化给药的不足。由此，临床医师可根据患者个体基因特征优化给药方案，真正做到"因人而异、量体裁衣"，实现个体化用药，为精神疾病患者带来了高效、安全、经济的最佳治疗效果。此外，人诱导多能干细胞（hiPSC）和大脑类器官技术逐渐应用于精神疾病的药物筛查中，探索精神疾病的个体化治疗。通过建立精神疾病患者的 iPSC 模型，极大保存了患者的遗传背景，可以更好地探讨精神疾病的发病及病理生理机制。精神疾病 hiPSC 来源神经元可以作为高通量筛选精神病药物的平台，通过体外分析神经元的病理生理学改变，比较精神病患者对不同抗精神病药物治疗的敏感性，实现药物的靶向治疗。随着相关技术的不断成熟，通过 hiPSC 定向诱导分化形成大脑类器官可以精确地分析受到精神疾病影响的脑区域和细胞类型，系统地进行抗精神病药物的筛查，从而有助于实现精神疾病的个体化临床治疗。

对于精神疾病来说，预防和治疗是不可分割的两个组成部分。研究发现，有效的早期检测及预防可以降低精神疾病的发生率。欧洲精神病学协会（EPA）根据不同精神疾病的发病特点，提出了系统性的精神疾病预防指南。指南主要根据不同群体的共性提出预防措施，如儿童和老年人群特点、经济发达和经济不发达地区人群特点、高风险人群和中低风险人群特点等。目前，国际上还未出现个体化的预防措施。随着国际PGC联盟研究的深入，与精神疾病存在关联的遗传变异筛查数量逐渐增多，多种风险预测模型可能会应用于精神疾病的预防过程中，如多基因风险评分模型。未来可通过收集个体的遗传变异及表型信息预测个体的发病风险，实现精神疾病的精准预测。

二、我国发展现状与趋势

1. 国内发展现状

我国精神疾病的分类除了借鉴DSM-V和ICD-10分类标准外，还在两个分类标准基础上结合我国国情，由中华神经精神科学会编制了《中国精神障碍分类与诊断标准》（Chinese Classification and Diagnosis Criteria of Mental Disorders，CCMD），到目前为止，CCMD已经更新到第3版，即CCMD-3。虽然CCMD的分类原则兼顾了症状学和病因病理学，具备国际高水平的分类体系，但是还未能做到同时考虑精神疾病的分子生物学等微观特点。RDoC分类标准的提出，改变了单纯依据患者的症状和体征的分类模式。到目前为止，NIMH已经批准了大约40项RDoC研究，而在我国却未曾开展。我国精神疾病分类标准的发展除了需要继续完善CCMD标准之外，还应借鉴RDoC标准开发本土化的个体化精神疾病分类标准，用以补充或者最终代替传统的分类标准。国内精神疾病的诊断标准与国际诊断标准具有一定的相似性，即依据DSM-V和ICD-10诊断标准进行精神疾病的诊断，同时国内还依据CCMD-3标准进行精神疾病的诊断。国内精神疾病诊断常用的辅助技术除了国际上通用的fMRI、事件相关电位（ERP）等技术外，我国学者在2016年首创了"精神影像学"这一学科领域，推动了精神疾病脑影像表征的提取及精神影像技术的临床转化。随后，中华医学会放射学分会磁共振组相继提出了《精神分裂症脑结构MR数据采集、质控和分析的专家共识》及《精神分裂症MR脑结构成像技术规范化应用中国指南》，为实现通过影像学对精神疾病进行辅助诊断奠定了基础。国内精神疾病多组学分子标志物研究也已取得了良好的进展，上海交通大学Bio-X研究院及北京大学第六医院分别开展了较大规模的精神疾病全基因组关联研究；中南大学湘雅医院、四川大学华西医院等国内机构在精神疾病组学方面也进行了积极探索；由中国科学院自动化研究所脑网络研究中心联合国内多家研究机构共同开发了一套基于多水平多组学的精神疾病研究框架。该研究通过收集上千例精神分裂症的基因组学、多模态脑影像、临床与认知评估等多水平多组学数据，同时利用人工智能技术，首次发现了纹状体环路功能异常指标是精神分裂症的稳定生物标记，在此基础上构建了精神分裂症的精准诊断模型，并在多个影像中心得到了独立验证。国内精神疾病领域的相关研究对于未来精神医学临床的精准分型、精准治疗和病理研究都具有重要的临床意义。

我国药物基因组学专业委员会、个体化用药——精准医疗科学产业联盟的成立，标志着我国正式进入个体化精准医疗的研究和探索阶段。国内精神疾病的治疗依然是以抗精神病药的全程治疗为主，虽然国内并未建立标准的个体化医疗基因检测平台，但很多机构在精神疾病临床治疗过程中已经将基因检测与临床用药进行了结合。此外，国内上海交通大学 Bio-X 研究院、北京大学第六医院、四川大学华西医院、中南大学湘雅医院等单位现已开展的大型精神疾病药物基因组学研究也促进了国内个体化精准医疗的发展，使更多精神病患者实现了针对性的合理用药。国内还常常采用中医进行精神疾病的治疗，因为中医在精神疾病防治工作中具备独特的优势，中医药治疗不仅能够有效改善多种精神症状，还能够实现个体化、精准化的疾病预测，做到疾病的全程化管理。

我国精神疾病的预防仍以"三级预防"体系为主，其中一级预防即病因预防，通过消除或减少病因来阻止精神疾病的发生。目前，我国学者已经开始从分子生物学、神经生化学、精神药理学等多角度寻找精神疾病的生物学标志物，通过基因检测和遗传咨询等精准预防手段提高精神疾病的预防效率，通过对精神疾病"高危人群"采取有针对性的干预措施，把疾病控制在萌芽状态。

2. 国内发展基础与优势

近年来，我国在数据收集、信息分析、储存技术、移动医疗等方面已经取得了显著的进步。值得一提的是，我国基因测序能力已居世界前列。由中国科学院北京基因组研究所牵头建设的生命组学数据处理和利用的标准化技术体系将较大的促进生物医学大数据的共享应用及整合研究。在 2016 年，中国科学院北京基因组研究所生命与健康大数据中心开始负责储存与管理我国的高通量生命组学数据，实现了我国生命组学大数据标准、高效的存储，打破了国外的垄断，为我国精神疾病精准医学的发展奠定了基础。我国在精准医学发展中具有独特的优势。2015 年，科学技术部召开了我国首次精准医学战略专家会议，提出了中国精准医学计划，2016 年，精准医学被纳入国家"十三五"规划，精准医学的发展受到政府的重视和支持。我国具有得天独厚的人口及环境资源，为精准医学的发展提供了丰富的遗传资源。由于我国精神疾病的发病率呈逐年上升趋势，巨大的病患群体为精神疾病的研究提供了充足的样本资源，全国多个地区均已建立大型的样本资源库，为精神疾病精准医学的发展奠定了扎实的基础。

3. 国内发展面临问题与挑战

我国精神疾病精准医疗的发展仍然存在一定的问题。虽然我国精神疾病精准医学已有所发展，但初露头角的精准医学对精神疾病的诊断、治疗、药物研发乃至医生素养都提出了更高的要求，意味着更多的人才和资金的投入。我国目前在精神疾病的精准医学方面仍存在着样本库管理不规范、电子病例中精神疾病的表型信息不够完善、研究比较分散、缺乏联盟规模的大型研究等问题，同时庞大的人口数量与医疗体系的复杂性，使我国精神疾病精准医学在短时间内被大范围推广遇到了较大阻力。由于我国精神疾病的精准医学还处于初级阶段，目前还需要积累大量的研究成果，等待由量到质的蜕变，摆脱基础研究与临床转化脱节的困境，实现从循证医学到精准医学的转变。

三、我国发展战略与重点方向

1. 发展思路

目前精神医学领域精准医学的研究及应用取得了较大的进展并取得了一些实质性成效，但精准医学在精神医学领域仍处于初级阶段，还需通过不断的发展和完善，才能实现科学高效医疗和提升人类精神健康品质的目标。现阶段精准医学在精神疾病领域发展的总体思路是充分发挥我国得天独厚的人口资源优势，建立精神疾病研究的高质量大型样本库及数据库，培养和引进专业人才，加强国际合作，利用国内外先进的技术条件，以体制机制创新和环境建设为突破口，努力破解精神疾病精准医学多组学数据检测、挖掘、使用、监督等主要方面的瓶颈制约，形成协同创新、交叉融合的网络，抢占世界精神医学科技竞争先机，助推我国精准医学在精神医学领域蓬勃发展。

2. 发展目标

在我国，发展精神疾病精准医学的总体目标是要以为人民群众提供更精准、高效的精神健康医疗服务为目标，建立国际一流的精神疾病精准医学研究平台和保障体系；自主掌握关键核心技术；研发一批国产新型的抗精神病个体化防治药物及检测技术体系；形成一批我国制定、国际认可的精神疾病分类和诊疗指南、临床路径和干预措施；显著提升精神疾病的防治水平，带动生物医学、医疗器械和健康服务等产业的发展，加快推进深化精神疾病领域医疗卫生体制改革和医疗模式变革，推动"健康中国"战略中的精神健康建设。发展精神疾病精准医学的最终目标是以最小化的医源性损害、最低化的医疗资源耗费去获得最大化的病患效益，全面提升我国精神疾病的精准防诊治水平。

3. 重点方向

精神疾病精准医学在我国的重点发展方向如下。

（1）精神疾病样本库及基因数据库的建立和基因检测。如果将精神疾病精准医学看作是一个系统性工程，则数据库是基础，多组学检测与分析是工具，二者有效结合才可能实现真正意义上的精准医疗。通过单一组学或多组学检测可以对精神疾病患者的相关信息进行分析，构建大样本量的多组学数据库，同时结合患者的个体化特征，以此来推断疾病的发病机制和用药方案，为患者提供精准合理的精神疾病预防干预、诊断治疗、用药指导和健康管理。

（2）精神疾病靶向药物的开发与治疗的发展。靶向治疗是在细胞分子水平上，根据精神病患者的受体、转运体、靶点、代谢酶的特点，来设计相应的抗精神病药物，提高抗精神病药物的有效性的同时减少药物不良反应。

（3）精神疾病的分子诊断。精神疾病之间存在明显的症状重叠，在临床诊断过程中容易出现诊断错误，最终导致治疗效果不佳，所以寻求更加精准的诊断方法对于精神疾病的治疗具有重要意义。

4. 战略举措

促进我国精神疾病精准医学发展，首要应是进行大数据平台的建立及深入挖掘，建立完善的精神疾病表型及多组学数据库。其中，基因测序作为精准医疗最核心的技术，第一代测序技术已发展成为鉴定 DNA 序列的金标准，第二代测序技术具有快速、低成本、高通量的特点，使基因测序商业化并已逐步进入临床应用，标志着属于精准医疗的时代渐渐到来。我国需要抓住时机，开发适用于精神疾病精准医学大数据分析挖掘的工具，系统挖掘精准医学数据价值。如能建立一个十万人级规模的精神疾病患者表型及多组学数据库，则将极大提升对精神疾病的风险评估、疾病机制探索以及最佳治疗方法的预测。其次是融合发展，促进智慧医疗与精神疾病精准医学深度融合。加快推进精神疾病精准医学与互联网、物联网、移动通信技术及新一代医学技术的融合，促进新型智能可穿戴医疗设备、信息采集设备与生物数据库结合。在精神疾病的健康管理、预警监测、诊疗和护理、功能康复等领域，应用基于移动网络和具有智能感知、远程传输、控制功能的指导平台，应用终端及其相关软件，构建精神疾病个体化精准医疗系统。

四、资助机制与政策建议

1. 资助机制

随着国家对精准医学的重视和投入的逐步增加，精准医疗在疾病救治和健康保障方面的成效越来越显著，中国的"精准医学研究"也逐步被纳入到了国家层面的设计与统筹规划中。由科学技术部组织的精准医学战略专家会议中提出，将精准医疗的重点任务分为两个阶段：2016～2020 年为第一阶段，主要开展重点疾病的精准防治；2021～2030 年为第二阶段，在已有疾病防治基础上扩展其他重要的疾病领域。在"十三五"精准医学计划中，一些重性精神疾病的研究获得了较大的资助，精神分裂症、抑郁症等疾病的研究取得了较为显著的成果，发现了一系列精神疾病相关分子标志物。2021 年是战略规划第二阶段的开局之年，精神疾病领域的精准医学研究仍需要国家给予重点支持，资助方向可根据第一期的项目进行合理的调整，前期所发现的精神疾病精准医学分子标志物需要大样本量的临床验证和转化。另外，建议围绕精神疾病研究难点开展长期攻关，如难治性精神分裂症，一定比例的精神病患者对目前的药物治疗毫无效果，还存在一定比例的患者在接受了一段长期的药物治疗后转变为难治性患者。难治性精神疾病在治疗过程中需要经常更换药物，且需长期住院，使得患者的经济和心理负担更加艰巨，因此难治性精神疾病迫切需要通过精准医学摆脱困境；同时，随着电子健康档案（EHRs）的不断积累和完善，表型组学研究迅速发展，表型组学对精神疾病精准医学的研究愈显重要，通过表型组学研究还可以区分精神疾病研究过程中的遗传多效性和临床共病问题，因此通过收集范围更广、质量更高的表型组学数据，可使基因组和表型组之间的关联分析更加有效和具体，为精神疾病精准医学研究奠定良好的基础。在资助方式方面，后续建议资助建立大规模多中心联合研究联盟，同时精神疾病属于多基因复杂性疾病，其精准医学研究正在不断深入整合，建议资助多学科多组学的联合研究。针对具有明确任务指标的课题可采取揭榜挂帅机制，并基于此针对重点攻关项目探索长期资助机制。

2. 法规体系

我国精准医学在发展过程中还存在着相关的法律法规、规章制度不完善的问题。首先是知情同意仍存在一些问题，表现为知情同意告知不够充分和知情同意范围不明确。生命伦理原则体现出对人生命的尊重，所以需要建立健全生命伦理相关的法律规范，在精准医学临床研究中，医务人员要充分遵守生命伦理法律规范，在不违背人生命意义的前提下研究新型医学科技并获利于人。其次是隐私保护问题，精准医学需要通过基因检测等现代化手段收集患者的遗传信息，同时还需结合患者的生活环境和临床数据等信息，因此不可避免地需要对患者信息进行处理和分析，由此可能会引发患者信息泄漏，甚至被不合理利用等法律和伦理风险。因此，进一步制定及完善基因隐私保护法对精准医疗安全、有效地实施有着至关重要的作用。

3. 人才培养

促进我国精神疾病精准医学的发展需要进行人才发展环境的优化，创新人才发展理念。通过采用资助、引进、培训、交流、团队建设等多种方式优化人才聚集与培养的支撑体系，打造层次分明、结构合理、充满活力的精神疾病精准医学科技创新人才队伍。依托国家和地方的人才培养计划，在精神医学领域培养一批具有国际影响力的精准医学科技领军人才和优秀学科带头人。加强精神疾病精准医学相关专业技术人员的培训和教育，实施优秀青年人才培养计划，为我国精神疾病精准医学的发展储备人才。

第九节　罕见病精准医学

罕见病是指发病率极低的疾病，一般为严重的慢性或进展性的疾病，常常会危及生命。罕见病因单病种人群发病率低、病例分散等特点，长久以来处于医学研究的荒漠地带，使得罕见病的临床诊疗技术远落后于常见疾病。事实上，罕见病大多是基因缺陷性疾病，一旦找到致病基因，罕见病的发病机制比较容易澄清，治疗方案相对简单明确。罕见病症是很多常见疾病的极端表现，破译这些疾病的分子机制，诊断治疗这些疾病的过程，丰富了我们关于人类生物学和其他疾病的知识，是揭示常见疾病发病机制、寻找治疗方法的有效路径。罕见病生命组学数据的积累和相关科学研究对当今医学科技发展起着基础性支撑作用。

一、国际发展状况与趋势

罕见病在全球范围内没有统一的定义，各个国家和地区根据本地区人群基本特征、疾病流行病学特征和对罕见病的认识，提出了符合自身患者健康管理的罕见病定义。美国 2002 年通过的《罕见病法案》将其定义为患病人群少于 20 万人的疾病，欧盟对于罕见病的定义为患病率 < 5/ 万的疾病，日本对

于罕见病的法律定义为患病人数低于 5 万或患病率 < 1/2500 的疾病，澳大利亚将罕见病定义为患病人数少于 2000 人的疾病。由基因变异引起的罕见病占 80% 左右，儿童是罕见病患者的主体。如果将生活受到影响的患者亲友考虑在内，罕见病可能会影响任何国家近 25% 的人口，是一个真正的全球性健康问题和社会问题。罕见病种类繁多，截至 2018 年 7 月 31 日，国际权威的罕见病专业数据库 Orphanet 共收录了 7298 种罕见病，每年新发现 250～280 种，已明确的致病基因 3883 个。美国 OMIM 数据库收录了 8628 种罕见病表型，其中基因缺陷明确的罕见病表型 5182 种，涉及 3554 个基因，基因缺陷尚不明确的罕见病表型 1583 种，基因缺陷不明确的疑似罕见病表型 1765 种。

1. 发展现状与趋势

近期数据表明，有一半的罕见病例无法得到临床诊断，仅 5% 的罕见病患者有药可医。罕见病已确诊病例的平均诊断周期为 5～6 年，最长的甚至要等待数十年。虽然传统的酶学检测技术仍占有重要地位，新型诊断方法如高通量测序技术的临床应用，可以使一些分子机制已知的罕见病的实验室检测周期缩短至数周，蛋白质组学、转录组学、代谢组学、分子影像技术、生物信息技术和人工智能技术的崛起，使大多数罕见病的准确诊断成为可能。

自 1983 年美国国会通过"孤儿药法案"以来，美国 FDA 已批准近 600 种孤儿药用于治疗约 200 种罕见病，近十年每年平均有 126 种孤儿药进入审批申请程序，其市场增速是非孤儿药的 2 倍。近 20 多年来，世界各国积极完善相关法律法规，鼓励罕见病新药研发，主要包括免除新药申请费、研究经费支持、快速审批、市场独占权等。美国 FDA 的调查结果显示，2005 年前后罕见病创新疗法的发展速度放缓，而非预期的加速。临床研究病例少、病例流失率高、治疗效果评估和临床终点难以确定，以及对罕见病患者自然病史了解不足等因素，都制约了罕见病研究的发展。

为推动全球罕见病研究的发展，2011 年国际罕见病研究联盟（IRDiRC）成立，现已有包括中国在内的欧洲、北美、亚洲、澳大利亚和中东地区国家的近 50 个成员组织。自 IRDiRC 成立至今，其基础及临床前研究覆盖了近 1200 种罕见病，临床研究覆盖了 220 种，从可诊断 2200 多种疾病提升到 3600 多种，诊断率从 10% 提高到 30%～50%，覆盖 170 余种罕见病的 220 余种孤儿药获准上市。

2. 关键科学问题

罕见病研究的三大关键科学问题包括罕见病致病基因发现、罕见病致病机理解析及罕见病靶向诊治研究。具体为：发现新的致病基因及修饰基因，阐明基因变异对相应疾病临床表型的遗传修饰效应；借助基因编辑技术构建相关疾病的果蝇/斑马鱼/小鼠动物模型并深入研究其分子致病机制；在分子诊断基础上筛选合适病例，从蛋白质组学和转录组学数据中筛选缺陷基因调控的靶分子，发现罕见病新型药物干预靶点，开展候选药物的临床前研究及多中心研究验证疗效；利用动物模型探索基因缺陷遗传校正的可行性，开展适宜病种以人体遗传背景和致病机制为基础的生物学治疗研究，探索遗传病胚胎干细胞移植治疗及基因治疗新方法与临床应用的可操作性。

3. 重点发展方向

IRDiRC 在 2011 年设定的十年目标，即至 2020 年为罕见病患者提供 200 种新治疗方法在 2017 年已提前完成，IRDiRC 抓住机遇为下一个十年设立了新的目标，志在汇聚全球力量在 2027 年实现所有罕见病的临床诊断及新开发 1000 种罕见病治疗方法。IRDiRC 的新目标集中体现了现阶段国际罕见病研究领域的发展趋势及重点方向，即：①系统的罕见病诊断技术开发，包括：使用本体术语规范临床数据，开发更好的工具和资源促进基因组和表型组数据的分析，寻找更好的机制实现数据的开放和共享；②利用遗传和功能证据揭示新致病基因，以及罕见病致病新机制研究；③大规模开发罕见病新药及以基因治疗为代表的生物治疗新技术，为临床提供精确的预防和治疗方法，探索加速孤儿药及生物治疗技术开发的新途径；④开发系统评估罕见病诊断治疗技术对罕见病患者临床效果和生活改善度的方法和工具。

二、我国发展现状与趋势

1. 发展现状与趋势

我国目前还没有罕见病官方定义，2018 年 5 月国家五部委联合发布了第一批国家版罕见病名录，收录了血友病、白化病、肌萎缩侧索硬化、戈谢病、法布雷病、耳聋等 121 种罕见病。我国的罕见病患者数量无权威统计数据，依据国际保守数据推算，总数应超过 3000 万。《中国罕见病调研报告（2018）》中的数据显示，58% 的罕见病患者在首次就诊时被误诊，35% 的罕见病患者被误诊至少 5 次，66% 的罕见病患者前往医院寻求医疗服务，92% 的罕见病患者支付治疗费用，但只有 1.3% 的罕见病患者能够负担医疗费用而无负债。在我国孤儿药严重依赖进口的情况下，美国 FDA 批准的近 600 种孤儿药在中国上市的仅 145 种，远远不能满足临床需求，价格也远超一般人群经济承受能力。我国缺乏国家层面应对罕见病的整体框架，罕见病救治基本上面临着制度无建立、数据无积累、药品无渠道、支付无来源、教育无规范和诊治无保障的现状。我国罕见病临床诊治能力发展不均衡，罕见病流行病学数据收集、数据库建设、发病机制研究、诊治技术开发、标准化诊疗流程及专家资源等均与欧洲罕见病国家开发项目计划（EUROPLAN）的要求有较大差距。我国没有罕见病权威立法，孤儿药研发激励政策缺位，孤儿药自主研发长期以来几近空白，相关科研、生产和仿制的发展进程极其缓慢。近十年来，我国对创新药物研发的投入力度大幅提升，新药苗头不断涌现，但开发上市成功率低，有国际影响力的原创新药几乎没有，以精准医学思路助力孤儿药自主研发或许是中国创新药走向世界的良方。通过对美国 FDA 过去十多年新药上市的统计，孤儿药开发的成功率远远高于非孤儿药。通过基因测序精确筛选临床试验合适的患者，可有效降低药物 II 期临床试验的失败率，使临床试验失败的药物起死回生。

2. 发展基础与优势

精准医学思路为罕见病研究带来了全新的发展模式，其核心内容是临床数据与组学数据的大规模采集、表型数据提取与标准化、多组学数据融合与深度挖掘及相应的转化研究。我国罕见病临床资源丰富，病种全，样本量大，随着信息技术的发展和医疗信息化进程的快速推进，全国三甲医院几乎均已采用电子病历。近十年来，国内不少区域性医疗中心和部分专科的学科带头人建立了多个单病种或多病种的区域性或全国性罕见病临床队列，耳聋单病种专病队列的样本量和基因数据已超过两万例。在 2016 年科学技术部"十三五"重点研发计划"罕见病临床队列研究"项目的支持下，罕见病临床研究全国协作组和国家罕见病注册登记平台，建立了 150 余种罕见病临床病例报告标准，针对 80 余种罕见心肺肾病、内分泌代谢罕见疾病、血液系统罕见病、神经骨骼皮肤罕见病、儿童罕见病采集了 1.5 万例患者的临床信息，在国家层面上启动了大规模罕见病注册登记和罕见病精准医学研究体系建设，为全面部署实施罕见病精准医学研究国家战略奠定了工作基础。

未来生命科学研究的竞争是生物医学大数据的竞争，我国从"九五"开始布局以群体和疾病为主要对象的中国人类基因组计划，"十五""十一五""十二五"期间全面展开，在大样本量的遗传样本采集和生物样本库建立、新一代基因组测序技术与应用、定量蛋白质组与蛋白质测序技术与应用、高灵敏代谢组检测技术等方面进行了重点投入，初步搭建了罕见病临床研究硬件平台，启动布局了生物医学大数据中心和一批高性能计算中心，基因测序能力走在世界前列。

3. 面临问题与挑战

我国缺乏国家层面的罕见病研究整体规划和体系建设，罕见病研究项目的部署和管理、病例样本库和数据库的建设、核心技术平台搭建、标准化诊疗流程制定、临床和研究专家资源等核心要素均呈碎片化状态，大量信息孤岛和数据盲点使得整体研究效率低下，缺乏规模效应。我国罕见病科研项目分散在各个不同的基金项目体系内，资助额度与欧美差距明显。一项对比研究显示，2008~2013 年美国 NIH 资助了 37 826 项罕见病及罕用药科研基金项目，共计约 147.3 亿美元，同期中国 NSFC 资助了 3132 项此类项目，共计约 12.9 亿元人民币。虽然我国基因检测技术发展与国际先进水平基本同步，但数据分析解读人才缺乏，临床遗传咨询体系长期缺位，导致了遗传检测数据解读能力严重不足，已成为行业发展的瓶颈。表型数据采集和共享缺乏具体的标准框架，现有的疾病队列缺乏完整翔实的表型特征记录，掣肘了基因组数据价值的深度挖掘。我国没有国家级、权威性的类似美国 NCBI 的生物医学大数据中心和信息共享平台，致使我国产生的数据流失严重，整合性大数据平台的缺失也导致产生的数据不能被整合、高效利用和充分共享，制约了相关研究跨学科跨领域的广泛合作。

三、我国发展战略与重点方向

1. 发展思路

面向我国人民健康保障和罕见病防治重大需求，依托我国丰富的罕见病临床资源优势，系统整合基础研究、技术研发和临床转化科技创新资源，构建"罕见病精准医学研究"国家发展战略框架。建立世界上最大规模的罕见病样本资源库和全组学数据库，完善共享机制，借助基因测序、组学研究、大数据融合分析、分子影像及人工智能等精准医学前沿技术，对海量数据进行标准规范的收集、存储、质控、整合、分析和挖掘，重点攻克罕见病分子病因及发病机制研究，开发一批罕见病早期筛查、精准诊断、药物治疗、生物治疗、疗效预测监控及智能决策等罕见病精准诊治方案和临床决策支持系统，衔接研究机构、医院、企业和政府各个环节，调动全社会资源，建立相应的法律法规和监管体系，扎实推进我国"罕见病精准医学研究"国家战略的落地实施，为我国科技创新和健康产业发展带来新的驱动力。

2. 发展目标

总体目标：建立国际一流的罕见病精准医学研究平台和保障体系，建设全球规模最大的中国罕见病临床资源库和多组学数据库，建立完善的罕见病临床诊断技术及临床决策支持系统，研发一批国产新型孤儿药及生物治疗新技术，带动生物医药和健康服务产业发展，并通过加速国产孤儿药开发带动中国创新药走向国际，显著提升我国罕见病临床诊断和防治水平。

五年目标：建成全球规模最大的国家罕见病临床资源库和全组学数据库，建成国际先进水平的国家罕见病精准医学研究体系及应用技术平台，我国罕见病临床诊断能力达到国际先进水平，国产新型孤儿药及生物治疗创新技术研发取得历史性突破，部分罕见病诊疗水平引领国际发展。

十年目标：完成百万级国家罕见病临床资源库和多组学数据库建设，完成系统的罕见病中文知识库建设，完成全套罕见病临床决策智能支持系统的开发，实现所有罕见病的临床诊断，提供 1000 种罕见病临床治疗方案，我国罕见病临床诊治水平达到国际一流。

3. 重点方向

（1）罕见病流行病学数据收集和大规模病例资源库建设。明确我国罕见病发病情况及变化趋势，系统认识中国罕见病临床表型和遗传特征，为罕见病精准诊治研究提供目标病例，为估算国家或地区罕见病疾病负担以及实施罕见病保障所需卫生资源提供基础数据。

（2）罕见病全组学大数据的采集、分析、管理和共享。大规模采集罕见病患者全组学大数据，建立全组学数据标准化和整合分析研究体系，重点发展全基因组测序、长片段测序和转录组测序数据非编码区序列变异和结构变异的检测与疾病关联分析技术，建设国家级罕见病全组学大数据库及知识库系统，以及大数据分析、管理和共享平台。

（3）罕见病分子机制诠释及临床精准诊治新技术开发。利用遗传和功能证据揭示新的罕见病致病基因和致病机制；识别有临床应用价值的标志物和靶点，开发基因治疗、靶向治疗、免疫治疗和细胞治疗等生物治疗新技术；探索加速孤儿药开发的新途径；利用人工智能技术整合离散数据，开发高智能的罕见病临床决策支持系统。

（4）罕见病患者服务支撑体系研究。建设罕见病精准医疗临床方案的示范、应用和推广体系；建立罕见病预后研究的随访数据库体系及评价模型，开展罕见病相关的临床管理、资源配置、临床监管、医疗控费、生活质量评估以及医疗护理的经济成本分析；促进对罕见病卫生系统、经济系统和伦理框架研究，构建完善的中国罕见病临床诊疗患者服务支撑体系。

四、资助机制与政策建议

我国拥有世界上最大的罕见病患者群体，每个未诊断的罕见病例因其蕴含的科学价值都可能开拓新的生物医学研究领域，罕见病精准医学研究正成为全球尖端新药开发和生命科学研究工具开发的主战场，具有推动医学前沿科技发展的普惠价值和全局意义，近年来多个国家已将其上升为国家发展战略。中国应提高重视程度，明确政府责任，针对我国罕见病研究领域的问题和挑战，制定系统的符合我国国情的国家发展战略框架，扎实推进我国罕见病精准医学研究体系的建设发展，大幅提升我国在罕见病领域的应对能力。战略举措和相应的公共政策建议如下。

1. 高起点部署我国"罕见病精准医学研究"体系建设，重点布局罕见病临床研究体系的规范建设，借助罕见病研究的近临床转化优势，推动我国精准医学创新链和产业链的高速发展

建议在国家层面尽快启动建设"中国国家罕见病研究及服务中心"，在全国范围内与地方政府合作建设区域分中心，国家中心与区域中心联动，多点支撑，全面建设我国罕见病精准医学研究和临床服务网络（含定点医院）。中心职能为：①与政府机构、国际组织、研究机构、医疗机构、医药企业、投资人和罕见病患者组织对接，研讨并组织协调罕见病研究领域核心问题的解决方案；②向政府机构、国际组织、研究机构、医疗机构、医药企业、投资人和罕见病患者组织提出建议，推动罕见病政策和研究体系变革；③在专业领域权威发声，为罕见病研究提供标准、指南和专业资源认证；④监管和评估罕见病项目的进展；⑤合作融资平台，多渠道募集罕见病研究经费；⑥提供罕见病研究核心技术平台；⑦提供样本库/数据库/知识库等资源共享平台；⑧开展罕见病相关学术研究；⑨建设罕见病精准诊疗示范基地及专业人才培训基地；⑩监理罕见病患者专业服务平台。建议在国家卫健委、科学技术部、工业和信息化部、国家药品监督管理局、国家中医药管理局、民政部和残疾人联合会等政府机构设置罕见病相关职能部门，对接"中国国家罕见病研究及服务中心"各项工作，为全社会提供罕见病相关专业服务。

在此基础上，建议多渠道部署"罕见病精准医学"大中型科研专项，以项目任务为牵引，高效率地建设我国罕见病精准医学研究体系，借助罕见病研究的近临床转化优势，重点布局我国罕见病临床研究体系的建设，适时推出与国际接轨的大科学计划，如"罕见病基因组测序计划""罕见病表型组全景测量计划""新型罕见病诊断技术研发计划""罕见病生物治疗技术研发计划""新型孤儿药研发计划"等，结合已启动的科学技术部"精准医学研究"重点专项中的"罕见病临床队列研究"和"中国人群重要罕见病的精准诊疗技术与临床规范研究"等项目，全面推进"罕见病精准医学研究"体系建设，重点支持罕见病临床研究体系建设。

2. 罕见病精准医学研究平台配置及人才队伍建设

罕见病精准医学研究平台配置包括：① 在国家及地区性"罕见病队列研究项目"的牵引下，建立规范的国家罕见病临床数据库、中文知识库及生物样本库，为研究者提供符合国际标准和规范的罕见病队列研究平台；②建立国家及地区性表型组学数据测量平台，按照国际通用标准采集罕见病临床表型和分子表型全景数据，建立完善的数据标准化和共享机制；③ 建立我国罕见病及自然人群的基因组学、蛋白质组学、转录组学、代谢组学、免疫组学等数据分析、管理和共享的大数据平台，提供系列组学分析工具的开源使用与培训；④ 建立中文临床语义术语本体标准研究协作体系，建设国家级罕见病权威数据库与中文知识库；⑤建立罕见病人工智能技术开发平台，开发适合中国国情的罕见病临床决策支持系统；⑥建设系统完善的孤儿药及罕见病生物治疗新技术开发示范基地，探索全新机制加速国内罕见病治疗新技术研发与上市；⑦建立国际合作专业平台，与欧盟的 IRDiRC 和美国的全球基因组学与健康联盟（GA4GH）等国际组织密切合作，使国内罕见病研究的伦理、法律、社会政策与国际通用政策协调一致，建立统一的国际数据标准以实现国际合作之间严谨高效的数据共享和数据访问；⑧建立罕见病专业服务平台，将患者置于临床研究、药物研发和评价的中心位置，从病例募集到应用实效评估，多层次助力罕见病研究。

与这些平台配置相配套的人才队伍建设包括：①多学科协作的临床科研团队，包括临床医生、专职临床科研人才及遗传咨询人才，是罕见病临床研究体系建设最困难也是最核心的环节，需要强化临床医生的科研训练；② 生物大数据分析人才，包括生物信息学、生物统计学和计算机人才；③ 生物学科研人才；④生物技术开发人才；⑤平台管理人才；⑥ 科普人才；⑦ 金融人才；⑧公益人才。开展大规模高水平的罕见病研究，既是人才施展才华的最佳平台，也是培养人才的可靠途径。引入合作机制，鼓励人才协作创新。

3. 推动罕见病相关法规体系建设，助力"孤儿药"研发

我国罕见病相关法规体系建设需要落地的两大重点是孤儿药研发激励政策和罕见病医疗保障体系的建立。孤儿药缺乏一直是罕见病治疗中的瓶颈问题，而孤儿药研发是中国创新药走向国际的一个捷径。我国在该领域相关法

律政策近乎空白，迫切需要从孤儿药研发到生产、流通、使用管理全过程的激励机制和政策出台。美国的"孤儿药法案"一直被视为政府激励政策的巨大成功，自1983年颁布后有近600种治疗罕见病的药品和生物制品成功研发并上市，而颁布前的1973～1983十年间仅有不到10种。我国的罕见病医疗保障较为薄弱，需要建立我国罕见病医疗保障体系，其建设思路可归纳为"一个主体、两个重点、三个机制、四个层次"。一个主体，是指必须明确政府作为罕见病保障的主体责任；两个重点，是指要优先解决孤儿药保障和病种范围确定问题；三个机制，是指罕见病医疗保障的筹资机制、报销机制、评价机制；四个层次，是指我国医疗保障体系包括的基本医保、大病保险、医疗救助、社会慈善四层保障制度。政府应尽快出台相应的法律法规为罕见病用药建立绿色通道，把"孤儿药"纳入医疗保障范围，切实为罕见病患者提供公平可及、系统连续的健康服务。

4. 建立罕见病研究专门管理机构，创建有社会公信力的多渠道融资平台

欧盟各国、美国、日本、加拿大等国均成立了国家层面的专门机构为罕见病研究项目提供资金支持和项目管理。建议在科学技术部和国家自然科学基金委员会体系内建立国家罕见病研究专门管理机构，整合资源，提高管理效率。同时在"中国国家罕见病研究及服务中心"的框架下探索建立有社会公信力的专业融资平台，尝试从地方政府、公益基金、产业基金和国际组织等多渠道融资，以支持我国罕见病精准医学研究的健康发展。IRDiRC成立6年来通过公共及私人机构为罕见病项目筹资超过20亿美元，联合跨国融资网络E-Rare在2011～2016年投入6750万欧元资助了77个罕见病研究项目，意大利Telethon慈善基金会在2010～2016年投资2.35亿欧元资助了337个罕见病研究项目。我们可以借鉴这些成功的国际经验，建立国家层面的罕见病研究专业融资平台。

5. 加强罕见病精准医学研究的国际合作

罕见病诊治不仅仅是中国的挑战，也是世界的挑战，需要建立临床和科研团队之间的全球合作网，共同解决复杂病例精准诊治挑战。中国在罕见病领域做出的努力，也将造福全球患者。中国罕见病研究将对接先进的国际经验与研究技术，参与国际研究项目，推进国际罕见病事业发展。通过与国际协作网络的协同努力，促进国内外资源共享，共同应对罕见病全球挑战。

中国是人口大国，同时也是罕见病疾病负担大国。罕见病精准诊治的研究是挑战，也是未来医学发展重大突破的方向。在罕见病精准医学研究体系的建设中，我们有国际先进水平的技术平台基础和无可比拟的病例资源优势，迫切需要部署"罕见病精准医学研究"国家战略，吸纳和整合资源，化病例资源和技术平台优势为科研成果优势，积极促进多方协作、鼓励创新发展，推动我国罕见病研究进入国际先进行列。

第六章

精准医学政策保障体系

第一节　卫生技术评估助力精准医学战略实施

精准医学是一种新兴医学概念和医疗模式，基于个体化医疗基础发展而来，是指在大样本研究获得疾病分子机制的知识体系基础上，以生物医学特别是组学数据为依据，根据患者个体在基因型、表型、环境和生活方式等各方面的特异性，应用现代遗传学、分子影像学、生物信息学和临床医学等方法与手段，制订个体化精准预防、精准诊断和精准治疗方案，以提高疾病预防和诊治效益，改善人群健康水平。相比传统经验医学和循证医学，精准医学更加重视疾病的个体特征和治疗方案的精准适宜，致力于为患者提供最有效、最安全和最经济的医疗服务。

精准医学技术当前应用和研究的重点疾病领域为恶性肿瘤、罕见病等，关键代表技术包括基因检测/诊断和靶向药物治疗等。因精准医学及相关技术的创新性强，研发成本高昂，临床使用证据相对不充分，有关技术价值存在一定不确定性，给决策者制定临床准入及定价支付政策带来挑战。

一、精准医学发展及筹资政策

1. 我国精准医学定位及发展

精准医学已成为国际医学发展的前沿和重点，也受到我国政府及科技部门的高度关注。随着"健康中国"战略的实施，国民健康作为经济社会发展基石的作用日益受到党和国家重视，心血管疾病、恶性肿瘤等重大疾病造成居民死亡率提高并带来沉重的医疗负担，无效甚至不合理医疗技术的滥用进一步造成医疗资源浪费。精准医学利用分子标志物、大数据等技术，不断提升肿瘤等重大疾病的防控效果，为人民群众提供更加精准、高效的医疗健康服务。

中国政府高度重视精准医学，将精准医学纳入"十三五"各项规划中重点布局，并制定相应措施促进其发展。2015 年 2 月，国家正式成立中国精准医学战略专家组，科学技术部于 3 月份召开首次精准医学战略专家会议，研讨中国精准医学计划，最终于 2015 年底完成了实施方案的编制，推动精准医学在我国迅速发展。2016 年，科学技术部正式启动"精准医学研究"重点专项，围绕乳腺癌、食管癌、心血管疾病、脑血管疾病、呼吸系统疾病、代谢性疾病及罕见病等重点疾病的精准防诊治开展研究，重点关注生命组学技术、队列研究、大数据，以及分子水平上的疾病分类和分期、个体化临床治疗等疾病精准防诊治方案的研究和示范，资助总额共 13.4 亿元。

"十三五"期间，国家卫健委实施"重大新药创制"专项，极大地推动了 PD-1、CAR-T 等新型精准靶向治疗技术研制，截至 2020 年 5 月 27 日，国家药品监督管理局药品审评中心已受理超过 20 家企业的 40 项 CAR-T 候选产品的临床试验申请，且已有 19 项获批。

2. 精准医学技术服务的筹资情况

精准医学代表医学创新发展方向，相关子领域如靶向药物、免疫细胞治疗及基因检测技术等近年来蓬勃发展，创新技术不断涌现，给患者带来较佳临床效果，同时也给决策部门提出了新的问题，其中最突出的问题就是相关药物和服务的筹资，具体包括如何设定适宜的价格水平和确定支付政策。以 CAR-T 疗法为例，目前美国 FDA 批准了 4 类 CAR-T 药品，产品定价在

37.3 万～47.5 万美元（约 261 万～330 万人民币），癌症患者个人鲜少能够负担起如此昂贵的药物，因此关于精准医学的筹资模式研究显得尤为必要。

各国目前医疗服务的筹资主要有 3 种模式，即政府利用税收筹资（如英国和加拿大）、发展社会医疗保险筹资（如德国和法国）和商业保险筹资（如美国）。尽管不同筹资模式下，各国对医疗技术和干预服务的准入管理存在不同要求，但目前英美发达国家普遍利用卫生技术评估等循证决策方法综合判断有关技术和服务的价值，期望以最小投入购买最大人群健康价值，即提高每一块钱的投入产出比，优化筹资制度的实施效率。其中，典型代表是英国国家医疗服务体系（National Health System，NHS）建立了国家卫生与临床优化研究所（National Institute for Health and Care Excellence，NICE），该机构利用卫生技术评估助力循证诊治决策机制和规则，特别是通过开展卫生经济学的成本效果分析，支持 NHS 进行新药及新兴诊治服务的筹资决策。

对于精准医学技术，典型技术包括细胞疗法和基因疗法，各国的筹资模式存在差异。美国医疗保险和医疗补助服务中心（CMS）将 CAR-T 疗法纳入医疗保险，但限定了 CAR-T 疗法的适用范围，采取按疾病诊断相关分组的付费机制；英国 NICE 通过卫生经济学分析后建议 NHS 有条件使用 CAR-T 疗法，与药企签订保密协议，获得全球最低的秘密折扣；荷兰将 CAR-T 疗法列入昂贵药品清单，其国家卫生技术评估机构建议对 CAR-T 进行药品价格谈判；意大利于 2019 年将 CAR-T 疗法纳入医保，用于治疗部分现有肿瘤药物治疗无效的特定癌种 26 岁以下患者，采取风险分担模式，基于治疗结果向企业支付药费；同年日本厚生劳动省也宣布将 CAR-T 疗法纳入基本医保，并支付 85%的治疗费。由上可知，在 CAR-T 筹资决策中，英国、荷兰、意大利、日本等国对技术开展卫生技术评估，特别是利用成本效果分析等卫生经济学证据，有效地支持了药品价格谈判及医保支付等相关决策。

我国 2009 年新医改以来建立了覆盖城乡的国家基本医疗保障制度，有效提高了重大疾病救治的保障水平。近年来国家医保局建立了基本医保用药动态调整政策，加强药品评估证据应用，基于临床需求、安全有效、成本效果等原则调入了一批肿瘤、儿童罕见病等重大疾病用药，充分体现了卫生技术评估证据对国家基本医保用药决策的支持作用。然而，相对欧美日等基于立法建立了完备的卫生技术评估体系的国家和地区，我国目前仍缺乏系统将卫生技术评估证据用于医药、医疗、医保等决策的立法框架体系，在三医联动尚且不足之际，基于疗效和成本效果的综合证据难以系统集成和利用，有力支撑相关决策。另外，国际上多数国家建立了全社会达成统一共识的药械等产品技术的价值判断原则，使以成本效果/效益为核心的卫生经济学的方法工具发挥了关键的作用，而我国虽然目前已对部分创新性精准医疗药品（如肿瘤靶向药品和罕见病药品）提出了基于卫生经济学证据的筹资决策意见，但对于慢性病和常见病领域（如高血压、慢性腰痛等）所涉及的常规精准医学技术的支持力度并不足，且缺乏社会统一认知的精准医学技术价值判断的框架，不利于经济学证据对精准医学战略决策形成系统性的决策支撑。

二、卫生技术评估支持我国精准医学相关决策的战略设计

（一）卫生技术评估在精准医学战略中的基本定位

精准医学及其子领域在国内外精准医学战略实施及相关政策推动下，面临巨大的发展需求，同时也给决策者带来巨大的决策挑战。精准医学涉及基因检测、靶向药物、免疫治疗及高端影像学诊断技术等价格高昂的创新技术，亟须结合各国健康需求实际情况及筹资模式和水平，构建精准医学技术评估路径，开发颠覆性创新技术价值分析框架。通过识别、优选和合理评估适宜我国当前疾病防治使用的精准医学技术，鼓励引导适宜的精准医学技术研发并进入临床合理使用，同时通过设置合理的创新支付政策，确保有关技术高效购买及精准发挥价值。

1. 精准医学战略决策及相关技术评估路径

精准医学是继经验医学和循证医学之后的医学发展的新高地。"十三五"期间我国医学领域积极布局"重大新药创制"和"重大慢性非传染性疾病防控研究"等重大专项，在生命组学、基因组测序技术、大数据分析技术、分子影像等领域取得较高的科研成就及创新产品。精准医学战略实施面临巨大的发展机遇，设计科学、规范、适宜的精准医学技术评估路径，是确保适宜最广泛人群的最佳精准医学技术产品获得研发生产、合理使用和规范推广的

技术路径，是贯彻落实精准医学战略决策要求的必由之路。

　　精准医学相关技术，与常规药械技术、临床操作技术及公共卫生干预等技术类似，具有生命周期发展的特点，从技术的研发生产到市场准入，到临床准入和大范围应用，再到退出临床和市场，技术及相关产品经历了早期发展、扩大应用和更新淘汰的过程，在产业发展、药品监管、医保筹资、临床管理等各类政策作用下，最终形成特定技术应用体系及场景，对患者、医疗服务体系乃至经济社会产生特定的影响。图 6-1 展示了医疗卫生技术全生命周期监管管理体系，同样可用于理解精准医学技术在其全生命期发展中所面临的监管管理场景。在当前我国医药、医疗、医保等相关政策联动协同逐步增强的改革背景下，深入贯彻卫生健康高质量发展理念，需要围绕精准医学战略决策要求，满足技术全生命期系统监管管理需要，构建全生命期科学评估工具，以发挥精准医学的最大价值。

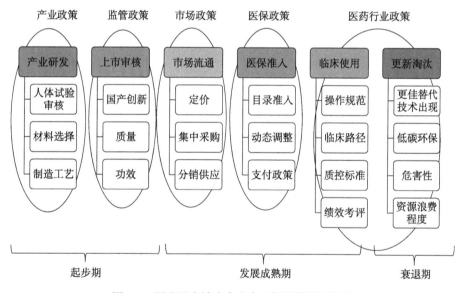

图 6-1　医疗卫生技术全生命周期监管管理体系

　　充分理解上述精准医学技术的监管管理要求，有助于理解精准医学战略决策要求，以及支撑决策的评估路径设计。结合国际通用的循证决策及卫生技术评估路径设计，可将精准医学战略决策划分为 5 个相互衔接的过程（图 6-2），即决策问题定义、证据分析、评审论证、做出决策及决策实施等，上述过程分别对应潜在精准医学技术的识别及证据初步了解，基于疗效及真实世界证据（real world evidence，RWE）评估进行适宜性技术的优选，基于决策部门（科技、药监、卫生、医保、商务、财政等）及相关专家意见进行评审论证，制定精准医学研发计划立项资助、市场和临床准入、规范推广、医保筹资等决策，以及决策制定后的后效追踪分析。其实上述 5 个过程环节是首尾相接的。例如，一项精准医学技术的临床研究在立项后，还需要对临床研究产出及结果进行追踪分析，及时发现政策实施问题以作为新一轮决策问题提出，从而构建精准医学战略决策和卫生技术评估联动的循证决策闭环，再如，靶向药物、基因检测等精准医学技术纳入基本医保目录后，还需要持续监测有关技术的临床使用情况，识别临床、医疗、医保等相关决策问题，启动新的一轮分析评估。

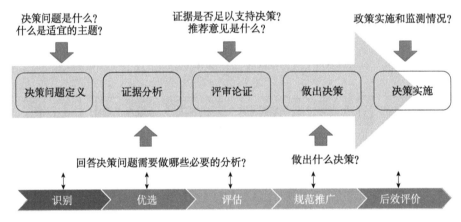

图 6-2　精准医学战略决策及相关技术评估路径

2. 构建价值分析框架

不同于传统临床治疗模式，细胞疗法和基因疗法等精准医学治疗方法通过单次或几次诊治解决患者疾病问题，短期发挥颠覆性治愈效果，无须患者长期服药，因此以往的医疗技术价值评价框架并不适用于该类技术的分析，未来仍需要首先对于此类颠覆性创新（disruptive innovation）进行深入研究，结合研发端、监管端、使用端的众多利益相关者进行价值讨论，明确颠覆性创新技术的使用范围及潜在公共卫生价值，包括对于社会经济的诸多潜在影响，综合判断有关技术的适宜性，围绕市场准入、临床准入、优化使用、筹资支付、规范推广等决策制定需求构建系统性证据链。

对于用于精准医学服务目的的部分常规临床技术，如分子影像学技术对于精准肿瘤治疗的导引作用，需要在传统的医药技术价值评估框架基础上，分析对于精准医学目的实现的贡献度，结合所获得的潜在收益分析（包括避免手术带来的直接医疗费用节省），判断技术使用价值。

3. 发挥卫生经济学证据的作用

精准医学相关技术研发投入巨大，潜在价值巨大，给基本医保的谈判定价及支付筹资决策带来巨大挑战。国内外经验显示：在精准医学战略决策及相关技术评估中，卫生经济学可发挥非常关键的作用。例如，意大利卫生部开展了预防性 *BRCA* 基因检测对于携带 *BRCA1 / BRCA2* 突变基因的卵巢癌患者亲属的成本效益分析，发现预防性检测项目的例均成本为 767.25 欧元，每例卵巢癌患者的平均治疗费用为 90 万欧元，判断预防性 *BRCA* 基因检测具有成本效益并建议将该项目纳入医保；葡萄牙医保部门从社会角度对结直肠癌基因检测策略进行了成本效用分析，发现血液遗传基因筛查对于结直肠癌患者具有成本效用，有关服务项目纳入基本医保可减少医疗支出。我国学界近期也开展了慢性阻塞性肺病（COPD）等相关重大疾病基因检测的经济性分析。基于癌症、COPD 等重大疾病癌前基因检测的卫生经济学分析，在相关疾病防控战略部署方面发挥了重要作用，欧美等已经将肿瘤等重大慢性疾病等的防控顺序改为预防、筛查、治疗的序贯，实施相关防控计划，对医疗资源优化使用、患者健康收益改善及社会效益提升等都发挥了良好的作用，我国于 2019 年底发布了《健康中国行动——癌症防治实施方案（2019—2022年）》，未来国家癌症防控战略对于精准医学技术的运用存在较大的需求，这对精准医学战略决策的实施提出了更高的要求。

（二）选择适宜的方法工具

卫生技术评估（health technology assessment，HTA）是国内外常规用于医疗卫生技术及干预评估的科学决策方法体系及决策支持工具，其通过构建规范透明、公正客观的证据集成、分析、评估流程，针对特定临床或管理问题提供决策依据，是世界卫生组织推荐的卫生政策制定的科学方法。我国2018 年依托国家卫健委卫生发展研究中心成立了国家药物和卫生技术综合评估中心，作为国家级卫生技术评估机构，推动有关规范方法、标准工具及药械综合评价指标体系的研制。目前该中心已研发《抗肿瘤药物临床综合评价技术指南》、《心血管病药品临床综合评价技术指南》、《儿童药品临床综合评价技术指南》及《医疗器械卫生技术评估指南》等具体技术领域的方法学指南，支持开展相关领域评估实践。

卫生技术评估利用循证医学、流行病统计学、卫生政策及项目评价、卫生管理、卫生经济学等常规工具开展多属性、多来源证据系统分析梳理，在运用中注重结合国家及地区层面经济社会发展环境及卫生服务体系特点进行方法工具的创新发展，特别是卫生经济学评估，不仅需要选择适宜的工具，还需要对相关工具进行本土化才能产出适宜当地决策的证据。表 6-1 显示了常用的卫生经济学评估方法，包括成本效果分析（cost-effectiveness analysis，CEA）、成本效用分析（cost-utility analysis，CUA）、成本效益分析（cost-benefit analysis，CBA）等。各类方法各有特点，需要评估者结合精准医学技术所服务的特定疾病诊治目的，兼顾临床数据和信息的可得性，选择适用的技术方法。

同时，应关注精准医学技术评估所面临的技术方法的困境，以深入推动卫生技术评估理论方法发展，更好地满足精准医学战略决策的需要。目前国内外学界达成共识的方法学挑战包括：实际使用精准医学技术的患者数量不足，获取与治疗（如靶向药物化疗的毒副作用）相关的生命质量（ quality of life，QOL ）数据存在较大困难；靶向治疗临床试验进展与其他治疗存在效果交叉，难以获得确切的疗效证据；尚不清楚肿瘤免疫治疗中如何开展生存分析结果的外推；卫生经济学所倚重的文献来源参数通常缺乏，其不确定性的分析方法仍有待深入研究。

表 6-1　常用卫生经济学评估方法

	成本效果分析（CEA）	成本效用分析（CUA）	成本效益分析（CBA）
主要指标	单个健康效果或临床指标，如有效率、治愈率、血压降低的千帕数、血糖浓度等指标的变化值等	包括了各种影响健康的综合指标，如生活质量调整寿命年（QALYs）	货币单位，如美元
方法优点	1.临床评价指标的计量和分析相对简单	1.适用于临床效果指标不一样的治疗方案之间的比较	1.可以用于医疗卫生项目的比较，还可以用于医疗卫生项目与其他领域项目的比较
			2.可用于外部成本和收益的评价、过程效用的评价

	成本效果分析（CEA）	成本效用分析（CUA）	成本效益分析（CBA）
方法优点	2. 临床评价指标客观性较好，可比性好	2. 可以同时衡量治疗方案给患者带来的各方面的影响，包括生理、心理以及社会功能等方面的影响，更为全面	3. 可以用于多个治疗方案的评价，也可以用于单个治疗方案的经济性评价
			4. 可以用于治疗结果相似的方案的比较，也可以用于治疗结果不同或者不相关的方案的比较
使用局限性	1. 当两个治疗方案没有相同的效果指标时不适用	1. 效用指标的计量和分析方法比较复杂，且存在一定的争议	计算出的成本与收益是有形成本与有形收益，而无形成本与无形收益难以量化
	2. 仅以某一个临床指标（如收缩压下降的毫米汞柱数）来代替衡量一个治疗方案的所有方面，不够全面	2. 效用具有一定的心理主观性，不同的人或同一个人在不同的情况下对同一事物的主观心理评价标准是不同的，由此所得的效用指标值可比性稍差	

（三）关注临床技术应用实践数据信息收集

精准医学是新兴医学发展前沿，有关技术的临床应用是创新性的，甚至是颠覆性的，亟须收集相关临床实践"真实世界"数据和证据。目前，国内外对于真实世界数据（RWD）及真实世界证据（RWE）本身的研究及利用方兴未艾。我国是医药大国且临床病例众多，未来精准医学技术评估中应特别注重 RWD 及 RWE 的收集利用，充分利用大数据、区块链等信息技术及人工智能技术等先进科技工具，为支持全生命周期技术监管储备并提供证据，真正助力我国精准医学战略的全面贯彻及实施。

三、结语

"十四五"期间，习近平总书记提出建设科技强国的要求，特别关注医学科技创新发展的重要作用，精准医学战略的发展面临着重大的历史机遇。建立符合当前精准医学战略决策需要的技术评估机制，利用卫生技术评估方法构建适宜精准医学技术价值分析的框架，强化临床诊治"真实世界数据"的收集，是助力精准医学战略发展的重要技术路径。

第二节　精准医学公共卫生管理

了解精准医学与公共卫生，首先需要准确理解公共卫生的内涵。公共卫生是通过有组织的社区努力来预防疾病、延长寿命、促进健康的科学和艺术。这些努力包括改善环境，控制传染病，教育人们注意个人卫生，组织疾病的早发现、早诊断和早治疗等。常说的一级预防就是针对危险因素（如环境）的干预措施，也称为病因预防；二级预防是早发现、早诊断与早治疗（也称"三早"预防）；三级预防主要是指对症治疗。其中，"科学和艺术"，明确了公共卫生只有通过研究和掌握疾病发病的科学规律，才能达到疾病预防目的。同时，公共卫生的干预，又是一种艺术，需要基于特定的国家、社会和文化等特点，设计出有针对性的高效手段。公共卫生研究认为，决定健康的因素主要包括四大类：环境、生活方式、基因以及医疗服务。

精准医学则是根据患者不同的基因型、代谢状态、生活方式及环境，明确其病因，并为其制订最合理的治疗及预防方案。精准医学的理论基础与"个体化医疗"类似，认为不同个体，其基因、代谢、生活方式和环境等的特征差异，决定其健康差异，而对个体的干预和治疗需因人而异，实施差异化的特征性治疗和预防精准方案。

从上述定义不难看出精准医学与公共卫生的异同。共同点包括以下4个方面：①目的相同。公共卫生与精准医学的目的，都是提升健康，而非简单的疾病治疗。②理论基础部分相同。公共卫生将健康影响因素界定为基因、环境、生活方式及医疗服务，精准医学理论框架与此类似，但突出了基因组学与代谢的作用。③干预原理相同。无论是公共卫生还是精准医学，均强调基于病因，进行针对性干预。④均强调综合健康管理与全程健康管理理念与方式。两者基于各自理论基础，提倡针对生活方式、环境因素、行为等早期干预，同时也注重疾病的早发现与早治疗，体现了综合型一体化干预模式及全程健康管理理念。

精准医学与公共卫生的不同点则在于：①关注对象不一样。精准医学强调基于个体的精确诊断与精确治疗，公共卫生更强调群体概念，强调共性危险因素及其针对性干预。②关注重点不一样。精准医学关注危险因素对健康的影响过程和作用机制，基因改变等引起的细胞、代谢、组织、系统、健康等的改变。公共卫生则更关注病因学研究，明确健康的危险因素及各因素的危险程度，相对忽视各因素的作用机理与作用过程。③对危险因素的相互关系的定位不同。精准医学认为危险因素包括基因组学、代谢、环境、行为等，各因素之间相互关联，且最终通过基因组学与代谢表现。公共卫生则更注重各因素对健康的影响程度。④关注重点与干预重点不一样。精准医学强调基因组学、代谢等，因此更强调从基因层面等进行干预，如基因测序等。公共卫生则更关注环境、行为等的影响，并强调从环境、行为等层面进行干预。这也决定了两者的具体干预方案会有所差异。⑤数据分析重点不一样。精准医学更关注基因组型、代谢、健康状况等数据，以及各种数据对健康的改变作用机制的数据。公共卫生则更关注不同危险因素、不同因素水平、不同健康状况等的数据及其关联。

一、整体发展状况与趋势

1. 国际发展现状与趋势

20世纪DNA结构的发现开始解开遗传密码，通过DNA测序发现疾病的易感基因，更精准地进行疾病的预防；同时，基于对治疗产生反应的基因，进行更精准治疗，这些为癌症治疗、心血管疾病、糖尿病等提供了远大前景，也吸引了大量研究资源的投入。

美国是国际精准医学发展的引领者，其标志性项目"精准医学计划"包含两部分：癌症临床试验和大型人群队列。前者注重对不同恶性肿瘤的靶向治疗，后者则是覆盖全美100万人口的大型前瞻性随访队列。"精准医学计划"主要预算将用于该队列，旨在为一系列疾病的发病风险预测提供数据基础和研究平台，包括主要慢性病及罕见病等。此外，该队列还囊括了特定治疗方案对不同个体的疗效差异，测试可穿戴设备等移动健康（mobile health, mHealth）技术在健康状况、生活方式及环境暴露检测方面的应用，研究型的疾病分类，以及在人群队列研究基础上开展相关的干预性研究等。

公共卫生领域，原先期望通过精准医学的基因测序，找到致病基因及对防治敏感的患者，提高预防和治疗的精准性。然而，迄今并没有证据显示基因组学技术本身可以独立而圆满地解决防治精准问题。因此，精准医学的内涵开始拓展到其他新领域，如蛋白质组学、代谢组学、肠道菌组学，并同时引入其他防治效果的传统因素和技术，包括年龄、性别、家族史、病理、生理、生化、影像等。

也正基于此，美国将其精准医学计划重点布局的百万人群队列项目的名称从"The Precision Medicine Initiative Cohort Program"改为"All of Us Research Program"。这个改变意味着从基因测序出发的精准医学本质上已经变成一个与传统流行病学类似的全病因流行病学队列研究，基因特征成为可测量的一种暴露因素。

而这个队列建设的内涵也成为精准医学与公共卫生发展的趋势。与传统队列相比，该队列具备的特征包括：利用电子化病历档案和医疗大数据收集全程医疗服务与健康信息、利用新的技术（如智能手机平台的移动健康、智能穿戴设备等）收集日常生活健康信息、结合基因组学检测与研究结果、与大数据研究技术的相互融合等。

2.国际重点发展方向

精准医学在公共卫生中的应用与发展，将给公共卫生带来新的方向与动力。主要表现为：①理念的改变。公共卫生以传统的流行病学为基础，注重危险因素与疾病的因果联系及影响程度，而精准医学的引入，有助于揭示危险因素在基因、细胞、代谢等微观层面对组织、系统、个体等的影响，明确其作用机制。②进一步明确重大疾病危险因素的作用机制、预防措施。精准医学与公共卫生的结合，有助于揭示环境、行为等外部因素对重大疾病，如癌症、心脑血管疾病等的作用机制以及在基因、代谢层面的改变，为针对这些重大疾病的预防和治疗提供证据。③基因、环境等因素的相互作用研究。已有研究证据表明，基因对健康的影响并不是固定不变的，基因对健康的效应与环境、饮食、生活方式等因素会相互影响。而大多数疾病的发病都不是基因或环境因素单独所致，因此，明确基因、环境乃至行为之间的相互作用，是精准医学的研究重点之一。而研究获知的高危基因型等，能够为后续的高危人群界定、健康干预等提供更为精准的目标与措施。④改善疾病风险预测与疾病干预措施。原有的疾病风险预测模型基于传统的公共卫生理论框架和危险因素，以年龄、性别、体重、体力、环境、家族史等为代表，而精准医学带来的基因组学等因素，如基因组学、代谢组学信息的加入，将提高原有疾病风险模型的预测精度。⑤基因筛查与检测、个体化预防、个体化干预方案的研究与应用。一方面，基因信息可改善风险预测模型精度；另一方面，明确基因与疾病关系后，基因检测可为疾病筛查，尤其是罕见的单基因遗传病诊断提供证据；同时，高危基因也将为更准确的个体化预防和治疗方案提供证据。需要注意的是，在推广基因筛查与检测时，需要综合权衡多方案的成本与效果。

二、我国发展现状与趋势

（一）国内发展现状与趋势

我国于 2015 年开始酝酿国家精准医学战略，制定了精准医学发展计划。2016 年"精准医学计划"被列入国家重点研发计划，正式进入启动阶段。

尽管精准医学在疾病预防、筛查、个体化健康管理等公共卫生领域有很大的应用前景，但公开文献中关于中国当前公共卫生领域精准医学的案例并不多见。有学者在产前诊断中应用基因检测技术，发现某些出生缺陷疾病作为精准医学的应用案例。需要注意的是，现在国内无论是疾病预防控制中心（CDC）、科研院校，还是医院，都建立了大大小小规模不一的健康相关队列，以及生物样本库，有些还进行了全基因检测，这些都为精准医学将来的发展提供了一定的支撑。而在理论层面，也并未形成完全共识，公共卫生领域的权威杂志《中华流行病学杂志》也连续刊出国内顶级专家对于精准医学的看法，认为基因不是达到精准的唯一途径，只是提供了新的可能性，但多数基因和疾病的关联强度很低，应用基因精准定位指导防治的价值未必有预期那么大。而当前精准医学依赖的大队列多因素研究由来已久，方法学上创新性也极为有限。

总体而言，在中国公共卫生领域，尚未出现公开发表的应用精准医学进行疾病预防、早发现等的案例；而精准医学的方法、理念，与传统公共卫生领域的方法没有很大差异，精准医学在公共卫生领域当中的真正价值，尚需进一步探索和研究证明。

（二）国内发展面临问题与挑战

精准医学是生物技术、信息技术、干预决策技术在健康领域的交叉融合，已经成为健康各领域，也是公共卫生的关注重点。但公共卫生领域中，精准医学还是个新学科，在认识、技术规范、法律规范方面，均面临不同的问题和挑战。

1. 充分认识到精准医学的局限性与不确定性

美国精准医学计划重点布局的百万自然人群队列项目名称更改事宜，意味着原有的把基因作为健康决定因素的精准医学核心理念，面临重大挑战。很多公共卫生专家认为，基因特征不过是影响健康的可测量的一种暴露因素，而在众多健康影响因素中，基因是否可以超越其他因素，还需进一步研究和证实。同时，医学中也要注意，不同应用场景下，精准内涵的差异如用 CT 可精准确定解剖层面上的骨折部位，内镜可确定器官层面上的疾病精准部位，活体检验可确定细胞层面上的癌症精准部位，抗体测量则是在分子层面确定精准的感染细菌，基因标志物是基因层面的精准。但这种诊断的精准，并不意味着预防和治疗的精准与有效，而这是健康干预的终极目标。在不断探索诊断精准的同时，需要明确这能在多大程度上带来治疗的高效和健康结局的改善。

2. 不同领域、学科与技术的高效整合

精准医学需要把实验室基因检测、个体特征、生活环境信息、行为特征、医疗机构诊断信息与临床实验室信息等有序整合，并对这些海量的信息进行分析与处理，而后根据分析结果，结合临床医生、公共卫生专家、行为学专家等"量身定制"干预方案。在这个过程中，涉及基因、健康与环境、健康与行为、临床诊断、临床治疗、信息传递与行为改变、统计学、流行病学等多种学科、多种技术。这就需要在体制与机制上保证各部门之间的有机整合与

有效衔接。同时，需要在全过程进行有效监管，保证信息的准确性、可靠性和安全性。在当前的中国公共卫生领域要做到这些，任重而道远。

3. 基因组测序技术及基因组数据分析的改进和扩展

过去15年中，基因组测序方法取得了巨大进步，当前最新的测序技术较为高效，但测序成本仍相对较高，影响了其大规模推广使用。除了测序技术本身，公共卫生领域应更关注基因检测在疾病风险评估中的应用。此外，基因组数据的分析和解读方法相对滞后于基因组测序技术的快速发展，一些基因位点的突变与结局指标存在关联，但不清楚基因突变带来的功能影响，无法确定因果关系。而在肿瘤研究中，会发现很多基因与不同肿瘤组织存在关联，与肿瘤的发生、发展、治疗、预后等关系复杂。阐明基因与诊断、管理、治疗及其效果之间的关系，是当前基因组数据分析中面临的重要挑战，二者均需要有效处理海量的基因组数据，同时，基因组数据应与干预、环境、健康状况改变等数据进行整合，要重视社会环境因素对于群体健康的影响。

4. 数据保密、安全与共享

精准医学体系中，需要多领域的共同努力，才能对数据进行整合、分析，并产生有效证据。在这过程中，如何确保数据使用的规范性、保密性和安全性是数据整合的关键，也是数据得以产生有效证据的基础和前提，这对于中国公共卫生领域的精准医学应用尤为重要。一方面，数据隐含大量的患者个人信息，有很强的隐私保护需求；另一方面，当前公共卫生领域的很多数据，其产权属性模糊，数据管理者往往不愿意将其用于研究与分析，这种数据孤岛与封闭将影响到数据的共享与使用，也阻碍了将数据转化成为决策证据。

三、资助机制与政策建议

1. 总体思路

从科研角度，基因组学一直是近几十年生命科学研究的重中之重，应充分认识到以基因组学为基础的精准医学对未来健康、防治模式的重要性，在重视共性健康危险因素研究、群体健康干预模式改善的基础上，加强整合基因、代谢、环境、行为等多重健康影响因素的协同研究，并基于此构建新型健康风险预测与干预工具。而从产业发展角度，无论是治疗服务，还是健康管理服务，都有不小的精准医学相关服务需求，市场潜力巨大。因此，应关注健康产业、生命科学等对市场、对产业结构升级换代的潜在影响。

2. 重点方向

公共卫生领域中，精准医学的重点方向可考虑：①重大疾病的早发现。例如，对于特定癌症的早发现、早筛查与早诊断。②重大慢性非传染性疾病的风险预测。例如，将基因组学信息与原有的糖尿病、冠心病风险模型结合起来，研制与预测更为精准的风险预测模型，以更准确地界定高危人群，并制定相应干预策略。③基于基因筛查、基因检测的新型个体化疾病预防措施。通过基因检测，发现特定疾病高危人群，并进行针对性干预。此外，基因检测还可用于罕见的单基因遗传病的诊断。此类基因筛查等服务，还需要权衡伦理学方面的挑战。④发展个体化运动、膳食营养干预，如根据与营养素代谢相关的基因型制订相应的膳食营养方案，具有酒精代谢缓慢基因型的个体应特别注重限制酒精的摄入、具有叶酸代谢障碍的个体应加强叶酸补充等。这种膳食营养干预要特别注重不同国家、不同地区人群的膳食结构、肠道菌群特征和体力活动方式等。

3. 制度保证

精准医学在公共卫生的发展需要有体制和机制的保障。①在国家层面，需要制定科学的规划及发展策略，明确精准医学与公共卫生的关系及发展方向。②建立与精准医学定位相符的法律规范。政府应首先从法律层面明确各部门在发展公共卫生精准医学中的职责与权力，并制定相应的明显的准入与退出机制，委托第三方制订相关机构的资质，制订基因测序等规范流程等。③建立完善的监管体系。精准医学的发展需要大量的资源投入和重新配置，需要对每一个环节进行必要的监管，因此监管体系的建立健全是精准医学在公共卫生领域得以发展的基础与保证。④建立公共卫生精准医学信息共享平台。精准医学需要多部门、多学科的协同，并需要不同部门之间共享相关的资源与数据，包括生物样本库、医疗信息、公共卫生信息等。可考虑以政府与市场联合的方式，成立公共卫生精准医学中心，把社会各方的资源与数据进行整合，为后续的分析使用奠定基础。在此过程中，信息安全与保障等，也需要一系列制度予以保障。

第三节　精准医学伦理未来审视

20 世纪中叶以来，随着分子生物学的发展，特别是基因检测技术的日渐成熟和临床应用，医学科技取得了许多新的重大突破。但是，提高疾病诊断与防治效果仍然是医学界不断努力的方向。为此，2015 年 1 月 20 日，美国总统奥巴马在国情咨文中首次提出将启动 "精准医学计划"，该计划能够 "让我们更加接近治愈癌症、糖尿病等疾病的目标，并给所有人提供让自己和家人更加健康的个体化医疗信息"。1 月 30 日，奥巴马宣布启动该计划，并计划投入 2.15 亿美元资助相关研究。精准医学一时间成为热点领域，由于其议题的公众性和切身性，精准医学也在我国的政府、科学界、医学界、产业界和公众之间引起了广泛的关注和讨论。

一、精准医学的兴起

目前，对于精准医学并没有一个明确统一的定义。在很多情况下，精准医学与个体化医学（personalized medicine）、分层医学（stratified medicine）、P4 医学（predictive，preventive，personalized and participatory medicine）或个体化医疗保健（personalized healthcare）等一样，用来指向一种未来的医疗卫生保健模式。一般认为，精准医学概念的提出始于 2011 年美国国家研究理事会《迈向精准医学》（Toward Precision Medicine）的研究报告。该报告提出，精准医学通过整合每个患者的分子研究和临床数据发展一种更加精确的分子疾病分类学的知识网络，以此提升诊断和治疗水平，根据每个患者的个体差异为其量身定制更好的卫生保健。鉴于精准医学提供的巨大潜力，2015 年美国版的精准医学计划充满了精准医学将引领我们走向医学新时代的美好愿景，其中心思想依然是"为每个人量身定制的医疗保健"（It's health care tailored to you）。

很显然，精准医学以个体化医学为目标。美国精准医学计划事务委员会（Precision Medicine Initiative Working Group）认为，精准医学是一种试图通过考虑基因、环境和生活方式的个体差异来最大程度地提高疾病预防和治疗的有效性的方法。这种对分子、环境和行为等影响疾病和健康的因素的更精准测量，将有助于我们对疾病的发生、发展、治疗反应和效果等的深入理解，以此促进更准确的诊断、更理性的疾病预防策略、更好的治疗选择和新的治疗方法的发展。尽管个体化医学并不是一个全新的概念或理念，但是，新的生物医学研究、医疗技术和工具的应用，以及卫生保健的社会政治语境的改变，为精准医学赋予了新的内涵，特别是基因组学和基因测序技术的发展给医学实践带来了极大的影响，开启了一种新的医学研究和临床治疗的范式。

这一新的医学研究的范式也引起了我国政府、科学界、医学界和公众的广泛兴趣和热议，并且催生了中国的精准医学研究计划。2015 年 3 月，科学技术部召开了首次精准医学战略专家会议，并成立了国家精准医学战略专家委员会。2015 年 3 月 27 日，国家卫生计生委发布了第一批肿瘤诊断与治疗项目高通量基因测序技术临床试点单位名单，进一步表明了我国推动精准医学发展的决心。2015 年 6 月 18 日，国内首家"肺癌精准医学研究中心"项目在上海交通大学附属胸科医院揭牌，该项目以推进我国精准医学建设为核心，聚焦我国肺癌诊治的发展。至此，一个雄心勃勃的精准医学计划在我国一步步地向前推进。

二、精准医学的目标与前景

精准医学是以"为每个人量身定制的医疗保健"为目标，并且随着基因组测序技术的快速发展以及生物信息与大数据科学的交叉应用而发展起来的新型医学概念与医疗模式（图 6-3）。因此，为了保证精准医学目标的实现，美国的精准医学计划主要包括两部分：一是建立 100 万志愿者规模的全国研究队列，收集相关医疗数据，包括遗传和代谢图谱、病历，以及环境和生活方式等信息，建立数据库共享机制，从而为疾病的分类、诊断和治疗等精准医学研究奠定基础；二是在此基础上，开展肿瘤基因组学研究，并将相关知识应用于开发更加有效的预防和治疗癌症的技术和药品。最终实现在恰当的时间用恰当的治疗方法和恰当的剂量给恰当的患者以最好的治疗的理想。

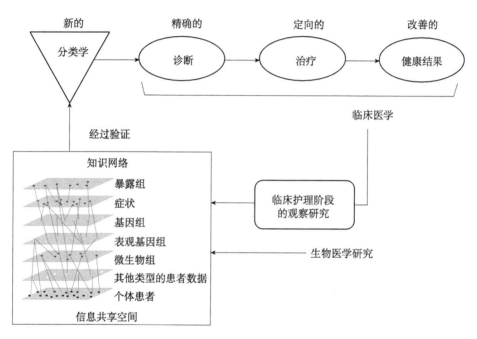

图 6-3　精准医学时代的生物医学研究与临床医学

资料来源：National Research Council. Toward Precision Medicine: Building a Knowledge Network for Biomedical Research and a New Taxonomy of Disease. Washington，DC: National Academies Press，2011: 2.

在经验医学和循证医学时代，医生主要是通过仔细检查一系列症状，列出不同的诊断假设，然后通过试验或检测排除一些假设并优化其诊断。也就是说，疾病是通过它们对人的身体的影响（即症状）被分类的。精准医学提出了一种新的医学模式或方法。疾病将不是通过其症状，而是通过分子的功能进行分类、诊断和治疗的。例如，患者不是直接被诊断为 2 型糖尿病，而是通过是否有胰岛 B 细胞（分泌胰岛素）死亡或者不工作，或者是否有不能结合胰岛素的胰岛素受体蛋白（即胰岛素抵抗）等进行诊断 。也就是说，疾病的分类和诊断将建立在对其生物信息的综合分析和诊断基础上。此外，精准医学将利用大数据和基因分析技术发现同一种疾病将怎样以不同的方式影响不同的患者，谁具有哪种风险和为什么疾病在不同个体身上会有不同的表现。例如，一些 2 型糖尿病患者可能会面临截肢的风险而其他人可能不会。因此，精准医学计划能够推进对疾病的发生发展机制的理解，从而为疾病的诊断、预防和治疗提供新的方法。

精准医学计划分为近期目标和远期目标。近期目标主要集中在肿瘤预防和治疗方面，如肺癌、乳腺癌、直肠癌以及黑色素瘤和白血病等。在精准医学看来，推进预防和治疗疾病的最可靠的路径是对影响每个患者健康和疾病的因素进行全面详细的了解。生命医学研究在对疾病的细化分类和确定致病因素方面不断取得进展，同时对新的预防和治疗策略的安全性和有效性的严格评估，能够降低发病率和死亡率。例如，基于肿瘤患者的基因检测结果，筛选可引起强烈免疫反应的新抗原并进行针对性的细胞免疫治疗具有独特优势。随着精准细胞免疫治疗各项配套技术的日趋成熟，它将在恶性肿瘤治疗中发挥越来越重要的作用；随着近年来个体化诊断及治疗手段的发展，乳腺癌治疗决策已步入了精准医学的新时代 。远期目标是通过对潜在因素（如通过基因测序技术进行的分子测量、环境因素，以及日益普及的移动设备捕获的其他信息）的更精确的测量和分析来重新定义我们对疾病的发生和进展、治疗反应和健康结果的理解；通过对影响健康和疾病的分子、环境、行为及其他因素的精准描述，使诊断更准确，疾病预防策略更合理，治疗选择更好，同时促进新疗法的开发。

迄今为止，我们在为每个患者确定最佳的治疗方法方面一直没有突破性的进展，这主要是因为对造成每个人疾病的因果关系和对治疗的反应变量的因素了解得不全面。另外，有效预防疾病需要具有识别个人发病的高风险因素以及对后续发展实施干预的能力。精准医学的发展在这些方面还面临诸多挑战，比如到目前为止，对于阿尔茨海默病和 2 型糖尿病还没有具体的预测标志物。可以说，人类基因组测序技术、生物医学分析工具和大数据的力量孕育了精准医学的新时代。随着生物医学研究与新技术的深度融合，未来的精准医学将向着更加精准地为每个患者量身定制卫生保健的方向前进。我们也可以在前沿技术的进展中看到精准医学的未来。例如，目前在大数据背景之下的深度学习，已经越来越多地应用在基因组分析和精准医学中，从而能够预测基因变体对疾病发展的影响。

三、对精准医学的伦理学反思

借助于基因测序技术、生物医学分析工具和大数据的力量，精准医学希望通过考虑每个人在基因、环境和生活方式上的个体差异，为每个人量身定制卫生保健。这将在医学研究和临床实践中引发革命性的变化。一方面，我们不得不面临医学研究范式的新转变和临床实践的新模式，医学研究范式的新转变主要体现在基于大规模人口的数据挖掘和分析对于医学研究和临床的重要性的不断增长。另一方面，在精准医学时代，个人是生命医学研究和临床实践的重要参与者和合作者，而不再仅仅作为医疗的对象或客体。在生命医学研究和临床实践中存在着自上而下和自下而上两种进路，个人在这两种进路中都发挥着重要作用：自上而下进路主要表现在公共和私人机构通过收集个人的相关医疗数据，包括遗传和代谢图谱、病历，以及环境和生活方式等信息建立起规模巨大的生物医学数据库共享机制；自下而上的进路主要表现在临床实践中，例如在个体化癌症医学中，个人如何参与到临床实践中并在其中发挥着怎样的影响。随着个人的参与程度的提高，精准医学可能带来的伦理、法律和社会问题也越来越复杂。正如欧洲肿瘤内科学会在其报告中指出的，"个体化癌症医学的新时代将影响癌症治疗的方方面面——从患者咨询到肿瘤分类、癌症诊断、治疗和结果——这需要研究人员、癌症专家、患者和其他利益相关者之间的高水平的深入交流与合作"。研究机构与临床医生、患者，研究参与者和消费者，公共的和商业的研究部门、诊断和治疗部门之间的传统边界将变得不再清晰，在这样的背景下，如何在保护个人利益的同时，增进集体和群体的福利也变得尤为重要。

1. 隐私保护与信息共享

在精准医学时代，个人的隐私和信息安全问题将越来越突出。精准医学是信息集中的（information intensive），个人健康信息的实质性增长也是精准医学的伦理、法律和社会问题的一个主要来源。精准医学的首要任务是建立起生物医学数据库共享机制，从而为疾病的分类、诊断和治疗等奠定基础，在此过程中个人是必不可少的参与合作者。临床生物样本和人群的健康信息、医疗数据，包括遗传和代谢图谱、病历，以及环境和生活方式等信息都涉及到个人的隐私。这些信息在收集、存储、分析和使用的过程中可能都会触及或打破个人隐私和信息安全的边界。例如，将个人的基因和组织样本、临床健康数据、实验室和扫描测试以及生活方式监控（如卡路里的消耗和支出、环境因素、睡眠情况——研究者可以通过你的运动追踪设备挖掘你所有的数据）等信息提供给医学研究机构，这些信息在通过移动设备和无线传播来收集、存储、分析、使用和再使用过程中增加了侵犯隐私的机会。一方面，在基于大规模人口的数据收集和研究背景下，个人利益和公共利益之间的紧张关系以及个人基因组信息的常规可用性，也使个人隐私和信息安全的保护面临诸多挑战；另一方面，通常的信息保护措施，如去身份化，撤销同意，严格限制信息的接触、存储和使用，极有可能阻碍这些数据和样本的最优使用以及医学研究的进步。因此，精准医学带来的首要的伦理问题在于，如何解决个人的隐私保护和信息共享之间的价值冲突。这一问题能否解决将关系到精准医学的成功与否。因为没有信息的共享，精准医学几乎就无从谈起，但与此同时，如果不解决隐私保护的问题，精准医学也会失去公众的支持。

2. 知情同意问题

尊重个人的知情同意权是生命伦理学中的一项重要原则，也是医学研究和临床实践中的通用做法，它有助于保护个体免受伤害，有助于参与者在了解相关信息的基础上做出自愿选择，从而保护参与者的权利和福利。然而，越来越多的学者指出，在为研究获得知情同意的经典互动中，研究者向潜在参与者呈现关于新的治疗、诊断或预防性干预的信息，然后要求参与者阅读和签署详细的书面同意文件，这个传统的知情同意模式正在变得过时。尤其是在精准医学时代，如果知情同意旨在以参与者为中心，并为其提供可以用来做出决定的必要信息，而不仅仅是签署一个法律文件，那么对研究者和临床医生来说如何获得个人的知情同意将是一个巨大的挑战。比如在对肿瘤的精准化治疗过程中，由于每个患者肿瘤的异质性，它的分子进化机制及其与药物反应和抗药性的关系异常复杂，很多肿瘤患者很难理解药物基因组学测试的目的和复杂性。如果想要获得患者的知情同意，大量的信息需要传达给患者。在这里与患者的沟通变得非常重要。这方面，无论是从方法上来看，还是在时间和内容方面，都对医务人员提出了挑战。如果详细沟通和讨论每一个细节，往往会使信息超载，患者短时间内很难消化，从而潜在地影响患者的理解和决策。另一类特别的挑战还包括，对肿瘤的未知变异、偶然发现及其社会心理意义的解释在患者的知情同意过程中的未知影响。此外，随着基因测序技术的普及，保持对遗传信息的不知也是一种权利，因为这种知识可能改变我们对整个未来生活的预期。如果基于个人的基因测序成为一种常规性的卫生保健流程，保持不知变得不再可能，那么知识在这里给我们带来的将不是更多的自主。

精准医学知识网络的形成离不开公共和私人机构通过收集个人的相关医疗数据，包括遗传和代谢图谱、病历，以及环境和生活方式等信息建立起规模巨大的生物医学数据库共享机制，在此过程中，个人健康信息主动或被动地收集、存储、分析和使用，这不仅涉及到个人隐私和信息安全的问题，同时涉及到对于个人知情同意权的保护问题。一方面，与传统的干预性临床研究的风险不同，一般认为在精准医学的新研究范式下，参与者的风险水平较低，且通常认为主要是信息的风险。因此，有人认为，涉及大数据集的挖掘或对去身份的生物样本的分析，知情同意可能是不必要的。另一方面，对于精准医学研究中其他新兴的临床研究范式，如基于应用程序的移动健康研究和去身份的集群临床数据研究等，我们也需要寻找知情同意的适当的方法，实现知情同意方法的现代化转变和改进。知情同意的伦理目标和考虑研究背景的重要性应该指导我们将信息技术吸收到研究和知情同意过程，并开发基于证据的创造性和有效性的知情同意实践。

3. 自主决策与责任问题

随着基因组测序技术和知识的普及以及成本的大幅降低，过度"责任化"和"消费化"的问题变得越来越突出。在精准医学或个体化医学的时代，个人被赋予了更多对自己的卫生保健方面的责任，个人常常被鼓励更加积极地参与到自己的医疗保健中去：一方面，私人机构为个人提供的医疗保健服务增加了个人的选择和消费机会，甚至公立医疗保健服务也越来越以用户为导向（user focused）；另一方面，商业公司抓住了医疗保健中的消费主义倾向和新技术提供的可能性，开始在医疗保健体系中占有一席之地。例如，个人基因组学产业已经成为个体化医学的一个商业分支，直接面向消费者的可获得的癌症遗传易感性测试已经出现。然而，个人与医疗专家之间的信息和知识鸿沟，患者本身所处的不稳定状态以及对"最后机会"疗法的盲目，往往使患者自身认识不到癌症治疗的目标（治愈、延长寿命、减轻症状等）和对治疗的期望之间的本质区别。在此背景之下，个人的自主决策在多大程度上可以被采纳？个人的自主决策是否指向最优方案？个人的自主决策能否承担所有医疗后果的责任？此外，我们还必须注意到，多数时候个体化医学的支持者们倾向于个人责任（individual responsibility）和患者授权（patient empowerment）的话语，这种话语是否会进一步增加患者的负担？医务人员的责任边界又在哪里？由于患者对新的医疗技术的过高期望，在诊疗的过程中把每一步的决定权都交给患者是否就是对患者权益的尊重？如果不是，那么患者自主决策的界限又在哪里？因此，在精准医学时代，如何让个人做出符合自身利益和需求的决策还需要更多的保障措施和安排。

4. 公平性问题

精准医学也提出了公共卫生服务公平性的问题。精准医学会进一步增加或减少健康差异吗？一种高科技的个体化治疗方法只提供给那些具有高端医疗保险计划的人吗？具有某些疾病的基因亚型会增加或减少对这种疾病的歧视吗？世界上越来越多的人获得了全基因组测序，并且发现每个人都有多样的基因突变导致的个体差异，在这种情况下，谁将决定什么被治疗，根据什么决定治疗？以及何种程度上的生理特征会被认作是健康的、正常的或者可期待的？这些问题都不同程度地涉及到宏观或微观层面的公正问题。

目前，虽然新的癌症靶向治疗方法提供了最好的治疗选择，但是这些靶向药物可能非常昂贵，从而导致是否接受治疗取决于个人的经济状况。另外，个体化疾病治疗的预测性检测由于医疗系统的成本控制、国家或地区间的贫富差距等，对世界大多数人口来说是不太可能的。因此，医疗保健政策是否应该主要以经济考量为主？当个人患有癌症时，要求接受社会资助的靶向治疗是否是一个合理的请求？我们是否需要进行卫生保健配给和优先权设置？

这些问题引发的关于医疗资源公正分配的伦理担忧促使我们反思和寻找更加智慧和公平的方法。

在临床实践中，医疗决策也嵌入着关于公平的伦理考量。虽然将基因预测和诊断整合进医疗保健系统可以促进对每个患者更好的治疗，但是，在医疗保健过程中个人基因组信息的使用应该作为一个必须考虑的理由吗？使用这种信息是否会导致个人的社会心理压力，或者侮辱和歧视的风险？基于基因信息的排除是否会导致个人接受不公平的治疗？另外，许多癌症风险预测模型往往是基于特定人群的发病概率。比如，乳腺癌在非裔美国人、西班牙裔和亚裔中的发病风险是不同的，医疗机构根据风险评估分数做出的医疗决策能否使这些种群的人们获得最优的治疗？

癌症很大程度上是一种老年性疾病。对于所有这类致命的医学问题，我们都要同等地投入同样多的资金和努力来寻找相对有效的生命延长干预措施，还是将资金投入到能够改善大多数人的健康水平的领域？为了控制对癌症治疗的社会投入，是否应该限制精准治疗药物用于 75 周岁以上的老年人？这是否是一个在伦理上得到辩护的选择？这听起来显然是在伦理上极端危险的，但依从现状选择在伦理上往往更成问题：具有完善医疗保险的个人能够低成本地获得精准医学药物，而那些只有便宜的并且自付率较高的医疗保险的个人根本不可能支付得起这些药物，这意味着"支付能力"（ability to pay）将决定谁可以获得这些药物。尽管对这些药物研发的公共投入包含了所有纳税人的贡献。这种结果是伦理上可接受的吗？在这里，没有一个问题能够简单作答，所有这些问题都涉及到公正在临床实践中的模糊性，忽视精准医学带来的伦理模糊性，可能让我们没有道德理由拥抱精准医学。

四、结语

精准医学致力于通过考虑每个人在基因、环境和生活方式上的个体差异，为患者提供最优的治疗来满足个体化的需求。在此意义上，精准医学无疑可以改变人类对抗疾病的历史。精准医学带来的革命性变化，不仅在于基于药物基因组学的个体化药物治疗，它还可能导致全新的个体化医学的未来模式。

然而，在疾病的分类、预测、诊断和治疗过程中，基于个人基因组信息的治疗决策的复杂性以及个人的深度参与，可能导致不确定的伦理后果和影响。目前，与精准医学相关的伦理问题主要发生在生命医学研究、临床实践和政策制定、规范与监管的语境中。我们也看到，经典生命伦理学的有利、不伤害、尊重和公正的原则虽然继续有效，但在精准医学相关的实践语境中，已经很难很好地为生命医学研究和临床实践提供坚实的、无争议的辩护。因此，在精准医学研究和临床实践中，一方面我们要秉持"参与者第一"（participant first）的原则，以适当的和道德的方式，满足各利益相关者的需求；另一方面我们也应该意识到，伦理学不应该是一个禁止性的工具，而应该成为一个具有批判性同时提供建设性的工具。就此而言，精准医学不仅带来了医学研究范式和临床实践模式的转换，也对生命伦理学提出了新的挑战。面对精准医学的伦理和社会问题，我们亟须在伦理学的理论和应用策略方面有所创新，只有这样，伦理学才能与科学同行。

参考文献

白日兰, 郭寒菲, 崔久嵬. 2020. 肿瘤精准医学时代下精准检测技术的发展现状与临床应用. 中国肿瘤生物治疗杂志, 27(2): 103-108.

曹寒, 单广良, 张玲. 2018. 京津冀地区生活社区自然人群慢性病队列研究" 介绍. 中国循证医学杂志, 18(6): 640-644.

曹梦茜, 罗荣城. 2008. 肿瘤综合治疗中的循证医学和个体化治疗. 肿瘤研究与临床, (3): 53-56.

曹智, 束庆, 姚瑶, 等. 2018. 甲氨蝶呤代谢酶基因多态性在类风湿关节炎治疗中的研究进展. 药学与临床研究, 26(2): 115-119.

陈洁, 于德志, 耿庆山. 2013. 卫生技术评估. 北京: 人民卫生出版社.

陈茹, 王晶, 唐少文, 等. 2016. 抗结核治疗队列人群药物性肝损害的易感基因多态性研究. 中华流行病学杂志, 37(7): 925-929.

陈昕, 熊潇磊, 龚时薇. 2016. 中美政府资助罕见病与罕用药科研基金项目的比较分析. 中国医院药学杂志, 36(12): 961-963.

储大同. 2010. 恶性肿瘤个体化治疗靶向药物的临床表现. 中华肿瘤杂志, (10): 721-724.

邓国宏. 2005. 五个慢性 HBV 感染相关候选基因的 SNP 筛查及遗传易感性研究. 重庆: 第三军医大学.

邓红. 2001. 精神分裂症与神经发育障碍. 国际精神病学杂志, 1: 24-28.

方贻儒, 王祖承. 2004. 精神分裂症的谷氨酸假说. 上海精神医学, (1): 43-45, 39.

冯时, 弓孟春, 张抒扬. 2016. 中国国家罕见病注册系统及其队列研究: 愿景与实施路线. 中华内分泌代谢杂志, 32 (12) : 977-982.

付燕，范长河，赵振环，等 . 2006. CYP2D6 基因多态性与精神分裂症患者迟发性运动障碍的关联研究 . 中国行为医学科学，15(1): 36-37.

傅华，叶细标，陈平，等 . 2003. 现代公共卫生的内涵及应对突发事件的策略 . 中国卫生资源，(5): 196-198.

郭传骥，郭启勇 . 2018. 国内外医保支付方式和医疗服务体系的现状分析及启示 . 现代医院管理，16(1): 66-72.

国家卫生计生委 . 2015. 中国居民营养与慢性病状况报告 . https://www.chinanutri.cn/xxzy/xxzydybgsj/201603/t20160323_128007.html.

国家药品监督管理局药品审评中心 . 2020. 用于产生真实世界证据的真实世界数据指导原则（征求意见稿）. http://www.cde.org.cn/news.do?method=viewInfoCommon&id=eaed86b800e8d9d9.

国家药品监督管理局药品审评中心 . 2020. 真实世界研究支持儿童药物研发与审评的技术指导原则（试行）. https://www.nmpa.gov.cn/xxgk/ggtg/qtggtg/20200901104448101.html.

国家药品监督管理局药品审评中心 . 2020. 真实世界证据支持药物研发与审评的指导原则（试行）. https://www.nmpa. gov.cn/yaopin/ypggtg/ypqtgg/20200107151901190.html.

韩颖，张月华，李荔，等 . 2019. 儿童癫痫共患孤独症谱系障碍诊断治疗的中国专家共识 . 癫痫杂志，5(1): 3-10.

何明燕，夏景林，王向东 . 2015. 精准医学研究进展 . 世界临床药物，36(6): 418-422.

黄晓晖，周国华 . 2019. 精准医学时代下临床药学监护模式新进展 . 医学研究生学报，32(5): 455-461.

姬小利，李倩，吕志宝，等 . 2016. 精准医学背景下生物样本库发展中存在的问题及对策 . 中华医院管理杂志，32(9): 692-694.

蒋贤忠，2017. 乙肝易感基因的关联分析及其功能研究 . 杭州：浙江大学 .

焦怡琳，王吉春，张群，等 . 2015. 中国在精准医学领域面临的机遇与挑战 . 中国公共卫生管理，31(5): 601-603.

蓝竹，张记，吴玉章 . 2020. 2019 年中国免疫学研究重要进展 . 免疫学杂志，36(1): 6-10.

雷鸣 . 2018. 解码生命的利器：国家蛋白质科学研究上海设施中国大科学装置出版工程 . 杭州：浙江教育出版社 .

李斌 . 2021. 以单细胞为单位的精准医疗时代：T 细胞受体工程化 T 细胞疗法 . 药学进展，45 (8): 561-562

李国治，邓卫东 . 2018. 基因组测序技术及其应用研究进展 . 安徽农业科学，46(22): 20-22,

25.

李昊隆，李永哲 . 2019. 类风湿性关节炎生物标志物的研究新进展 . 中华检验医学杂志，42(9): 723-730.

李圣楠，黄慈波 . 2010. 系统性红斑狼疮的诊断治疗进展 . 临床药物治疗杂志，8(1): 6-10.

李忠祥 . 2008. 精神分裂症个体化药物治疗方案的选择与思考 . 中国民康医学，20(10): 1062-1063.

林琦，张超凤，林娟，等 . 2019. 基于 ADRB2 基因检测的汉族 COPD 患者使用干粉吸入剂治疗的成本效果分析 . 中国现代应用药学，36(4): 466-470.

刘国恩 . 2015. 中国药物经济学评价指南及导读：2015 版 . 北京：科学出版社 .

刘勤 . 2009. 卫生经济学常用评价方法浅析 . 中国现代医学杂志，19(12): 1913-1915.

刘文恩 . 2015. 感染性疾病分子诊断研究进展 . 中国临床微生物学大会暨微生物学与免疫学论坛 .

刘哲然 . 2017. 从经验医学、循证医学到精准医学的演变及评价 . 医学与哲学 (B), 38(10): 81-84.

楼江 . 2015. CYP2D6*10、CYP3A5*3 和 MDR1 基因型与利培酮及其代谢物血药浓度的相关性 . 长沙：中南大学 .

罗贞观 . 2020. 精神障碍性疾病的中医药治疗 . 中医临床研究，12(26): 139-142.

马英克，鲍一明 . 2018. 国家级生物大数据中心展望 . 遗传，40(11): 938-943.

梅林 . 2015. 基于 EUROPLAN 的中日罕见病科研现状比较研究 . 济南：山东大学 .

宁光 . 2015. REACTION 研究组 . 糖尿病在中国——来自 REACTION 研究的发现 . 中华内分泌代谢杂志，31(10): 839-842.

秦建华，张敏，于浩，等 . 2017. 人体器官芯片 . 中国科学院院刊，32(12): 1281-1289.

全国结核病流行病学抽样调查技术指导组 . 2002. 第四次全国结核病流行病学抽样调查报告 . 中华结核和呼吸杂志，1: 6-10.

盛嘉 . 2009. HBV 耐药性检测平台的构建 . 上海：上海交通大学 .

隋礼丽，周福元 . 1999. 乙型肝炎病毒核心抗原特异性细胞毒性 T 淋巴细胞作用的靶细胞的建立 . 南方医科大学学报，19(2): 99-101.

唐金陵，李立明 . 2018. 关于循证医学、精准医学和大数据研究的几点看法 . 中华流行病学杂志，39(1): 1-7.

涂丹 . 2016. 男同性恋者 HIV 感染相关基因 SNP 多态性及 DEFB1 rs11362 功能验证研究 . 深圳大学硕士学位论文 .

王波，李立明 . 2017. 科学看待精准医学的研究与进展 . 中华流行病学杂志，38(1): 1-2.

王冬，Hu F B. 2016. 从精准医学到精准公共卫生 . 中华内分泌代谢杂志，32(9): 711-715.

王芳旭，陶立波 . 2020. 嵌合抗原受体 T 细胞免疫疗法的医保准入路径分析 . 中国卫生经济，
　39(9): 22-25.

王辉，李在村，赵红心，等 . 2020. 人类免疫缺陷病毒 (HIV) 抗病毒治疗二联简化疗法专家
　共识 . 中国艾滋病性病，26(3): 331-334, 338.

王笑峰，金力 . 2016. 大型人群队列研究 . 中国科学：生命科学，46(4): 406-412.

王沂波，王蓉华，梁秀芬 . 2012. 浅谈药品不良反应与安全用药 . 中华现代临床医学杂志，
　2(27): 180-181.

卫生部疾病预防控制局，2010. 全国人群乙型病毒性肝炎血清流行病学调查报告 . 北京：人
　民卫生出版社 .

魏靖哲，蒋蓉，孙圆圆，等 . 2019. 意大利创新药物条件准入协议政策分析及对我国的启示 .
　中国新药杂志，28(4): 385-389.

魏依依，丛亚丽 . 2018. 论精准医学发展中的卫生公平公正问题 . 中华医学杂志，98(18):
　1380-1382.

吴春明 . 1991. DNA 探针法对感染性疾病的快速诊断 . 日本医学介绍，(2): 5.

吴晶晶 . 中科院启动中国人群精准医学研究计划 . http: //www.gov.cn/xinwen/2016-01/09/
　content_5031763.htm.

夏锋，韦邦福 . 2010. 精准医疗的理念及其技术体系 . 医学与哲学 (临床决策论坛版)，
　31(11): 1-3, 17.

肖飞 . 2015. 转化医学是实现精准医学的必由之路——思考精准医学、循证医学及转化医学
　之间的协同关系 . 转化医学杂志，4(5): 257-260.

肖月，邱英鹏，赵羽西，等 . 2021. 价值医疗视角下高值医用耗材的综合治理改革 . 中国医院
　管理，41(3): 1-5.

新华社 . 2016. 国务院印发《"健康中国 2030"规划纲要》. 中华人民共和国国务院公报，
　(32): 5-20.

徐珺怡 . 2016. 国内精准医学的发展与应用现状 . 医药卫生：引文版，2016(12): 00290-00291.

徐鹏辉 . 2015. 美国启动精准医疗计划 . 世界复合医学，1(1): 44-46.

徐秀，邹小兵，李廷玉 . 2017. 孤独症谱系障碍儿童早期识别筛查和早期干预专家共识 . 中
　华儿科杂志，55(12): 890-897.

严晋华，沈云峰，余秋琼，等 . 2009. 中国早发 2 型糖尿病家系 MODY1-5 基因测定 . 中山大

学学报（医学科学版），30(4): 437-440, 481.

杨咪，杨小丽，封欣蔚，等．2017. 论我国精准医学发展中的困境与出路．中国卫生事业管理，34(4): 249-251.

于军．2013. "人类基因组计划" 回顾与展望：从基因组生物学到精准医学．自然杂志，35(5): 326-331.

张国庆，李亦学，王泽峰，等．2018. 生物医学大数据发展的新挑战与趋势．中国科学院院刊，33(8): 853-860.

张晓霞．2020. 中医药治疗精神疾病的研究进展．中医药管理杂志，28(2): 216-218.

赵琨．2016. 卫生技术评估与卫生政策评价・理论与方法篇．北京：人民卫生出版社．

赵文亮．2014. 乙型肝炎病毒基因突变检测与分析平台研发．西安：第四军医大学博士学位论文．

郑维义．2016. 中国 "孤儿药" 研发现状和策略．http://www.zyzhan.com/news/Detail/55059.html.

中国全科医学编辑部．2015. 全科医生小词典——个体化医疗．中国全科医学，2015, 18(27): 3338.

周钢桥．2004. 中国人群 SNP 的大规模发掘和慢性乙型肝炎的遗传易感性研究．北京：军事医学科学院．

周罗晶，吴大嵘，欧爱华，等．2010. 卫生经济学评价方法在临床路径中的适用性，现状及应用思路．中国卫生经济，29(1): 52-54.

Aaron E, Montgomery A, Ren X, et al. 2019. Whole blood serotonin levels and platelet 5-HT2A binding in autism spectrum disorder. J Autism Dev Disord, 49(6): 2417-2425.

Aboagye E O, Kraeber-Bodere F. 2017.Highlights lecture EANM 2016: "Embracing molecular imaging and multi-modal imaging: a smart move for nuclear medicine towards personalized medicine". Eur J Nucl Med Mol Imaging, 44(9): 1559-1574.

Abraham J R, Szoko N, Barnard J, et al. 2019. Proteomic Investigations of Autism Brain Identify Known and Novel Pathogenetic Processes. Sci Rep, 9(1): 13111-13118.

Ahlqvist E, Storm P, Käräjämäki A, et al. 2018. Novel subgroups of adult-onset diabetes and their association with outcomes: a data-driven cluster analysis of six variables. Lancet Diabetes Endocrinol, 6(5): 361-369.

Aicheler F, Li J, Hoene M, et al. 2015. Retention time prediction improves identification in nontargeted lipidomics approaches. Anal Chem, 87 (15): 7698-7704.

Al SGE. 2021. A promising approach to HIV cell therapy, with exciting preliminary results, was presented recently at the Leading Conference On Gene And Cell Therapy. https: //www. prnewswire.com/news-releases/a-promising-approach-to-hiv-cell-therapy-with-exciting-preliminary-results-was-presented-recently-at-the-leading-conference-on-gene-and-cell-therapy-301289547.html.

Aletaha D, Neogi T, Silman A J, et al. 2010. 2010 Rheumatoid arthritis classification criteria: An American College of Rheumatology / European League Against Rheumatism collaborative initiative. Arthritis Rheum, 62(9): 2569heumd.

Aletaha D, Ramiro S. 2018.Diagnosis and management of rheumatoid arthritis. JAMA, 320(13): 1360-1372.

Alfredsson G, Wiesel F A. 1990. Relationships between clinical effects and monoamine metabolites and amino acids in sulpiride-treated schizophrenic patients. Psychopharmacology, 101(3): 324-331.

Al-Qahtani A, Khalak H G, Alkuraya F S. et al. 2013. Genome-wide association study of chronic hepatitis B virus infection reveals a novel candidate risk allele on 11q22.3. J Med Genet, 50(11): 725-732.

Alvim M K M, Coan A C, Campos B M, et al. 2016. Progression of gray matter atrophy in seizuretfree patients with temporal lobe epilepsy. Epilepsia (Copenhagen), 57(4): 621-629.

Ambardar S, Gupta R, Trakroo D, et al. 2016.High throughput sequencing: an overview of sequencing chemistry. Indian J Microbiol , 56(4): 394-404.

Amin N D, Paşca S P. 2018. Building models of brain disorders with three-dimensional organoids. Neuron, 100(2): 389-405.

Argyropulo-Palmer M, Jenkins A, Theti D S, et al. 2015. Sunitinib in metastatic renal cell carcinoma: A systematic review of UK real world data. Front Oncol, 5: 195.

Armenia D, Vandenbroucke I, Fabeni L, et al. 2012. Study of genotypic and phenotypic HIV-1 dynamics of integrase mutations during raltegravir treatment: a refined analysis by ultra-deep 454 pyrosequencing. J Infect Dis, 205(4): 557-567.

Aronson S J, Rehm H L. 2015. Building the foundation for genomics in precision medicine. Nature , 526(7573): 336-342.

Ashley E A. 2016. Towards precision medicine. Nat Rev Genet, 17(9): 507-522.

Austin C P, Cutillo C M, Lau L P L, et al. 2018. Future of rare diseases research 2017—2027: An

IRDiRC perspective. Clin Transl Sci, 11(1): 21-27.

Avery P, Mousa S S, Mousa S A. 2009. Pharmacogenomics in type II diabetes mellitus management: Steps toward personalized medicine. Pharmgenomics Pers Med, 2: 79-91.

Bailey M H, Tokheim C, Porta-Pardo E, et al. 2018. Comprehensive characterization of cancer driver genes and mutations. Cell, 174(4): 1034-1035.

Balog J, Kumar S, Alexander J, et al. 2015.In vivo endoscopic tissue identification by Rapid Evaporative Ionization Mass Spectrometry (REIMS).Angew Chem Int Ed Engl, 54(38): 11059-11062.

Banga R, Procopio F A, Noto A, et al. 2016. PD-1(+) and follicular helper T cells are responsible for persistent HIV-1 transcription in treated aviremic individuals. Nat Med, 22(7): 754-761.

Barbetti F, D'Annunzio G. 2018. Genetic causes and treatment of neonatal diabetes and early childhood diabetes. Best Pract Res Clin Endocrinol Metab , 32(4): 575-591.

Barbieri I , Tzelepis K, Pandolfini L, et al. 2017. Promoter-bound METTL3 maintains myeloid leukaemia by m6 A-dependent translation control. Nature , 552(7683): 126-131.

Baumann F, Hehli D, Makaloski V, et al. 2017. Erectile dysfunction-overview from a cardiovascular perspective. Vasa, 46(5): 347-353.

Beerenwinkel N, Gunthard H F, Roth V, et al. 2012. Challenges and opportunities in estimating viral genetic diversity from next-generation sequencing data. Front Microbiol, 3: 329.

Belanov S S, Bychkov D, Benner C, et al. 2015. Genome-wide analysis of evolutionary markers of human influenza A(H1N1)pdm09 and A(H3N2) viruses may guide selection of vaccine strain candidates. Genome Biol Evol, 7(12): 3472-3483.

Benson D A, Cavanaugh M, Clark K, et al. 2018. GenBank. Nucleic Acids Res, 46(D1): D41-D47.

Berger M L, Lipset C, Gutteridge A, et al. 2015. Optimizing the leveraging of real-world data to improve the development and use of medicines. Value Health, 18(1): 127-130.

Bevan S, Traylor M, Adib-Samii P, et al. 2012. Genetic heritability of ischemic stroke and the contribution of previously reported candidate gene and genomewide associations. Stroke, 43(12): 3161-3167 .

Bimber B N, Dudley D M, Lauck M, et al. 2010. Whole-genome characterization of human and simian immunodeficiency virus intrahost diversity by ultradeep pyrosequencing. J Virol, 84(22): 12087-12092.

Blanco C, Wall M M, Hoertel N, et al. 2021. Psychiatric disorders and risk for multiple adverse outcomes: a national prospective study. Mol Psychiatry, 26(3): 907-916.

Board on Life Sciences, Division on Earth and Life Studies, National Research Council. 2011. Toward precision medicine: Building a knowledge network for biomedical research and a new taxonomy of disease. http: //dels.nas.edu/Report/Toward-Precision-Medicine-Building-Knowledge/13284.

Bourne P E, Lorsch J R, Green E D. 2015. Perspective: Sustaining the big-data ecosystem. Nature, 527(7576): S16-S17.

Bousman C A, Bengesser S A, Aitchison K J, et al. 2021. Review and consensus on pharmacogenomic testing in psychiatry. Pharmacopsychiatry, 54(1): 5-17.

Bowman E, Funderburg N T.2019. Lipidome abnormalities and cardiovascular disease risk in HIV infection. Curr HIV/AIDS Rep, 16(3): 214-223.

Boycott K M, Rath A, Chong J X, et al. 2017.International cooperation to enable the diagnosis of all rare genetic diseases. Am J Hum Genet, 100(5): 695-705.

Bueno-Antequera J, Munguía-Izquierdo D. 2020. Exercise and schizophrenia. Adv Exp Med Biol, 1228: 317-332.

Buguliskis, Jeffrey S. 2015. Pharmacogenomics serves as the critical driver for precision medicine. Clinical OMICs, 2(6): 12-16.

Buxton D B, Antman M, Danthi N, et al. 2011. Report of the National Heart, Lung, and Blood Institute Working Group on the translation of cardiovascular molecular imaging. Circulation, 123(19): 2157-2163.

Caciagli L, Bernasconi A, Wiebe S, et al. 2017. A meta-analysis on progressive atrophy in intractable temporal lobe epilepsy: Time is brain?. Neurology, 89(5): 506-516.

Cahn P, Madero J S, Arribas J R, et al. 2019. Dolutegravir plus lamivudine versus dolutegravir plus tenofovir disoproxil fumarate and emtricitabine in antiretroviral-naive adults with HIV-1 infection (GEMINI-1 and GEMINI-2): week 48 results from two multicentre, double-blind, randomised, non-inferiority, phase 3 trials. Lancet, 393(10167): 143-155.

Cahn P, Madero J S, Arribas J R, et al. 2020. Durable efficacy of dolutegravir plus lamivudine in antiretroviral treatment-naive adults with HIV-1 infection: 96-week results from the GEMINI-1 and GEMINI-2 randomized clinical trials. J Acquir Immune Defic Syndr, 83(3): 310-318.

Calabrò M, Fabbri C, Kasper S, et al. 2021. Research Domain Criteria (RDoC): A perspective to probe the biological background behind treatment efficacy in depression. Curr Med Chem,

28(22): 4296-4320.

Campion J, Bhui K, Bhugra D.2012.European Psychiatric Association (EPA) guidance on prevention of mental disorders. Eur Psychiatry, 27(2): 68-80.

Campo G, Pavasini R, Biscaglia S, et al. 2015. Overview of the pharmacological challenges facing physicians in the management of patients with concomitant cardiovascular disease and chronic obstructive pulmonary disease. Eur Heart J Cardiovasc Pharmacother, 1(3): 205-211.

Carter C C, Onafuwa-Nuga A, McNamara L A, et al. 2010. HIV-1 infects multipotent progenitor cells causing cell death and establishing latent cellular reservoirs. Nat Med, 16(4): 446-451.

Casazza J P. 2020. Durable HIV-1 antibody production in humans after AAV8-mediated gene transfer. Oral presentation at the 2020 Conference on Retroviruses and Opportunistic Infections (CROI).

Castillo J, Alvarez-Sabín J, Martínez-Vila E, et al. 2009. Inflammation markers and prediction of post-stroke vascular disease recurrence: the MITICO study. J Neurol, 256(2): 217-224 .

Celhar T, Fairhurst A M. 2014. Toll-like receptors in systemic lupus erythematosus: potential for personalized treatment. Front Pharmacol, 5: 265.

Chakradhar S. 2015. Colorectal cancer: 5 big questions. Nature, 521(7551): S16.

Chakravarty E F, Bush T M, Manzi S, et al. 2007. Prevalence of adult systemic lupus erythematosus in California and Pennsylvania in 2000: estimates obtained using hospitalization data. Arthritis Rheum, 56(6): 2092-2094.

Chang L, Ni J, Beretov J, et al. 2017. Identification of protein biomarkers and signaling pathways associated with prostate cancer radioresistance using label-free LC-MS/MS proteomic approach. Sci Rep, 7: 41834.

Chen I Y, Wu J C. 2011.Cardiovascular molecular imaging focus on clinical translation. Circulation, 123(4): 425-443.

Chen K, Zhang J, Guo Z , et al. 2016. Loss of 5-hydroxymethylcytosine is linked to gene body hypermethylation in kidney cancer. Cell Research, 26(1): 103-118.

Chen M L, Shen F, Huang W, et al. 2013. Quantification of 5-methylcytosine and 5-hydroxymethylcytosine in genomic DNA from hepatocellular carcinoma tissues by capillary hydrophilic-interaction liquid chromatography/quadrupole TOF mass spectrometry.Clin Chem, 59 (5): 824-832.

Chen W X, Lou H Y, Zhang H P, et al. 2008. Metabonomic characterization of the low-grade human astrocytomas and meningiomas using magic-angle spinning H-1 nuclear magnetic resonance spectroscopy and principal component analysis. Progress in Biochemistry and Biophysics, 35 (10): 1142-1153.

Chen Z, Chen J, Collins R, et al. 2011. China Kadoorie Biobank of 0.5 million people: survey methods, baseline characteristics and long-term follow-up. Int J Epidemiol, 40(6): 1652-1666.

Chiao J Y, Li S C, Turner R, et al. 2020.Cultural neuroscience and the research domain criteria: Implications for global mental health. Neurosci Biobehav Rev, 116: 109-119.

Chimusa E R, Zaitlen N, Daya M, et al. 2014. Genome-wide association study of ancestry-specific TB risk in the South African Coloured population. Hum Mol Genet, 23(3): 796-809.

Chomont N, El-Far M, Ancuta P, et al. 2009. HIV reservoir size and persistence are driven by T cell survival and homeostatic proliferation. Nat Med, 15(8): 893-900.

Chung H L, Mao X, Wang H, et al. 2020. De Novo variants in CDK19 are associated with a syndrome involving intellectual disability and epileptic encephalopathy. Am J Hum Genet, 106(5): 717-725.

Ciferri C, Lipari M T, Liang W C, et al. 2015. The trimeric serine protease HtrA1 forms a cage-like inhibition complex with an anti-HtrA1 antibody. Biochem J, 472(2): 169-181.

Clement M E, Kofron R, Landovitz R J. 2020. Long-acting injectable cabotegravir for the prevention of HIV infection. Curr Opin HIV AIDS, 15(1): 19-26.

Coelho L E, Torres T S, Veloso V G, et al. 2019. Pre-exposure prophylaxis 2.0: new drugs and technologies in the pipeline. Lancet HIV, 6(11): e788-e799.

Collins F S, Varmus H. 2015. A new initiative on precision medicine. N Engl J Med, 372(9): 793-795.

Collins F S. 2015. Exceptional opportunities in medical science: a view from the National Institutes of Health. JAMA, 313(2): 131-132.

Committee for Orphan Medicinal Products and the European Medicines. 2011. European regulation on orphan medicinal products: 10 years of experience and future perspectives. Nat Rev Drug Discov, 10(5): 341-349.

Committee on a Framework for Development a New Taxonomy of Disease National Research Council. 2011.Toward Precision Medicine: Building a knowledge network for biomedical research and a new taxonomy of disease. Washington (DC): National Academies Press .

Conigliaro P, Triggianese P, De Martino E, et al. 2019. Challenges in the treatment of rheumatoid arthritis.Autoimmun Rev, 18(7): 706-713.

Cook C E, Bergman M T, Cochrane G, et al. 2018. The European Bioinformatics Institute in 2017: data coordination and integration. Nucleic Acids Res, 46(D1): D21-D29.

Cook M R, Kim C. 2019.Safety and efficacy of immune checkpoint inhibitor therapy in patients with HIV infection and advanced-stage cancer: A systematic review. JAMA Oncol, 5(7): 1049-1054.

Cooper R. 2018. Understanding the DSM-5: stasis and change. Hist Psychiatry , 29(1): 49-65.

Coordinators N R. 2018. Database resources of the National Center for Biotechnology Information. Nucleic Acids Res, 46(D1): D8-D13.

Coote J H, Joyner M J. 2015. Is precision medicine the route to a healthy world?. Lancet, 385(9978): 1617.

Corces M R, Granja J M, Shams S, et al. 2018. The chromatin accessibility landscape of primary human cancers. Science, 362(6413): eaav1898.

Crews K R, Hicks J K, Pui C H, et al. 2012. Pharmacogenomics and individualized medicine: translating science into practice. Clin Pharmacol Ther, 92(4): 467-475.

Cui Q, Shi H, Ye P, et al. 2017. m6A RNA Methylation Regulates the Self-Renewal and Tumorigenesis of Glioblastoma Stem Cells. Cell Rep , 18(11): 2622-2634.

Cui Y, Sheng Y, Zhang X. 2013. Genetic susceptibility to SLE: recent progress from GWAS. J Autoimmun, 41: 25-33.

Dalrymple J M, Stamp L K, O'Donnell J L, et al. 2008. Pharmacokinetics of oral methotrexate in patients with rheumatoid arthritis.Arthritis Rheum, 58(11): 3299-3308.

Dash P K, Kaminski R, Bella R, et al. 2019. Sequential LASER ART and CRISPR treatments eliminate HIV-1 in a subset of infected humanized mice. Nat Commun, 10(1): 2753.

Dawber T R, Meadors G F, Moore F E Jr.1951. Epidemiological approaches to heart disease: The Framingham Study. Am J Public Health Nations Health, 41(3): 279-281.

Dawed A Y, Donnelly L, Tavendale R, et al. 2016. CYP2C8 and SLCO1B1 variants and therapeutic response to thiazolidinediones in patients with type 2 diabetes. Diabetes Care, 39(11): 1902-1908.

Dawkins H J S, Draghia-Akli R, Lasko P, et al. 2018. Progress in rare diseases research 2010-2016: An IRDiRC perspective. Clin Transl Sci, 11(1): 11-20.

de Lannoy C, de Ridder D, Risse J. 2017. The long reads ahead: de novo genome assembly using the MinION. F1000Res, 6: 1083.

Deeks S G, Lewin S R, Ross A L, et al. 2016. International AIDS Society global scientific strategy: towards an HIV cure 2016. Nat Med, 22(8): 839-850.

Dehingia M, Devi K T, Talukdar N C, et al. 2015. Gut bacterial diversity of the tribes of India and comparison with the worldwide data. Sci Rep, 5: 18563.

Delatte B, Wang F, Ngoc L V, et al. 2016. RNA biochemistry. Transcriptome-wide distribution and function of RNA hydroxymethylcytosine. Science , 351(6270): 282-285.

Denny J C, Collins F S. 2021. Precision medicine in 2030—seven ways to transform healthcare. Cell, 184(6): 1415-1419.

Department of Economic and Social Affairs Population Division. 2015. World Population Ageing 2015. https: //www.un.org/development/desa/pd/sites/www.un.org.development.desa.pd/files/files/documents/2020/May/un_2015_worldpopulationageing_report.pdf.

Dervieux T, Kremer J, Lein D O, et al. 2004. Contribution of common polymorphisms inreduced folate carrier and gamma-glutamylhydrolase tomethotrexate polyglutamate levels in patients with rheumatoid arthritis. Pharmacogenetics, 14(11): 733-739.

Di Brino E, Ruggeri M, Boccia S, et al. 2020. A cost-minimization analysis of a preventive testing strategy for relatives of patients with BRCA mutated ovarian cancer. Global & Regional Health Technology Assessment, 7(1): 1-8.

Di Nanni N, Bersanelli M, Cupaioli F A, et al. 2019. Network-based integrative analysis of genomics, epigenomics and transcriptomics in autism spectrum disorders. Int J Mol Sci, 20(13): 3363.

Ding M H, Wang Z, Jiang L, et al. 2015. The transducible TAT-RIZ1-PR protein exerts histone methyltransferase activity and tumor-suppressive functions in human malignant meningiomas. Biomaterials, 56: 165-178.

Dominissini D, Nachtergaele S, Moshitch-Moshkovitz S, et al. 2016. The dynamic N(1)-methyladenosine methylome in eukaryotic messenger RNA. Nature , 530(7591): 441-446.

Dooley M A, Hogan S, Jennette C, et al. 1997. Cyclophosphamide therapy for lupus nephritis: poor renal survival in black Americans. Glomerular Disease Collaborative Network. Kidney Int, 51(4): 1188-1195.

Dragic T, Litwin V, Allaway G P, et al. 1996. HIV-1 entry into CD4[+] cells is mediated by the chemokine receptor CC-CKR-5. Nature, 381(6584): 667-673.

Drummond M F. 2005. Methods for the economic evaluation of health care programmes. New York: Oxford University Press.

Dujic T, Zhou K, Tavendale R, et al. 2016. Effect of serotonin transporter 5-HTTLPR polymorphism on gastrointestinal intolerance to metformin: A GoDARTS study. Diabetes Care, 39(11): 1896-1901.

Eden A, Gaudet F, Waghmare A, et al. 2003.Chromosomal instability and tumors promoted by DNA hypomethylation. Science, 300(5618): 455.

Egashira T, Yuasa S, Suzuki T, et al. 2012. Disease characterization using LQTS-specific induced pluripotent stem cells. Cardiovascular Research, 95(4): 419-429.

Elagizi A, Kachur S, Lavie C J, et al. 2018. An Overview and Update on Obesity and the Obesity Paradox in Cardiovascular Diseases. Prog Cardiovasc Dis, 61(2): 142-150.

El-Ansary A K, Bacha A G, Al-Ayahdi L Y. 2011. Plasma fatty acids as diagnostic markers in autistic patients from Saudi Arabia. Lipids health Dis, 10: 62.

Falcone G J, Malik R, Dichgans M, et al. 2014.Current concepts and clinical applications of stroke genetics. Lancet Neurol, 13(4): 405-418.

Feifel D, Shilling P D. 2010. Promise and pitfalls of animal models of schizophrenia. Curr Psychiatry Rep, 12(4): 327-334.

Felten R, Scher F, Sagez F, et al. 2019. Spotlight on anifrolumab and its potential for the treatment of moderate-to-severe systemic lupus erythematosus: evidence to date. Drug Des Devel Ther, 13: 1535-1543.

Feng J, Ding C, Qiu N, et al. 2017. Firmiana: towards a one-stop proteomic cloud platform for data processing and analysis. Nat Biotechnol, 35: 409-412.

Fernández I S, Ng C L, Kelley A C, et al. 2013. Unusual base pairing during the decoding of a stop codon by the ribosome. Nature, 500(7460): 107-110.

Fernandez-Aviles F, Sanz-Ruiz R, Climent A M, et al. 2018. Global overview of the Transnational Alliance for Regenerative Therapies in Cardiovascular Syndromes (TACTICS) recommendations: A comprehensive series of challenges and priorities of cardiovascular regenerative medicine. Circ Res, 122(2): 199-201.

Ferretti F, Boffito M. 2018. Rilpivirine long-acting for the prevention and treatment of HIV infection. Curr Opin HIV AIDS, 13(4): 300-307.

Fiehn C, Holle J, Iking-Konert C, et al. 2018. S2e guideline: treatment of rheumatoid arthritis with disease-modifying drugs. Z Rheumatol, 77(Suppl 2): 35-53.

Finkel R S, Mercuri E, Darras B T, et al. 2017. Nusinersen versus Sham control in infantile-onset spinal muscular atrophy. N Engl J Med, 377(18): 1723-1732.

Flannick J, Florez J C. 2016. Type 2 diabetes: Genetic data sharing to advance complex disease research. Nat Rev Genet, 17(9): 535-549.

Florez J C. 2016. Precision Medicine in Diabetes: Is It Time?. Diabetes Care, 39(7): 1085-1088.

Foit N A, Bernasconi A, Bernasconi N. 2020. Functional networks in epilepsy presurgical evaluation. Neurosurg Clin N Am, 31(3): 395-405.

Forbi J C, Layden J E, Phillips R O, et al. 2015.Next-generation sequencing reveals frequent opportunities for exposure to hepatitis C virus in Ghana. PLoS One, 10(12): e0145530.

Fradkin J E, Hanlon M C, Rodgers G P. 2016. NIH Precision Medicine Initiative: Implications for diabetes research. Diabetes Care, 39(7): 1080-1084.

Gallardo-Gómez M, Moran S, Páez de la Cadena M, et al. 2018. A new approach to epigenome-wide discovery of non-invasive methylation biomarkers for colorectal cancer screening in circulating cell-free DNA using pooled samples. Clin Epigenetics, 10: 53.

Gao F, Xia Y, Wang J, et al. 2014. Integrated analyses of DNA methylation and hydroxymethylation reveal tumor suppressive roles of ECM1, ATF5, and EOMES in human hepatocellular carcinoma. Genome Biol, 15(12): 533.

Garfinkel A C, Seidman J G, Seidman C E.2018. Genetic pathogenesis of hypertrophic and dilated cardiomyopathy. Heart Fail Clin, 14(2): 139-146.

GBD 2015 Neurological Disorders Collaborator Group. 2017. Global, regional, and national burden of neurological disorders during 1990—2015: A systematic analysis for the Global Burden of Disease Study 2015. Lancet Neurology, 16(11): 877-897.

GBD 2017 Disease and Injury Incidence and Prevalence Collaborators. 2018. Global, regional, and national incidence, prevalence, and years lived with disability for 354 diseases and injuries for 195 countries and territories, 1990-2017: a systematic analysis for the Global Burden of Disease Study 2017. Lancet , 392(10159): 1789-1858.

Ge G, Peng D, Xu Z, et al. 2018.Restoration of 5-hydroxymethylcytosine by ascorbate blocks kidney tumour growth. EMBO Rep, 19(8): e45401.

George P M, Mlynash M, Adams C M, et al. 2015. Novel TIA biomarkers identified by mass spectrometry-based proteomics. Int J Stroke, 10(8): 1204-1211 .

Gil-Ad I, Portnoy M, Tarasenko I, et al. 2014. A novel analog of olanzapine linked to sarcosinyl moiety (PGW5) demonstrates high efficacy and good safety profile in mouse models of schizophrenia. European Neuropsychopharmacol, 24(3): 425-436.

Gillet L C, Navarro P, Tate S, et al. 2012.Targeted data extraction of the MS/MS spectra generated by data-independent acquisition: a new concept for consistent and accurate proteome analysis. Mol Cell Proteomics, 11(6): O111 .016717.

Glamoclija U, Jevric-Causevic A. 2010. Genetic polymorphisms in diabetes: influence on therapy with oral antidiabetics. Acta Pharm, 60(4): 387-406.

Global Burden of Disease Collaborative Network. 2018. Global Burden of Disease Study 2017 (GBD 2017) Results. http: //ghdx.healthdata.org/gbd-results-tool.

González H F J, Chakravorti S, Goodale S E, et al. 2019. Thalamic arousal network disturbances in temporal lobe epilepsy and improvement after surgery. J Neurol Neurosurg Psychiatry, 90(10): 1109-1116.

Gordon C, Amissah-Arthur M B, Gayed M, et al. 2018. The British Society for Rheumatology guideline for the management of systemic lupus erythematosus in adults. Rheumatology (Oxford), 57(1): e1-e45.

Gottesman O, Kuivaniemi H, Tromp G, et al. 2013. The Electronic Medical Records and Genomics (eMERGE) Network: past, present, and future. Genet Med, 15(10): 761-771.

Grapov D, Fahrmann J, Wanichthanarak K, et al. 2018. Rise of deep learning for genomic, proteomic, and metabolomic data integration in precision medicine. Omics, 22(10): 630-636.

Greathouse K L, White J R, Vargas A J, et al. 2018. Interaction between the microbiome and TP53 in human lung cancer. Genome Biol, 19(1): 123.

Gross J. 2019. Magnetoencephalography in cognitive neuroscience: A primer. Neuron, 104(2): 189-204.

Grunwald L M, Stock R, Haag K, et al. 2019. Comparative characterization of human induced pluripotent stem cells (hiPSC) derived from patients with schizophrenia and autism. Transl Psychiatry , 9(1): 179.

Grützmann R, Molnar B, Pilarsky C, et al. 2018. Sensitive detection of colorectal cancer in peripheral blood by septin 9 DNA methylation assay. PLoS One , 3(11): e3759.

Gu Y, Wang X, Li J, et al. 2017.Analyses of gut microbiota and plasma bile acids enable stratification of patients for antidiabetic treatment. Nat Commun, 8(1): 1785.

Guarneri V, Frassoldati A, Bottini A, et al. 2012. Preoperative chemotherapy plus trastuzumab, lapatinib, or both in human epidermal growth factor receptor 2-positive operable breast cancer: Results of the randomized phase II CHER-LOB study. J Clin Oncol, 30(16): 1989-1995.

Gudbjartsson D F, Sulem P, Helgason H, et al. 2015.Sequence variants from whole genome sequencing a large group of Icelanders.Sci Data, 2: 150011.

Guo S, Diep D, Plongthongkum N, et al. 2017. Identification of methylation haplotype blocks aids in deconvolution of heterogeneous tissue samples and tumor tissue-of-origin mapping from plasma DNA. Nature Genetics , 49(4): 635-642.

Halliday B P, Cleland J G F, Goldberger J J, et al. 2017. Personalizing risk stratification for sudden death in dilated cardiomyopathy: The past, present, and future. Circulation, 136(2): 215-231.

Hammoud D A, Hoffman J M, Pomper M G. 2007. Molecular neuroimaging: From conventional to emerging technique. Radiology , 245(1): 21-42.

Han C, Liu F, Yang X, et al. 2018. Ideal cardiovascular health and incidence of atherosclerotic cardiovascular disease among Chinese adults: The China-PAR project. Sci China Life Sci, 61(5): 504-514.

Hanahan D, Weinberg R A. 2011. Hallmarks of cancer: The next generation. Cell, 144(5): 646-674.

Harper J, Gordon S, Chan C N, et al. 2020. CTLA-4 and PD-1 dual blockade induces SIV reactivation without control of rebound after antiretroviral therapy interruption. Nat Med, 26(4): 519-528.

Hartiala J, Schwartzman W S, Gabbay J, et al. 2017.The genetic architecture of coronary artery disease: Current knowledge and future opportunities. Curr Atheroscler Rep, 19(2): 6.

Hasegawa Y, Ando Y, Shimokata K. 2006. Screening for adverse reactions to irinotecan treatment using the Invader UGT1A1 Molecular Assay. Expert Rev Mol Diagn, 6(4): 527-533.

He N, Lin Z, Wang J, et al. 2019. Evaluating the pathogenic potential of genes with de novo variants in epileptic encephalopathies. Genet Med, 21(1): 17-27.

Heigener D F, Schumann C, Sebastian M, et al. 2015. Afatinib in non-small cell lung cancer harboring uncommon EGFR mutations pretreated with reversible EGFR inhibitors. Oncologist, 20(10): 1167-1174.

Henn M R, Boutwell C L, Charlebois P, et al. 2012. Whole genome deep sequencing of HIV-1 reveals the impact of early minor variants upon immune recognition during acute infection.

PLoS Pathog, 8(3): e1002529.

Herman J G, Baylin S B. 2003. Gene silencing in cancer in association with promoter hypermethylation. N Engl J Med, 349: 2042-2054.

Herrada A A, Escobedo N, Iruretagoyena M, et al. 2019. Innate Immune Cells' Contribution to Systemic Lupus Erythematosus. Front Immunol, 10: 772.

Hider SL, Silman A J, Thomson W, et al. 2009. Can clinical factors at presentation be used to predict outcome of treatment with methotrexate in patients with early inflammatory polyarthritis?. Ann Rheum Dis, 68(1): 57-62.

Hoadley K A, Yau C, Hinoue T, et al. 2018. Cell-of-origin patterns dominate the molecular classification of 10, 000 tumors from 33 types of cancer. Cell, 173(2): 291-304. e6.

Hobson A R, Petley G W, Dawkins K D, et al. 2007. A novel fifteen minute test for assessment of individual time-dependent clotting responses to aspirin and clopidogrel using modified thrombelastography. Platelets, 18(7): 497-505.

Holt N, Wang J, Kim K, et al. 2010. Human hematopoietic stem/progenitor cells modified by zinc-finger nucleases targeted to CCR5 control HIV-1 in vivo. Nat Biotechnol, 28(8): 839-847.

Hong S J, Lee H M, Gill R, et al. 2019. A connectome-based mechanistic model of focal cortical dysplasia. Brain, 142(3): 688-699.

Hong S, Bernhardt B C, Gill R S, et al. 2017. The spectrum of structural and functional network alterations in malformations of cortical development. Brain, 140(8): 2133-2143.

Hoyert D L, Xu J. 2012. Deaths: preliminary data for 2011. Natl Vital Stat Rep, 61(6): 1-51.

Hu C, Jia W. 2018. Diabetes in China: Epidemiology and genetic risk factors and their clinical utility in personalized medication. Diabetes, 67(1): 3-11.

Hu C, Wang C, Zhang R, et al. 2009. Variations in KCNQ1 are associated with type 2 diabetes and beta cell function in a Chinese population. Diabetologia, 52(7): 1322-1325.

Hu C, Zhang R, Wang C, et al. 2009. PPARG, KCNJ11, CDKAL1, CDKN2A-CDKN2B, IDE-KIF11-HHEX, IGF2BP2 and SLC30A8 are associated with type 2 diabetes in a Chinese population. PLoS One, 4(10): e7643.

Hu C, Zhang R, Wang C, et al. 2010. Variants from GIPR, TCF7L2, DGKB, MADD, CRY2, GLIS3, PROX1, SLC30A8 and IGF1 are associated with glucose metabolism in the Chinese. PLoS One, 5(11): e15542.

Huang J, Li C, Song Y, et al. 2018. Adrb2 polymorphism arg16gly modifies the natural outcome of heart failure and dictates therapeutic response to β -blockers in patients with heart failure. Cell Discovery, 4: 57.

Huang Y Q, Liang C H, He L, et al. 2016. Development and validation of a radiomics nomogram for preoperative prediction of lymph node metastasis in colorectal cancer. J Clin Oncol, 34(18): 2157-2164.

Huang Y, Liu Z, He L, et al. 2016. Radiomics Signature: A potential biomarker for the prediction of disease-free survival in early-stage (I or II) non-small cell lung cancer. Radiology , 281(3): 947-957.

Human Proteome Organization. Human Liver Proteome Project (HLPP). https: //www.hupo.org/ human-liver-proteome-project/.

Ingles J, Bagnall R D, Semsarian C. 2018. Genetic testing for cardiomyopathies in clinical practice. Heart Failure Clinics, 14(2): 129-137.

Japan's Central Social Insurance Medical Council. 2019.Kymriah gets Japanese price tag of $ 305800.(2019-05-15).https: //www.thepharmaletter.com/article/kym-riah-gets-japanese-price-tag-of-305800.

Jauch E C, Saver J L, Adams H P Jr, et al. 2013. Guidelines for the early management of patients with acute ischemic stroke: a guideline for healthcare professionals from the American Heart Association/American Stroke Association. Stroke, 44(3): 870-947 .

Jemal A, Siegel R, Xu J, et al. 2010. Cancer Statistics, 2010. CA Cancer J Clin, 60(5): 277-300.

Ji S, Fu I, Naldiga S, et al. 2018. 5-Formylcytosine mediated DNA-protein cross-links block DNA replication and induce mutations in human cells. Nucleic Acids Res , 46(13): 6455-6469.

Jin S G, Jiang Y, Qiu R, et al. 2011. 5-Hydroxymethylcytosine is strongly depleted in human cancers but its levels do not correlate with IDH1 mutations. Cancer Res , 71(24): 7360-7365.

Johnson K C, Houseman E A, King J E, et al. 2016. 5-Hydroxymethylcytosine localizes to enhancer elements and is associated with survival in glioblastoma patients. Nat Commun , 7: 13177.

Julkowska D, Austin C P, Cutillo C M, et al. 2017. The importance of international collaboration for rare diseases research: a European perspective. Gene Ther, 24(9): 562-571.

Kahn S E, Haffner S M, Heise M A, et al. 2006. Glycemic durability of rosiglitazone, metformin, or glyburide monotherapy. N Engl J Med, 355(23): 2427-2443.

Karrar S, Cunninghame Graham D S. 2018. Abnormal B Cell Development in Systemic Lupus

Erythematosus: What the Genetics Tell Us. Arthritis Rheumatol, 70(4): 496-507.

Karsch-Mizrachi I, Takagi T, Cochrane G, et al. 2018. The international nucleotide sequence database collaboration. Nucleic Acids Res, 46(D1): D48-D51.

Kazuo H, Nobuhiro S, Jun H, et al. 2014. Genetic architecture of type 2 diabetes. Biochem Biophys Res Commun, 452(2): 213-220.

Kelly H, Chikandiwa A, Alemany Vilches L, et al. 2020Association of antiretroviral therapy with anal high-risk human papillomavirus, anal intraepithelial neoplasia, and anal cancer in people living with HIV: A systematic review and meta-analysis. Lancet HIV, 7(4): e262-e278.

Kendler K S. 2016. The nature of psychiatric disorders. World Psychiatry, 15(1): 5-12.

Kerb R, Brinkmann U, Chatskaia N, et al. 2022. Identification of genetic variations of the human organic cation transporter hOCT1 and their functional consequences. Pharmacogenetics, 12(8): 591-595.

Kilpinen H, Barrett J C. 2013. How next-generation sequencing is transforming complex disease genetics. Trends Genet, 29(1): 23-30.

Kim H, Goodall S, Liew D. 2019.Health technology assessment challenges in oncology: 20 years of value in health. Value Health, 22(5) : 593-600.

Kim Y K. 2019. Frontiers in Psychiatry: Artificial Intelligence, Precision Medicine, and Other Paradigm Shifts. Burlin: Springer.

Kinde I, Bettegowda C, Wang Y, et al. 2013. Evaluation of DNA from the Papanicolaou test to detect ovarian and endometrial cancers. Sci Transl Med , 5(167): 167ra164.

Kinnamon D D, Morales A, Bowen D J, et al. 2017. Toward genetics-driven early intervention in dilated cardiomyopathy. Circ Cardiovasc Genet, 10: e001826.

Klarquist J, Zhou Z, Shen N, et al. 2016. Dendritic cells in systemic lupus erythematosus: from pathogenic players to therapeutic tools. Mediators Inflamm, 2016: 5045248.

Kobayashi Y, Togashi Y, Yatabe Y, et al. 2015. EGFR exon 18 mutations in lung cancer: molecular predictors of augmented sensitivity to afatinib or neratinib as compared with first-or third-generation TKIs. Clin Cancer Res, 21(23): 5305-5313.

Kocerha J, Dwivedi Y, Brennand K J. 2015. Noncoding RNAs and neurobehavioral mechanisms in psychiatric disease. Mol Psychiatry, 20(6): 677-684.

Kodama Y, Mashima J, Kosuge T, et al. 2018. DNA Data Bank of Japan: 30th anniversary. Nucleic Acids Res, 46(D1): D30-D35.

Lagae L, Sullivan J, Knupp K, et al. 2019. Fenfluramine hydrochloride for the treatment of seizures in Dravet syndrome: a randomised, double-blind, placebo-controlled trial. Lancet, 394(10216): 2243-2254.

Lam M, Chen C Y, Li Z, et al. 2019. Comparative genetic architectures of schizophrenia in East Asian and European populations. Nat Genet, 51(12): 1670-1678.

Lancet T. Moving toward precision medicine. Lancet, 378(9804): 1678.

Lee Y H, Kang E S, Kim S H, et al. 2008. Association between polymorphisms in SLC30A8, HHEX, CDKN2A/B, IGF2BP2, FTO, WFS1, CDKAL1, KCNQ1 and type 2 diabetes in the Korean population. J Hum Genet, 53(11-12): 991-998.

Leggett R M, Clark M D. 2017. A world of opportunities with nanopore sequencing. J Exp Bot, 68(20): 5419-5429.

Leiserson M D, Eldridge J V, Ramachandran S, et al. 2013. Network analysis of GWAS data. Curr Opin Genet Dev, 23(6): 602-610 .

Lemos A C, Matos E D. 2013. Multidrug-resistant tuberculosis. Braz J Infect Dis, 17(2): 239-246.

Lennon R P, Claussen K A, Kuersteiner K A. 2018. State of the heart: An overview of the disease burden of cardiovascular disease from an epidemiologic perspective. Prim Care, 45(1): 1-15.

Lever E, Alves M R, Isenberg D A. 2020. Towards precision medicine in systemic lupus erythematosus. Pharmgenomics Pers Med, 13: 39-49.

Lewis C M, Vassos E. 2020. Polygenic risk scores: from research tools to clinical instruments. Genome Med, 12(1): 44.

Li H, Chen C, Fan J, et al. 2018. Identification of cardiac long non-coding RNA profile in human dilated cardiomyopathy. Cardiovasc Res, 114(5): 747-758.

Li H, Fan J, Yin Z, et al. 2016. Identification of cardiac-related circulating microrna profile in human chronic heart failure. Oncotarget, 7(1): 33-45.

Li H, Gan W, Lu L, et al. 2013. A genome-wide association study identifies GRK5 and RASGRP1 as type 2 diabetes loci in Chinese Hans. Diabetes, 62(1): 291-298.

Li J, Hoene M, Zhao X, et al. 2013. Stable lsotope-assisted lipidomics combined with nontargeted lsotopomer filtering, a tool to unravel the complex dynamics of lipid metabolism. Anal Chem, 85 (9): 4651-4657.

Li J, Hu C, Zhao X, et al. 2013.Large-scaled human serum sphingolipid profiling by using reversed-phase liquid chromatography coupled with dynamic multiple reaction monitoring of mass spectrometry: Method development and application in hepatocellular carcinoma. J Chromatogr A, 1320: 103-110.

Li M, Tong X, Lv P, et al. 2014. A not-stop-flow online normal-/reversed-phase two-dimensional liquid chromatography-quadrupole time-of-flight mass spectrometry method for comprehensive lipid profiling of human plasma from atherosclerosis patients. J Chromatog A, 1372C: 110-119.

Li W, Li Q, Kang S, et al. 2018. Cancer Detector: ultrasensitive and non-invasive cancer detection at the resolution of individual reads using cell-free DNA methylation sequencing data. Nucleic Acids Res, 46(15): e89.

Li W, Zhang X, Lu X, et al. 2017. 5-Hydroxymethylcytosine signatures in circulating cell-free DNA as diagnostic biomarkers for human cancers. Cell Res, 27(10): 1243-1257.

Li X, Hu M, Li W, et al. 2016. The association between reduced folate carrier-1 gene 80G/A polymorphism and methotrexate efficacy or methotrexate related-toxicity in rheumatoid arthritis: a meta-analysis. Int Immunopharmacol, 38: 8-15.

Li Z, Chen J, Yu H, et al. 2017. Genome-wide association analysis identifies 30 new susceptibility loci for schizophrenia. Nat Genet, 49(11): 1576-1583.

Li Z, Huang J, Zhao J, et al. 2014. Rapid molecular genetic diagnosis of hypertrophic cardiomyopathy by semiconductor sequencing. J Transl Med, 12: 173.

Li Z, Zhou C, Tan L, et al. 2017. Variants of genes encoding collagens and matrix metalloproteinase system increased the risk of aortic dissection. Sci China Life Sci, 60(1): 57-65.

Lian C G, Xu Y, Ceol C, et al. 2012. Loss of 5-hydroxymethylcytosine is an epigenetic hallmark of melanoma. Cell, 150(6): 1135-1146.

Lim W A, June C H. 2017. The Principles of engineering immune cells to treat cancer. Cell, 168(4): 724-740.

Little J, Higgins J P, Ioannidis J P, et al. 2009. Strengthening the Reporting of Genetic Association Studies (STREGA): an extension of the STROBE statement. PLoS Med, 6(2): e22.

Liu C, Liu L, Chen X, et al. 2013. Decrease of 5-hydroxymethylcytosine is associated with progression of hepatocellular carcinoma through downregulation of TET1. PLoS One, 8(5): e6282.

Liu H Y, Wang Z M, Bai Y, et al. 2009. Different BAG-1 isoforms have distinct functions in modulating chemotherapeutic-induced apoptosis in breast cancer cells. APS, 30(2): 235-241.

Liu H, Zheng A, Liu H, et al. 2012. Identification of Three novel polyphenolic compounds, origanine A-C, with unique skeleton from origanum vulgare L. Using the hyphenated LC-DAD-SPE-NMR/MS methods. J Agric Food Chem, 60 (1): 129-135.

Liu J, Eckert M A, Harada B T, et al. m6 A mRNA methylation regulates AKT activity to promote the proliferation and tumorigenicity of endometrial cancer. Nat Cell Biol, 20(9): 1074-1083.

Liu J, Jiang J, Mo J, et al. 2019. Global DNA 5-hydroxymethylcytosine and 5-formylcytosine contents are decreased in the early stage of hepatocellular carcinoma. Hepatology, 69(1): 196-208.

Liu L, Yan J, Xu H, et al. 2018. Two novel MicroRNA biomarkers related to β -cell damage and their potential values for early diagnosis of type 1 diabetes. J Clin Endocrinol Metab, 103(4): 1320-1329.

Liu R, Hong J, Xu X, et al. 2017. Gut microbiome and serum metabolome alterations in obesity and after weight-loss intervention. Nat Med, 23(7): 859-868.

Liu Z, Zhang X Y, Shi Y J, et al. 2017. Radiomics analysis for evaluation of pathological complete response to neoadjuvant chemoradiotherapy in locally advanced rectal cancer. Clin Cancer Res, 23(23): 7253-7262.

Lochmüller H, Farnell J, Cam Y, et al. 2017. The International Rare Diseases Research Consortium: Policies and Guidelines to maximize impact. Eur J Hum Genet , 25(12): 1293-1302.

Long S, Zhou H, Li S, et al. 2019. The clinical and genetic features of co-occurring epilepsy and autism spectrum disorder in Chinese children. Front Neurol, 10: 505.

López-Farré A J, Zamorano-León J J, Segura A, et al. 2012. Plasma desmoplakin I biomarker of vascular recurrence after ischemic stroke. J Neurochem, 121(2): 314-325 .

Lu X, Peloso G M, Liu D J, et al. 2017. Exome chip meta-analysis identifies novel loci and East Asian-specific coding variants that contribute to lipid levels and coronary artery disease. Nature Genetics, 49: 1722-1730.

Lu X, Wang L, Chen S, et al. 2012. Genome-wide association study in Han Chinese identifies four new susceptibility loci for coronary artery disease. Nat Genet, 44 (8): 890-894.

Lu Y F, Goldstein D B, Angrist M, et al. 2014.Personalized medicine andhuman genetic diversity. Cold Spring Harb Perspect Med, 4(9): a008581.

Lu Y, Xue Q, Eisele M R, et al. 2015. Highly multiplexed profiling of single-cell effector functions reveals deep functional heterogeneity in response to pathogenic ligands. Proc Natl Acad Sci U

S A, 112(7): E607-E615.

Lui S, Zhou X J, Sweeney J A, et al. 2016. Psychoradiology: The frontier of neuroimaging in psychiatry. Radiology , 281(2): 357-372.

Ma C, Xia Y, Yang Q, et al. 2019. The contribution of macrophages to systemic lupus erythematosus. Clin Immunol, 207: 1-9.

Ma R C, Hu C, Tam C H, et al. 2013. Genome-wide association study in a Chinese population identifies a susceptibility locus for type 2 diabetes at 7q32 near PAX4. Diabetologia, 56(6): 1291-1305.

Ma Y, Zhou H, Li C, et al. 2021. Differential metabolites in Chinese autistic children: A multi-center study based on urinary (1)H-NMR metabolomics analysis. Front Psychiatry, 12: 624767.

Macleod M R, Michie S, Roberts I, et al. 2014. Biomedical research: increasing value, reducing waste.Lancet, 383(9912): 101-104.

Maldini C R, Claiborne D T, Okawa K, et al. 2020. Dual CD4-based CAR T cells with distinct costimulatory domains mitigate HIV pathogenesis in vivo. Nat Med, 26(11): 1776-1787.

Malta T M, Sokolov A, Gentles A J, et al. 2018. Machine learning identifies stemness features associated with oncogenic dedifferentiation. Cell, 173(2): 338-354 e15.

Manfredo V S, Hiltensperger M, Kumar V, et al. 2018. Translocation of a gut pathobiont drives autoimmunity in mice and humans. Science, 359(6380): 1156-1161.

Manousaki D, Kent J W Jr, Haack K, et al. 2016. Toward Precision Medicine: TBC1D4 disruption is common among the inuit and leads to underdiagnosis of type 2 diabetes. Diabetes Care, 39(11): 1889-1895.

Marchand V, Blanloeil-Oillo F, Helm M, et al. 2016. Illumina-based RiboMethSeq approach for mapping of 2'-O-Me residues in RNA. Nucleic Acids Res, 44(16): e135.

Markus H S. 2011. Stroke genetics. Hum Mol Genet, 20(R2): R124-131 .

Martorell-Marugán J, Tabik S, Benhammou Y, et al. 2019. Deep learning in omics data analysis and precision medicine// Husi H.Computational Biology. Brisbane: Codon Publications.

Mega J L, Hochholzer W, Frelinger A L, et al. 2011. Dosing clopidogrel based on CYP2C19 genotype and the effect on platelet reactivity in patients with stable cardiovascular disease. JAMA, 306(20): 2221-2228.

Mendell J R, Al-Zaidy S, Shell R, et al. 2017. Single-dose gene-replacement therapy for spinal muscular atrophy. N Engl J Med, 377(18): 1713-1722.

Menon B K, Campbell B C, Levi C, et al. 2015. Role of imaging in current acute ischemic stroke workflow for endovascular therapy. Stroke, 46(6): 1453-1461.

Merrill J T, Wallace D J, Wax S, et al. 2018. Address II investigators. Efficacy and safety of atacicept in patients with systemic lupus erythematosus: results of a twenty-four-week, multicenter, randomized, double-blind, placebo-controlled, parallel-arm, phase IIb study. Arthritis Rheumatol, 70(2): 266-276.

Messiaen P, Verhofstede C, Vandenbroucke I, et al. 2012. Ultra-deep sequencing of HIV-1 reverse transcriptase before start of an NNRTI-based regimen in treatment-naive patients. Virology, 426(1): 7-11.

Mok C C, Lau C S. 2003. Pathogenesis of systemic lupus erythematosus. J Clin Pathol, 56(7): 481-490.

Mok T S, Zhou Q, Leung L, et al. 2010. Personalized medicine for non-small-cell lung cancer. Expert Rev Anticancer Ther, 10(10): 1601-1611.

Möller H J. 2018. Possibilities and limitations of DSM-5 in improving the classification and diagnosis of mental disorders. Psychiatr Pol, 52(4): 611-628.

Moltke I, Grarup N, Jorgensen M E, et al. 2014. A common Greenlandic TBC1D4 variant confers muscle insulin resistance and type 2 diabetes. Nature, 512(7513): 190-193.

Mu Y, Kodidela S, Wang Y, et al. 2018. The dawn of precision medicine in HIV: state of the art of pharmacotherapy. Expert Opin Pharmacother, 19(14): 1581-1595.

Murray G K, Lin T, Austin J, et al. 2021. Could polygenic risk scores be useful in psychiatry?: A Review. JAMA Psychiatry, 78(2): 210-219.

Nashabat M, Al Qahtani X S, Almakdob S, et al. 2019. The landscape of early infantile epileptic encephalopathy in a consanguineous population. Seizure, 2019, 69: 154-172.

National Comprehensive Cancer Network. 2014. NCCN clinical practice guidelines in oncology: Central nervous system cancers.

National Comprehensive Cancer Network. 2018. NCCN clinical practice guidelines in oncology. https: //www.nccn.org/professionals/physician_gls/default.aspx.

National Health and Family Planning Commission.2018.China health statistics yearbook 2018. Beijing: Beijing Union Medical University Press.

National Institutes of Health. 2015. The Precision Medicine Initiative Cohort Program-Building a Research Foundation for 21st Century Medicine. http://www. nih. gov/sites/defaulf/files/

research-training/initiatives/pmi/pmi-working-group-report-20150917-2. pdf.

National Institute for Health and Care Excellence. 2018. Final appraisal document tisagenlecleucel for treating relapsed or refractory B-cell acute lymphoblastic leukaemia in people aged up to 25 years.

National Institutes of Health.2016. PMI cohort program annobnces new name: the all of us research program. https: //www.nih.gov/AllofUs-researchpmgram/pmi-cohort-program-announces-new-name-all-us-research-program.

National Library of Medicine. What is precision medicine? https://ghr.nlm.nih.gov/primer/precisionmedicine/1definition.

National Research Council(US)Committee on a Framework for Developing a New Taxonomy of Disease. 2011. Toward precision medicine: building a knowledge network for biomedical research and a new taxonomy of disease. Washingtonpc: National Academies Press.

Nie H, Liu R, Yang Y, et al. 2010. Lipid profiling of rat peritoneal surface layers by online normal- and reversed-phase 2D LC QToF-MS. J Lipid Res, 51 (9): 2833-2844.

NIH. Guidelines for the use of antiretroviral agents in adults and adolescents living with HIV. https: //clinicalinfo.hiv.gov/sites/default/files/guidelines/documents/AdultandAdolescentGL. pdf.

NIH.2017. NCI and the Precision Medicine Initiative . https: //www.cancer.gov/research/areas/treatment/pmi-oncology.

Nyaga D M, Vickers M H, Jefferies C, et al. 2018. The genetic architecture of type 1 diabetes mellitus. Mol Cell Endocrinol, 477: 70-80.

O'Driscoll C A, Owens L A, Hoffmann E J, et al. 2019. Ambient urban dust particulate matter reduces pathologic T cells in the CNS and severity of EAE. Environ Res, 168: 178-192.

Orozco J I J, Knijnenburg T A, Manughian-Peter A O, et al. 2018. Epigenetic profiling for the molecular classification of metastatic brain tumors. Nat Commun, 9(1): 4627.

Pacanowski M, Liu Q. 2020. Precision Medicine 2030. Clin Pharmacol Ther, 107(1): 62-64.

Pan Y S, Chen W Q, Wang Y L, et al. 2019. Association between ABCB1 polymorphisms and outcomes of clopidogrel treatment in patients with minor stroke or transient ischemic attacksecondary analysis of a randomized clinical trial. JAMA Neurol, 76(5): 552-560.

Pan Y S, Chen W Q, Xu Y, et al. 2017. genetic polymorphisms and clopidogrel efficacy for acute ischemic stroke or transient ischemic attack. Circulation, 135(1): 21-33.

Patel A, Belykh E, Miller E J, et al. 2018. MinION rapid sequencing: Review of potential applications in neurosurgery. Surg Neurol Int, 9: 157.

Pearson E R, Flechtner I, Njølstad P R , et al. 2006.Switching from insulin to oral sulfonylureas in patients with diabetes due to Kir6.2 mutations. N Engl J Med, 355(5): 467-477.

Pencina M J, D'Agostino R B Sr, Larson M G, et al. 2009. Predicting the 30-year risk of cardiovascular disease: The framingham heart study. Circulation, 119(24): 3078-3084.

Peng D, Ge G, Xu Z, et al. 2018. Diagnostic and prognostic biomarkers of common urological cancers based on aberrant DNA methylation. Epigenomics, 10(9): 1189-1199.

Pereira C, Areia M, Dinis-Ribeiro M. 2019. Cost-utility analysis of genetic polymorphism universal screening in colorectal cancer prevention by detection of high-risk individuals. Digestive and Liver Disease, 51(12): 1731-1737.

Perez E E, Wang J, Miller J C, et al. 2008. Establishment of HIV-1 resistance in CD4+ T cells by genome editing using zinc-finger nucleases. Nat Biotechnol, 26(7): 808-816.

Perez-Riverol Y, Alpi E, Wang R, et al. 2015. Making proteomics data accessible and reusable: current state of proteomics databases and repositories. Proteomics, 15(5-6): 930-949.

Pisano C, Balistreri C R, Ricasoli A, et al. 2017. Cardiovascular disease in ageing: An overview on thoracic aortic aneurysm as an emerging inflammatory disease. Mediators Inflamm, 2017: 1274034.

Pociot F, Akolkar B, Concannon P, et al. 2010.Genetics of type 1 diabetes: what's next?. Diabetes, 59(7): 1561-1571.

Postorino M C, Quiros-Roldan E, Maggiolo F, et al. 2016. Exploratory analysis for the evaluation of estimated glomerular filtration rate, cholesterol and triglycerides after switching from tenofovir/emtricitabine plus atazanavir/ritonavir (ATV/r) to abacavir/lamivudine plus ATV/r in patients with preserved renal function. Open AIDS J, 10: 136-143.

Power C, Elliott J. 2006. Cohort profile: 1958 British birth cohort (National child development study). Int J Epidemiol, 35(1): 34-41.

Powers W J, Derdeyn C P, Biller J, et al. 2015. 2015 American Heart Association/American Stroke Association focused update of the 2013 guidelines for the early management of patients with acute ischemic stroke regarding endovascular treatment: A guideline for healthcare professionals from the American Heart Association/American Stroke Association. Stroke, 46(10): 3020-3035 .

Prytkova I, Brennand K J. 2017. Prospects for modeling abnormal neuronal function in schizophrenia using human induced pluripotent stem cells. Front Cell Neurosci, 11: 360.

Qu X, Wang P, Ding D, et al. 2014. Zinc finger nuclease: a new approach for excising HIV-1 proviral DNA from infected human T cells. Mol Biol Rep, 41(9): 5819-5827.

Rabbani B, Mahdieh N, Hosomichi K, et al. 2012. Next-generation sequencing: impact of exome sequencing in characterizing Mendelian disorders. J Hum Genet, 57(10): 621-632.

Raiber EA, Portella G, Martínez Cuesta S, et al. 2018. 5-Formylcytosine organizes nucleosomes and forms Schiff base interactions with histones in mouse embryonic stem cells. Nat Chem, 10(12): 1258-1266.

Ran M S, Weng X, Liu Y J, et al. Severe mental disorders in rural China: a longitudinal survey. The Lancet, 390: S37.

Randell P, Jackson A, Milinkovic A, et al. 2017. An open-label, randomized study of the impact on insulin sensitivity, lipid profile and vascular inflammation by treatment with lopinavir/ritonavir or raltegravir in HIV-negative male volunteers. Antivir Ther, 22(2): 145-151.

Rath A. 2014. Prevalence and incidence of rare diseases: Bibliographic data. http://www.orpha.net/orphacom/cahiers/docs/GB/Prevalence_of_rare_diseases_by_alphabetical_list.pdf.

Regulation (EC) No 141/2000 of the European Parliament and of the Council of 16 December 19999 on orphan medicinal products. (2000) Off J Eur Communities. 22.01.2000. L18: 1-5.

Resende L S, Santos-Neto E T. 2015. Risk factors associated with adverse reactions to antituberculosis drugs. J Bras Pneumol, 41(1): 77-89.

Ristori M V, Mortera S L, Marzano V, et al. 2020. Proteomics and metabolomics approaches towards a functional insight onto AUTISM spectrum disorders: Phenotype stratification and biomarker discovery. Int J Mol Sci, 21(17): 6274.

Rubin R. 2015.Precision medicine: The future or simply politics?. JAMA, 313(11): 1089-1091.

Sahin U, Derhovanessian E, Miller M, et al. 2017. Personalized RNA mutanome vaccines mobilize poly-specific therapeutic immunity against cancer. Nature, 547(7662): 222-226.

Sakata T, Anzai N, Shin H J, et al. 2004. Novel single nucleotide polymorphisms of organic cation transporter 1 (SLC22A1) affecting transport functions. Biochem Biophys Res Commun, 313(3): 789-793.

Sandhu V, Quan M. 2017. SLE and Serum Complement: Causative, Concomitant or Coincidental?. Open Rheumatol J, 11: 113-122.

Saver J L, Warach S, Janis S, et al. 2012. Standardizing the structure of stroke clinical and epidemiologic research data: the National Institute of Neurological Disorders and Stroke (NINDS) Stroke Common Data Element (CDE) project. Stroke, 43(4): 967-973.

Sawai H, Nishida N, Khor S S, et al. 2018. Genome-wide association study identified new susceptible genetic variants in HLA class I region for hepatitis B virus-related hepatocellular carcinoma. Sci Rep, 8(1): 7958.

Schieppati A, Henter J I, Daina E, et al. 2008. Why rare diseases are an important medical and social issue. Lancet, 371(9629): 2039-2041.

Schizophrenia Working Group of the Psychiatric Genomics Consortium. 2014. Biological insights from 108 schizophrenia-associated genetic loci. Nature, 511(7510): 421-427.

Scott A R.2016. Technology: Read the instructions. Nature, 537(7619): S54-S56.

Sengupta S, Siliciano R F. 2018. Targeting the Latent Reservoir for HIV-1. Immunity, 48(5): 872-895.

Shah H S, Gao H, Morieri M L, et al. 2016. Genetic predictors of cardiovascular mortality during intensive glycemic control in type 2 diabetes: Findings from the ACCORD clinical trial. Diabetes Care, 39(11): 1915-1924.

Shao X, Gao D, Chen Y, et al. 2016. Development of a blood-brain barrier model in a membrane-based microchip for characterization of drug permeability and cytotoxicity for drug screening. Anal Chim Acta, 934: 186-193.

Sharma S, Prasad A N. 2017. Inborn errors of metabolism and epilepsy: Current understanding, diagnosis, and treatment approaches. Int J Mol Sci, 18(7): 1384.

Shen L, Liu X, Zhang H, et al. 2020. Biomarkers in autism spectrum disorders: Current progress. Clin chim Acta, 502: 41-54.

Shen S Y, Singhania R, Fehringer G, et al. 2018. Sensitive tumour detection and classification using plasma cell-free DNA methylomes. Nature , 563(7732): 579-583.

Shepherd M, Shields B, Hammersley S, et al. 2016. Systematic population screening, using biomarkers and genetic testing, identifies 2.5% of the U.K. pediatric diabetes population with monogenic diabetes. Diabetes Care, 39(11): 1879-1888.

Sherman R E, Anderson S A, Dal Pan G J, et al. 2016. Real-world evidence erld evis it and what can it tell us? . N Engl J Med , 375(23): 2293-2297.

Shi H, Zhang X, Weng Y L, et al. 2018. m6A facilitates hippocampus-dependent learning and memory through YTHDF1. Nature , 563(7730): 249-253.

Shi L, Guo Y, Dong C, et al. 2016. Long-read sequencing and de novo assembly of a Chinese genome. Nat Commun, 7: 12065.

Shi Y, Li Z, Xu Q, et al. 2011. Common variants on 8p12 and 1q24.2 confer risk of schizophrenia. Nat Genet, 43(12): 1224-1227.

Shu Y, Leabman M K, Feng B, et al. 2003. Evolutionary conservation predicts function of variants of the human organic cation transporter, OCT1. Proc Natl Acad Sci USA, 100(10): 5902-5907.

Shu Y, Sheardown S A, Brown C, et al. 2007. Effect of genetic variation in the organic cation transporter 1 (OCT1) on metformin action. J Clin Invest, 117(5): 1422-1431.

Siegel R L, Jemal A, Wender R C, et al. 2018. An assessment of progress in cancer control . CA Cancer J Clin, 68(5): 329-339.

Silvester N, Alako B, Amid C, et al. 2018. The European nucleotide archive in 2017. Nucleic Acids Res, 46(D1): D36-D40.

Smith K, Joshi H. The millennium cohort study. Popul Trends, 167(107): 30-34.

Song C X, Yin S, Ma L, et al. 2017. 5-Hydroxymethylcytosine signatures in cell-free DNA provide information about tumor types and stages. Cell Res, 27: 1231-1242.

Sorm F, Pískala A, Cihák A, et al. 1964. 5-Azacytidine, a new, highly effective cancerostatic. Experientia, 20(4): 202-203.

Sparks J A. 2019.Rheumatoid arthritis. Ann Intern Med, 170(1): ITC1-ITC16.

Stein C M, Sausville L, Wejse C, et al. 2017. Genomics of human pulmonary tuberculosis: from genes to pathways. Curr Genet Med Rep, 5(4): 149-166.

Stellbrink H J, Reynes J, Lazzarin A, et al. 2013. Dolutegravir in antiretroviral-naive adults with HIV-1: 96-week results from a randomized dose-ranging study. AIDS, 27(11): 1771-1778.

Stoyanov D, Telles-Correia D, Cuthbert B N. 2019. The Research Domain Criteria (RDoC) and the historical roots of psychopathology: A viewpoint. Eur Psychiatry, 57: 58-60.

Stratton M R, Campbell P J, Futreal P A. 2009. The cancer genome. Nature, 458(7239): 719-724.

Striano P, Minassian B A. 2020. From genetic testing to precision medicine in epilepsy. Neurotherapeutics, 17(2): 609-615.

Sun A, Jiang Y, Wang X, et al. 2010. Liverbase: a comprehensive view of human liver biology. J Proteome Res, 9(1): 50-58.

Sun X, Xiao Z, Chen G, et al. 2018. A PET imaging approach for determining EGFR mutation status for improved lung cancer patient management. Sci Transl Med, 10(431): eaan8840 .

Tan J T, Nurbaya S, Gardner D, et al. 2009. Genetic variation in KCNQ1 associates with fasting glucose and beta-cell function: a study of 3, 734 subjects comprising three ethnicities living in Singapore. Diabetes, 58(6): 1445-1449.

Tan M, Luo H, Lee S, et al. 2011. Identification of 67 histone marks and histone lysine crotonylation as a new type of histone modification. Cell , 146(6): 1016-1028.

Tang H, Xiao C, Wang Y. 2009.Important roles of the hyphenated HPLC-DAD-MS-SPE-NMR technique in metabonomics. Magn Reson Chem, 47 Suppl 1: S157-S162.

Taruscio D, Gentile A E, De Santis M, et al. 2013. EUROPLAN: a project to support the development of national plans on rare diseases in Europe. Public Health Genomics, 16(6): 278-287.

Taylor D A, Theobald R J, Abdel Rahman A A, et al. 2017. Editorial overview: Cardiovascular and renal: Putting the brake on heart-breaks: emerging targets and treatment strategies for cardiovascular and renal disorders. Curr Opin Pharmacol, 33: 4-6.

Tektonidou M G, Lewandowski L B, Hu J, et al. 2019. Survival in adults and children with systemic lupus erythematosus: a systematic review and Bayesian meta-analysis of studies from 1950 to 2016. Ann Rheum Dis, 76(12): 2009-2016.

The UK10K Consortium. 2015.The UK10K project identifies rare variants in health and disease. Nature, 526(7571): 82ct i.

The White House Office of the Press Secretary. 2015. Fact Sheet : President Obama's Precision Medicine Initiative. https: //obamawhitehouse.archives.gov/the-press-office/2015/01/30/fact-sheet-president-obama-s-precision-medicine-initiative.

The Whitehouse. 2015. Fact sheet: President ObamaitePrecision Medicine Initiative. https: // obamawhitehouse.archives. gov/the-press-offi ce/2015/01/30/fact-sheet-president-obama-s-precision-medicine-initiative.

Thielen F W, van Dongen-Leunis A, Arons A M M, et al. 2020. Cost- effectiveness of Anti-CD19 chimeric antigen receptor T- Cell therapy in pediatric relapsed/refractory B- cell acute lymphoblastic leukemia. A societal view.Eur J Haematol, 105(2) : 203-215.

Tian X, Sun B, Chen C, et al. 2018. Circulating tumor DNA 5-hydroxymethylcytosine as a novel diagnostic biomarker for esophageal cancer. Cell Res, 28(5): 597-600.

Tian Y, Xu T P, Huang J, et al. 2016. Tissue metabonomic phenotyping for diagnosis and prognosis of human colorectal cancer. Scientific Reports, 6: 20790.

Troisi J, Autio R, Beopoulos T, et al. 2020. Genome, Environment, Microbiome and Metabolome in Autism (GEMMA) study design: biomarkers identification for precision treatment and primary prevention of autism spectrum disorders by an integrated multi-omics systems biology approach. Brain Sci, 10(10): 743.

Tsokos G C, Lo M S, Costa Reis P, et al. 2016. New insights into the immunopathogenesis of systemic lupus erythematosus. Nat Rev Rheumatol, 12(12): 716-730.

UK Biobank. UK Biobank: rationale, design and development of a large-scale prospective resource. http: //www.ukbiobank.ac.uk/resources.

United States Congress. 2002. Rare Diseases Act of 2002. https: //www.gpo.gov/fdsys/pkg/ PLAW-107publ280/html/PLAW-107publ280.htm.

Upadhaya S, Yu J X, Shah M, et al. 2021. The clinical pipeline for cancer cell therapies. Nat Rev Drug Discov, 20(7): 503-504.

Uysal S. 2019. ICD-10-CM diagnosis coding for neuropsychological assessment. Arch Clin Neuropsychol, 34(5): 721-730.

Vabret N, Britton G J, Gruber C, et al. 2020. Immunology of COVID-19: Current state of the science. Immunity, 52(6): 910-941.

van Laethem K, Theys K, Vandamme A M. 2015. HIV-1 genotypic drug resistance testing: digging deep, reaching wide?. Curr Opin Virol, 14: 16-23.

van Vollenhoven R F, Petri M A, Cervera R, et al. 2012. Belimumab in the treatment of systemic lupus erythematosus: high disease activity predictors of response. Ann Rheum Dis, 71(8): 1343-1349.

Verheul M K, Böhringer S, van Delft M A M, et al. 2018. Triple positivity for anti - citrullinated protein autoantibodies, rheumatoid factor, and anti - carbamylated protein antibodies conferring high specificity for rheumatoid arthritis. Arthritis Rheumatol, 70(11): 1721Rheuma.

Viatte S, Plant D, Han B, et al. 2015. Association of HLA-DRB1 haplotypes with rheumatoid arthritis severity, mortality, and treatment response. JAMA, 313(16): 1645-1656.

Virdee K, Cumming P, Caprioli D, et al. 2012. Applications of positron emission tomography in animal models of neurological and neuropsychiatric disorders. Neurosci Biobehav R, 36(4): 1188-1216.

Vizcaino J A, Csordas A, Del-Toro N, et al. 2016. 2016 update of the PRIDE database and its related tools. Nucleic Acids Res, 44(22): 11033.

Vogel C L, Cobleigh M A, Tripathy D, et al. 2002. Efficacy and safety of trastuzumab as a single agent in first-line treatment of HER2-overexpressing metastatic breast cancer. J Clin Oncol, 20(3): 719-726.

Vogelstein B, Papadopoulos N, Velculescu V E, et al. 2013. Cancer genome landscapes. Science, 339(6127): 1546-1558.

Vu L P, Cheng Y, Kharas M G. 2019. The biology of m6A RNA methylation in normal and malignant hematopoiesis. Cancer Discov, 9(1): 25-33.

Wadsworth M, Kuh D, Richards M, et al. 2006.Cohort profile: the 1946 national birth cohort (MRC national survey of health and development). Int J Epidemiol, 35(1): 49-54.

Wahren-Herlenius M, Dörner T. 2013. Immunopathogenic mechanisms of systemic autoimmune disease. Lancet, 382(9894): 819-831.

Wang C X, Cui G S, Liu X, et al. 2018. METTL3-mediated m6A modification is required for cerebellar development. PLoS Biol , 16: e2004880.

Wang F, Xu C Q, He Q, et al. 2011. Genome-wide association identifies a susceptibility locus for coronary artery disease in the chinese han population. Nat Genet, 43(4): 345-349.

Wang F, Zhu J, Yao P, et al. 2013. Cohort Profile: the Dongfeng-Tongji cohort study of retired workers. Int J Epidemiol, 42(3): 731-740.

Wang H, Qu M, Yang P, et al. 2015. Dietary patterns and cardio-cerebrovascular disease in a Chinese population. Nutr Res Pract, 9(3): 313-318.

Wang J D, Khafagy E S, Khanafer K, et al. 2016. Organization of endothelial cells, pericytes, and astrocytes into a 3D microfluidic in vitro model of the blood-brain barrier. Mol Pharm, 13(3): 895-906.

Wang J, Huo K, Ma L, et al. 2011. Toward an understanding of the protein interaction network of the human liver. Mol Syst Biol, 7: 536.

Wang J, Wang W, Li R, et al. 2008. The diploid genome sequence of an Asian individual. Nature, 456(7218): 60-65.

Wang J, Wang Y, Zou Y, et al. 2014. Malignant effects of multiple rare variants in sarcomere genes on the prognosis of patients with hypertrophic cardiomyopathy. Eur J Heart Fail, 16(9): 950-957.

Wang J, Zhou L, Lei H, et al. 2017. Simultaneous quantification of amino metabolites in multiple metabolic pathways using ultra-high performance liquid chromatography with tandem-mass spectrometry. Sci Rep, 7(1): 1423.

Wang K, Lu X, Zhou H, et al. 2019. Deep learning Radiomics of shear wave elastography significantly improved diagnostic performance for assessing liver fibrosis in chronic hepatitis B: a prospective multicentre study. Gut, 68(4): 729-741.

Wang Q, Man Wu H, Yue W, et al. 2018. Effect of damaging rare mutations in synapse-related gene sets on response to short-term antipsychotic medication in chinese patients with schizophrenia: A randomized clinical trial. JAMA Psychiatry, 75(12): 1261-1269.

Wang X, Lu M, Qian J, et al. 2009. Rationales, design and recruitment of the Taizhou Longitudinal Study. BMC Public Health, 9: 223.

Wang Y, Bollard M E, Keun H, et al. 2003.Nicholson, Spectral editing and pattern recognition methods applied to high-resolution magic-angle spinning H-1 nuclear magnetic resonance spectroscopy of liver tissues.Anal Biochem, 323 (1): 26-32.

Wang Y, Cloarec O, Tang H R, et al. 2008. Magic angle spinning NMR and H-1-P-31 heteronuclear statistical total correlation spectroscopy of intact human gut biopsies.Analytical Chemistry, 80 (4): 1058-1066.

Wang Y, Du X, Bin R, et al. 2007. Genetic variants identified from epilepsy of unknown etiology in Chinese children by targeted exome sequencing. Sci Rep, 7: 40319.

Wang Y, Holmes E, Comelli E M, et al. 2007.Topographical variation in metabolic signatures of human gastrointestinal biopsies revealed by high-resolution magic-angle spinning H-1 NMR spectroscopy. J Proteome Res, 6 (10): 3944-3951.

Wang Y, Tang H, Holmes E, et al. 2005.Nicholson, Biochemical characterization of rat intestine development using high-resolution magic-angle-spinning H-1 NMR spectroscopy and multivariate data analysis. J Proteome Res, 4 (4): 1324-1329.

Wang Y, Zhao X, Lin J, et al. 2016. Association between CYP2C19 loss-of-function allele status and efficacy of clopidogrel for risk reduction among patients with minor stroke or transient ischemic attack. JAMA, 316(1): 70-78.

Weckerle C E, Niewold T B. 2011. The unexplained female predominance of systemic lupus erythematosus: clues from genetic and cytokine studies. Clin Rev Allergy Immunol, 40(1): 42-49.

Wei J, Liu F, Lu Z, et al. 2018. Differential m6A, m6 Am, and m(1)A demethylation mediated by FTO in the cell nucleus and cytoplasm. Mol Cell, 71(6): 973-985.

Weng H, Huang H, Wu H, et al. 2018. METTL14 inhibits hematopoietic stem/progenitor differentiation and promotes leukemogenesis via mRNA m6A modification. Cell Stem Cell , 22(2): 191-205 .

Weng J P, Li Y, Xu W, et al. 2008.Effect of intensive insulin therapy on β -cell function and glycaemic control in patients with newly diagnosed type 2 diabetes: a multicentre randomised parallel-group trial. Lancet, 371(9626): 1753-1760.

Weng J, Retnakaran R, Ammini A C, et al. 2015.Short-term intensive insulin therapy at diagnosis in type 2 diabetes: Plan for filling the gaps. Diabetes Metab Res Rev, 31(6): 537-544.

West P R, Amaral D G, Bais P, et al. 2014. Metabolomics as a tool for discovery of biomarkers of autism spectrum disorder in the blood plasma of children. PloS one, 9(11): e112445.

Wickramasinghe C D, Ayers C R, Das S, et al. 2011.Prediction of 30-year risk for cardiovascular mortality by fitness and risk factor levels: The cooper center longitudinal study. Circulation, 124: A14392.

Willerth S M, Pedro H A, Pachter L, et al. 2010. Development of a low bias method for characterizing viral populations using next generation sequencing technology. PLoS One, 5(10): e13564.

Winslow C E. 1920. The untilled fields of public health. Science, 51(1306): 23-33.

Wray N R, Lin T, Austin J, et al. 2021. From basic science to clinical application of polygenic risk scores: A primer. JAMA Psychiatry, 78(1): 101-109.

Wray N R, Ripke S, Mattheisen M, et al. 2018. Genome-wide association analyses identify 44 risk variants and refine the genetic architecture of major depression. Nat Genet , 50(5): 668-681.

Wu H, Peng X, Peng X, et al. 2015. Genetic and molecular characterization of H9N2 and H5 avian influenza viruses from live poultry markets in Zhejiang Province, eastern China. Sci Rep, 5: 17508.

Wu X, Zhang Y. 2017. TET-mediated active DNA demethylation: mechanism, function and beyond. Nat Rev Genet 18(9): 517-534.

Wu Z, Jin T, Weng J. 2019. A thorough analysis of diabetes research in China from 1995 to 2015: current scenario and future scope. Sci China Life Sci, 62(1): 46-62.

Xiao W, Wu Y, Wang J, et al. 2019. Network and Pathway-Based Analysis of Single-Nucleotide Polymorphism of miRNA in Temporal Lobe Epilepsy. Mol Neurobiol, 56(10): 7022-7031.

Xie H G, Frueh F W. 2005. Pharmacogenomics steps toward personalized medicine. Personalized Medicine, 2(4): 325-337.

Xiong X J, Wang H, Rao W B, et al. 2010.1, 3, 5, 7-Tetramethyl-8-aminozidedifluoroboradiazas-indacene as a new fluorescent labeling reagent for the determination of aliphatic aldehydes in serum with high performance liquid chromatography. J Chromatogr A, 1217 (1): 49-56.

Xu L, Wang J, Liu Y, et al. 2019. CRISPR-edited stem cells in a patient with HIV and acute lymphocytic leukemia. N Engl J Med, 381(13): 1240-1247.

Xu R H, Wei W, Krawczyk M, et al. 2017. Circulating tumour DNA methylation markers for diagnosis and prognosis of hepatocellular carcinoma. Nat Mater, 16(11): 1155-1161.

Xu R, Zhang J Y, Tu B, et al. 2021. HLA-mismatched allogeneic adoptive immune therapy in severely immunosuppressed AIDS patients. Signal Transduct Target Ther, 6(1): 174.

Yang X, Liu A, Xu X, et al. 2017. Genomic mosaicism in paternal sperm and multiple parental tissues in a Dravet syndrome cohort. Sci Rep, 7(1): 15677.

Yang X, Yang Y, Sun B F, et al. 2017. 5-methylcytosine promotes mRNA export - NSUN2 as the methyltransferase and ALYREF as an m5C reader. Cell Res 27(5): 606-625.

Yasuda K, Miyake K, Horikawa Y, et al. 2008. Variants in KCNQ1 are associated with susceptibility to type 2 diabetes mellitus. Nat Genet, 40(9): 1092-1097.

Yu H, Yan H, Wang L, et al. 2018. Five novel loci associated with antipsychotic treatment response in patients with schizophrenia: a genome-wide association study. Lancet Psychiatry, 5(4): 327-338.

Yu J X, Hubbard-Lucey V M, Tang J. 2019. The global pipeline of cell therapies for cancer. Nat Rev Drug Discov, 18(11): 821-822.

Yu L, Yu Y. 2017. Energy-efficient neural information processing in individual neurons and neuronal networks. J Neurosci Res, 95(11): 2253-2266.

Yu Y, Herman P, Rothman D L, et al. 2018. Evaluating the gray and white matter energy budgets of human brain function. J Cereb Blood Flow Metab , 38(8): 1339-1353.

Yue W H, Wang H F, Sun L D, et al. 2011. Genome-wide association study identifies a susceptibility locus for schizophrenia in Han Chinese at 11p11.2. Nat Genet, 43(12): 1228-1231.

Zhang B, Wang J, Wang X, et al. 2014. Proteogenomic characterization of human colon and rectal cancer. Nature, 513(7518): 382-387.

Zhang C, Chen Y, Sun B, et al. 2017. m6A modulates haematopoietic stem and progenitor cell specification. Nature, 549(7671): 273-276.

Zhang H, Cao J, Li L, et al. 2015. Identification of urine protein biomarkers with the potential for early detection of lung cancer. Sci Rep, 5: 11805.

Zhang J, Han X, Gao C, et al. 2018. 5-hydroxymethylome in circulating cell-free DNA as a potential biomarker for non-small-cell lung cancer. Genomics Proteomics Bioinformatics, 16(3): 187-199.

Zhang L Y, Tu F Q, Guo X F, et al. 2014 . A new BODIPY-based long-wavelength fluorescent probe for chromatographic analysis of low-molecular-weight thiols. Anal Bioanal Chem, 406 (26): 6723-6733.

Zhang L, Chen L H, Wan H, et al. 2014. Exome sequencing identifies somatic gain-of-function PPM1D mutations in brainstem gliomas. Nat Genet, 46(7): 726-730.

Zhang S, Zhao B S, Zhou A, et al. 2017. m6A demethylase ALKBH5 maintains tumorigenicity of glioblastoma stem-like cells by sustaining FOXM1 expression and cell proliferation program. Cancer Cell, 31(4): 591-606.

Zhang Y, Si D, Chen X, et al. 2007. Influence of CYP2C9 and CYP2C19 genetic polymorphisms on pharmacokinetics of gliclazide MR in Chinese subjects. Br J Clin Pharmacol, 64(1): 67-74.

Zhang Z X, Guo X F, Wang H, et al. 2015. Capillary electrophoresis strategy to monitor the released and remaining nitric oxide from the same single cell using a specially designed water-soluble fluorescent probe. Anal Chem, 87 (7): 3989-3995.

Zhang Z, Wang M, Xie D , et al. 2018. METTL3-mediated N(6)-methyladenosine mRNA modification enhances long-term memory consolidation. Cell Res , 28(11): 1050-1061.

Zhao L, Zhang F, Ding X, et al. 2018.Gut bacteria selectively promoted by dietary fibers alleviate type 2 diabetes. Science, 359(6380): 1151-1156.

Zhao S, Xu W, Jiang W, et al. 2010.Regulation of cellular metabolism by protein lysine acetylation. Science, 327(5968): 1000-1004.

Zhao W, Chen J J, Foley S, et al. 2015. Biomarker identification from next-generation sequencing data for pathogen bacteria characterization and surveillance. Biomark Med, 9(11): 1253-1264.

Zheltkova V, Argilaguet J, Peligero C, et al. 2019. Prediction of PD-L1 inhibition effects for HIV-infected individuals. PLoS Comput Biol, 15(11): e1007401.

Zhen A, Carrillo M A, Mu W, et al. 2021. Robust CAR-T memory formation and function via hematopoietic stem cell delivery. PLoS Pathog, 17(4): e1009404.

Zhou H, Li B, Li J, et al. 2019. Dysregulated T cell activation and aberrant cytokine expression profile in systemic lupus erythematosus. Mediators Inflamm, 2019: 8450947.

Zhou H, Lin Y, Zhao W, et al. 2020. The role of Hipk2-p53 pathways in arsenic-induced autistic behaviors: a translational study from rats to humans. Environ Pollut, 267: 115568.

Zhou H, Xu X, Yan W, et al. 2020. Prevalence of autism spectrum disorder in China: A nationwide multi-center population-based study among children aged 6 to 12 years. Neurosci Bull, 36(9): 961-971.

Zhou W, Xu Y, Lv Q, et al. 2019. Genetic association of olanzapine treatment response in Han Chinese schizophrenia patients. Front Pharmacol, 10: 177.

Zhu Y, Feng J, Ji J, et al. 2017. Alteration of monoamine receptor activity and glucose metabolism in pediatric patients with anticonvulsant-induced cognitive impairment. J Nucl Med, 58(9): 1490-1497.

Zhu Y, Feng J, Wu S, et al. 2017. Glucose metabolic profile by visual assessment combined with statistical parametric mapping analysis in pediatric patients with epilepsy. J Nucl Med, 58(8): 1293-1299.

关键词索引

B

靶向药物　20, 21, 24, 26, 44, 71, 116, 130, 143, 145, 148, 151, 155, 156, 159, 170, 171, 173, 177, 186, 207, 209, 210, 211, 212, 219, 233, 234, 236, 238, 240, 256

标准规范　5, 18, 25, 90, 92, 227

表观基因组学　55-58, 157, 167

表型组学　14, 85, 209, 221, 230

C

测序技术　3, 6, 8, 9, 11, 24, 26, 29, 34, 43, 48, 49-51, 53, 57, 63, 68, 89, 91, 97-99, 101, 105, 130, 135, 136, 140, 155-159, 170, 172, 175, 183, 187, 197, 205, 206, 208, 211, 220, 223, 226, 236, 247, 250, 252, 253, 255

产前诊断　25, 97, 245

D

大型人群　19, 43, 75, 82-87, 91, 166, 171, 172, 243

代谢性疾病　2, 44, 57, 123, 124, 160, 165, 169, 207, 234

代谢组学　11, 66, 74-79, 97, 131, 149, 154, 155, 157, 163, 167, 182, 187, 191, 193, 203, 206, 209, 214, 223, 230, 244, 245

蛋白质组学　3, 9, 11, 43, 63-67, 69, 111, 114, 130, 131, 149, 154, 157, 163, 183, 187, 197, 198, 203, 206, 214, 223, 224, 230, 244

队列研究　1, 3, 5, 8, 10, 29, 31-33, 50, 53, 76, 79-85, 87, 91, 97, 101, 104, 132, 137, 155, 158, 165, 166, 170, 172, 192, 203, 204, 215, 225, 229, 230, 234, 244

多时间点　82, 85

多维度　43, 61, 80, 82, 85, 141, 142,

其　他